新有機医薬品合成化学

東京薬科大学名誉教授　　東京理科大学薬学部教授　　星薬科大学教授
田口武夫　　　小林　進　　　東山公男
編　集

顧　問
東京薬科大学名誉教授　　東京薬科大学名誉教授　　星薬科大学名誉教授
樹林千尋　　　長坂達夫　　　本多利雄

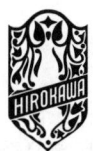

東京　廣川書店　発行

執筆者一覧（五十音順）

青柳　　榮	東京薬科大学薬学部教授
川﨑　知己	明治薬科大学薬学部教授
小林　　進	東京理科大学薬学部教授
田口　武夫	東京薬科大学名誉教授
長坂　達夫	東京薬科大学名誉教授
東山　公男	星薬科大学教授
堀江　利治	千葉大学大学院薬学研究院教授
松本　隆司	東京薬科大学薬学部准教授
宮岡　宏明	東京薬科大学薬学部准教授
山口　泰史	長崎国際大学薬学部教授

新有機医薬品合成化学

編者　田口　武夫　平成24年11月20日 初版発行©
　　　小林　　進
　　　東山　公男

発行所　株式会社　廣川書店

〒113-0033　東京都文京区本郷3丁目27番14号
電話 03(3815)3651　FAX 03(3815)3650

は じ め に

　本書は，薬系大学（薬学部）の有機化学系分野の教科書として，薬学部に所属して研究と教育に携わっている現役の教員の執筆により編纂したものである．薬学に限らず，医学，農学，理学，工学，生命科学などで医薬品を含めた有機化合物の性質と反応，および，合成法を学習しようとする読者も対象としたものである．

　わが国の薬学は130年を超える歴史があり，特徴のひとつとして初期の頃から有機化学が学問の中心であった．近年，医薬分業の進展と薬剤師の役割の変貌に伴って医療薬学のウェートが増加し，さらに薬学関連の各分野での高度化と多様化により，薬学生には多くのことを学ぶことが求められている．薬学部において，医療薬学教育の充実は時代の要請であるが，これを実現するために薬学の基礎である化学とりわけ有機化学をしっかりと身につけることは重要である．薬学を修めたことの証しとして，有機化合物である医薬品を化学構造から理解できることを基盤に活躍することが期待されている．さらに，薬学出身者の進路は病院や薬局など医療現場にとどまらず，製薬や化学関連企業でのものつくり（有機合成），医薬品の臨床開発，医薬品情報の提供など多岐にわたるが，いずれでも医薬品を化学構造から理解できることは必須である．

　薬学部では有機化学を学んだ後に，薬品製造学や薬品化学といった科目で有機合成化学を中心にした医薬品化学の講義が行われてきた．本書は，現在の薬学教育に照らして，下記をコンセプトとして編纂したものである．

1. 基礎有機化学を低学年次（1年次あるいは1年次から2年次にかけて）に履修した後の薬学部生を対象とする．
2. 基礎有機化学を反応別に復習しながら基本原理の理解を深めると同時に，アドバンス内容として有機合成に重要な項目についても学習する．
3. 有機反応については反応機構の理解に重点を置き，医薬品を含めた有機化合物の性質と反応および合成法を学習する．
4. 日本薬局方医薬品の合成法を例示し，薬理作用を付記して，医薬品の構造と性質の関連や創薬への興味を深める．
5. 有機化学と創薬研究の関連，および，薬物代謝についての有機化学的な視点での解説も盛り込んで，医薬品に関する有機化学を総合的に理解できるようにする．
6. また，大学での二冊目の教科書として，自学自習によっても，低学年で学んだ基礎有機化学についての理解を深め，医薬品の合成法を学び，標的分子の合成法の立案を実践することにより，薬学有機化学の実力を確実なものにする．

　物理学の諸法則に基づく有機化学の基本事項の原理原則は，生命科学のみならず医療薬学分野の基礎をなすものであり，これら原理原則をきちんと理解することは極めて大切である．これが

できると，関連する数多くの各論が体系的に理解でき知識として身に付けることができる．一方で，基本原理のエッセンスのみを駆け足で学んでも，あるいは，これらを単に暗記しても，多くの具体例に触れて読者自身で考えることがなければ理解には至らない．低学年で学んだことも，本書で今一度違った角度から学び直すことにより理解が深まり知識の体系化ができる．そして，丸暗記から解放されていくと期待している．さらに，章末の演習課題は読者自身の理解度の確認に有用であり，必ず繰り返し取り組んで欲しい．

平成18年度から，薬剤師養成を目的とした薬学教育課程は6年制とする新しい制度になった．新制度のスタートに伴い薬学教育モデル・コアカリキュラムが策定され，大学ではこれに準拠した独自のカリキュラムに基づいて講義がおこなわれている．低学年での基礎有機化学の講義と本書での学習により，薬学教育モデル・コアカリキュラムにおける有機化学系の項目は完全に網羅され，実務実習実施に向けた能力評価の薬学共用試験（CBT・OSCE）や卒業後の薬剤師国家試験に十分に対応できるものである．

なお，分担執筆であるため記述の統一や内容の重複の回避には出来る限り対応した積もりであるが，不十分な箇所もあると思われる．読者諸氏のご指摘や執筆者間での意見交換によって改善を図りたいと考えている．

発刊にあたり，この機会を戴いた廣川書店会長廣川節男氏，ならびに，企画編集などでご助言と作業でお世話になった同書店の野呂嘉昭，花田康博，荻原弘子氏はじめ編集部の皆様に感謝申し上げます．

平成24年10月

執筆者一同

目　次

序　章　有機反応の理解のために知っておきたい基本知識 …… *1*

  1. はじめに …… *1*

  2. 電気陰性度と化学結合 …… *1*

  3. 酸性度と塩基性度 …… *3*

  4. 曲がり矢印の書き方 …… *6*

第1章　酸化と還元 …… *13*

  1.1　はじめに …… *13*

  1.2　酸　化 …… *15*
    1.2.1　アルコールの酸化　*15*
    1.2.2　カルボニル化合物の酸化　*20*
    1.2.3　炭素-炭素二重結合の酸化（エポキシドの反応）　*23*
    1.2.4　脱水素反応　*31*
    1.2.5　アミンとスルフィドの酸化　*32*

  1.3　還　元 …… *34*
    1.3.1　接触還元　*34*
    1.3.2　金属水素化物による還元　*40*
    1.3.3　溶解金属還元　*44*
    1.3.4　有機化合物からの水素移動による還元　*47*
    1.3.5　その他（窒素化合物を用いた還元）　*50*

  1.4　演習問題 …… *51*

第2章　ヘテロ原子のアシル化および関連反応 …… *57*

  2.1　アシル化剤の反応性の比較 …… *57*

2.2 酸ハロゲン化物によるアシル化 58

2.3 酸無水物によるアシル化 62

2.4 エステルによるアシル化 64

2.5 酸触媒によるカルボン酸とアルコールの脱水縮合によるエステルの合成 66

2.6 カルボン酸アンモニウム塩の脱水によるアミドの合成 67

2.7 縮合剤を用いたカルボン酸とアルコールまたはアミンの脱水縮合によるエステルまたはアミドの合成 68

2.8 ヒドロキシカルボン酸の分子内エステル化反応によるラクトンの合成 70

2.9 エステルの加水分解 73

2.10 アミドの加水分解 75

2.11 ニトリルの加水分解 77

2.12 その他の反応 79

2.13 演習問題 80

第3章 芳香族置換反応 85

3.1 芳香族化合物と医薬品について 85

3.2 芳香族求電子置換反応 86
3.2.1 ニトロ化：反応性と配向性　87
3.2.2 スルホン化　92
3.2.3 ハロゲン化　93
3.2.4 Friedel-Crafts アルキル化反応　95
3.2.5 Friedel-Crafts アシル化反応　97
3.2.6 Friedel-Crafts 類似反応（カルボカチオンと芳香族化合物との反応）　100

3.3　芳香族求核置換反応 ······ *101*
3.3.1　付加–脱離反応　*102*

3.4　ジアゾニウム塩の反応 ······ *105*
3.4.1　Sandmeyer 反応と関連反応　*105*
3.4.2　ジアゾカップリング　*108*

3.5　ベンザイン ······ *109*

3.6　クロスカップリング ······ *110*

3.7　演習問題 ······ *113*

第 4 章　炭素–炭素結合形成反応 ······ *117*

4.1　活性メチレン化合物のアルキル化およびカルボニル基の α-位の C-アルキル化 ······ *117*
4.1.1　活性メチレン化合物の α-位の C-アルキル化　*117*
4.1.2　ケトンやエステルの α-位の直接 C-アルキル化　*120*
4.1.3　双性求核体　*126*
4.1.4　その他の C-アルキル化　*127*
4.1.5　Friedel-Crafts 反応　*130*

4.2　アルドール反応 ······ *135*

4.3　選択的アルドール反応 ······ *138*

4.4　アルドール関連反応 ······ *143*

4.5　エステル縮合 ······ *147*

4.6　共役付加反応 ······ *153*

4.7　リンイリドの反応 ······ *155*

4.8　イオウイリドの反応 ······ *158*

4.9　有機金属試薬 ······ *159*

4.10　演習問題 ……………………………………………………………… *163*

第 5 章　ペリ環状反応 ……………………………………………………… *167*

　5.1　はじめに——ペリ環状反応とは ……………………………………… *167*

　5.2　環化付加反応 ………………………………………………………… *171*
　　5.2.1　Diels-Alder 反応の概要　*171*
　　5.2.2　ジエンの構造——*s*-シス配座と *s*-トランス配座　*176*
　　5.2.3　立体特異性　*177*
　　5.2.4　正常電子要請型と逆電子要請型　*178*
　　5.2.5　立体選択性——エンド則，軌道二次相互作用　*180*
　　5.2.6　位置選択性　*183*

　5.3　電子環状反応 ………………………………………………………… *186*

　5.4　演習問題 ……………………………………………………………… *195*

第 6 章　転　位 ……………………………………………………………… *201*

　6.1　求核転位反応 ………………………………………………………… *202*
　　6.1.1　炭素から炭素への転位　*202*
　　6.1.2　炭素から窒素への転位　*210*
　　6.1.2　炭素から酸素への転位　*215*

　6.2　求電子転位反応 ……………………………………………………… *216*

　6.3　芳香族化合物の転位 ………………………………………………… *218*

　6.4　非イオン型転位 ……………………………………………………… *222*
　　6.4.1　シグマトロピー転位　*222*

　6.5　演習問題 ……………………………………………………………… *227*

第 7 章　複素環化合物 ……………………………………………………… *231*

　7.1　複素環化合物の分類 ………………………………………………… *231*

7.2　脂肪族複素環化合物 ……………………………………………………… *232*

7.3　芳香族複素環化合物の電子構造と性質 …………………………………… *235*
　7.3.1　基本的な π 不足芳香族複素環化合物　*235*
　7.3.2　基本的な π 過剰芳香族複素環化合物　*236*
　7.3.3　2 個のヘテロ原子を含む五員環芳香族複素環化合物　*238*

7.4　芳香族複素環化合物の反応 ………………………………………………… *239*
　7.4.1　π 不足芳香族複素環化合物の反応　*239*
　7.4.2　π 過剰芳香族複素環化合物の反応　*245*

7.5　縮合複素環化合物 …………………………………………………………… *250*
　7.5.1　キノリンおよびイソキノリン類　*250*
　7.5.2　インドール類　*255*
　7.5.3　医薬品に含まれる重要な縮合複素環化合物　*257*

7.6　演習問題 ……………………………………………………………………… *258*

第 8 章　医薬品の合成 ……………………………………………………………… *263*

8.1　標的分子の合成戦略 ………………………………………………………… *263*

8.2　代表的な医薬品の合成 ……………………………………………………… *266*
　8.2.1　受容体に作用する薬物　*267*
　8.2.2　酵素に作用する薬物　*273*
　8.2.3　イオンチャネルに作用する薬物　*279*

8.3　演習問題 ……………………………………………………………………… *284*

第 9 章　有機化学と創薬 …………………………………………………………… *289*

9.1　医薬品開発の歴史 …………………………………………………………… *289*

9.2　近代の創薬研究 ……………………………………………………………… *292*
　9.2.1　リード化合物の創製：コンビナトリアルケミストリー　*294*
　9.2.2　リード化合物の最適化：生物学的等価体と定量的構造活性相関　*297*
　9.2.3　薬物動態を考慮したドラッグデザイン　*307*

9.3 演習問題 *310*

第 10 章　薬物代謝 *313*

10.1　酵素による代謝 *314*
10.1.1　シトクロム P-450　*314*
10.1.2　第 1 相反応（酸化・還元・加水分解）　*319*
10.1.3　第 2 相反応（抱合）　*333*

10.2　腸内細菌による代謝 *341*
10.2.1　還元反応　*341*
10.2.2　加水分解反応　*342*

10.3　演習問題 *342*

索　引 *345*

序　章

有機反応の理解のために知っておきたい基本知識

1. はじめに

　有機化学は決して「暗記の学問」ではない．特に薬系の大学には，この点を勘違いしている学生が多いように思える．他の学科目に，暗記が中心となるものが多いためかもしれない．また，有機化学の基本原理の，そのまた基礎となる物理化学や無機化学にあてる時間がカリキュラムの上で十分でなく，本質を理解することに苦手な面もあるのかもしれない．しかし，有機化合物の性質や反応を学習する際には，正確な知識が大切なことはいうまでもないが，決して丸覚えに走るのではなく，必ず「理解」することに努めてほしい．学部レベルの有機化学を理解するための基本原理は，それほど難しいものではない．きちんとした有機化学の教科書のはじめの何章かに書いてある基本原理に関わる内容をしっかり理解していれば，その後の内容の理解は大変容易になる（これは言い過ぎかもしれない．実は「教科書のはじめの何章かに書いてある有機化学の基本原理」は奥深く，学べば学ぶほど，その本質についての理解の浅さに気付かされるものである．しかし，教科書に書いてある程度に理解できていれば，その後の内容を理解しながら，つまり単なる暗記に頼らず学ぶためにはとりあえず十分なのである）．本書は有機化学の基礎についての学習を済ませた学生を対象に，反応別に整理した章立てで有機反応について，医薬品の合成例も取り入れて解説することを目的としている．したがって，基本原理について再度紙面を割くことはしない．必ず，これまでに用いてきた教科書に立ち戻って確認してほしい．そこが心許ない人は，もう一度徹底的に勉強し直してほしい．

　ここではまず，本書を読み進むために必要な最低限の基礎知識と"決めごと"を確認しておきたい．

2. 電気陰性度と化学結合

　2つの原子が，互いに価電子1個ずつを持ち寄り，計2個の電子を共有すると結合が1つ形成される．2つの原子核の間には斥力（クーロン斥力）が働く一方，共有された2個の電子それぞ

れに引きつけられ（クーロン引力），2つの原子核は適切な距離に収まることになる．共有された2個の電子の方から見れば，2つの原子核から引きつけられていることになるが，この力は原子核の種類が違えば，すなわち結合している2つの原子が違えば，異なることになる．この「どちらの原子（原子核）が結合電子をより強く引きつけているか」の指標が"**電気陰性度**"である．電気陰性度には導出法の違いにより種々の値が報告されているが，図1にはポーリングによる値を示した．

H 2.1																	He
Li 1.0	Be 1.6											B 2.0	C 2.5	N 3.0	O 3.5	F 4.0	Ne
Na 0.9	Mg 1.2											Al 1.5	Si 1.8	P 2.1	S 2.5	Cl 3.0	Ar
K 0.8	Ca 1.0	Sc 1.3	Ti 1.5	V 1.6	Cr 1.6	Mn 1.5	Fe 1.8	Co 1.9	Ni 1.9	Cu 1.9	Zn 1.6	Ga 1.6	Ge 1.8	As 2.0	Se 2.4	Br 2.8	Kr
Rb 0.8	Sr 1.0	Y 1.2	Zr 1.4	Nb 1.6	Mo 1.8	Tc 1.9	Ru 2.2	Rh 2.2	Pb 2.2	Ag 1.9	Cd 1.7	In 1.7	Sn 1.8	Sb 1.9	Te 2.1	I 2.5	Xe
Cs 0.7	Ba 0.9	La 1.0	Hf 1.3	Ta 1.5	W 1.7	Re 1.9	Os 2.2	Ir 2.2	Pt 2.2	Au 2.4	Hg 1.9	Tl 1.8	Pb 1.9	Bi 1.9	Po 2.0	At 2.1	Rn

図1 電気陰性度

定性的な理解は簡単である．例えば，同じ第2周期の元素であれば，周期表で右に行くほど電気陰性度は大きい．これは，第2周期の元素では，どの原子についても結合にかかわる価電子はL殻にあり，そして原子番号が大きいほど原子核の陽電荷が大きく，結合を作ったときにはその結合電子を引きつける力は強くなるからである．また，同じ属の元素であれば，周期表で下に行くほど電気陰性度は小さい．この場合は，価電子がより外側の電子殻に収容されており，原子核からの引力が及びにくくなると考えればよい．したがって，周期表での位置からしてもフッ素の電気陰性度が最大になるわけである．次に述べる共有結合の性質を理解するためにも，少なくとも赤線で囲んだ部分の値は覚えてしまった方が便利であろう（よく見ると，覚えやすい数値になっていることに気付くと思う）．

さて，電気陰性度の違う2つの原子間の結合においては，結合電子は電気陰性度の大きな方により強く引きつけられ，そちら側へ偏っていることになる．そうすると電気陰性度の大きな方の原子が電気的に−性（マイナス性）を帯び，電気陰性度の小さな方の原子は電気的に＋性（プラス性）を帯びることになる．このように結合が極性をもつことになり，このような共有結合を**極性共有結合**という．一方，まったく等価な2つの原子間の共有結合には結合電子の偏りはなく，極性はない．また，電気陰性度の極端に異なる2つの原子の間では一方の原子から他方の原子に1電子がわたり，それぞれ陽イオンと陰イオンとなる．それがクーロン力により引きつけあっているのが**イオン結合**である．電気陰性度の差が2以上の場合には，ほぼイオン結合と考えてよい．極性共有結合は，等価な原子間のいわば"純粋な共有結合"に"イオン結合性"の混ざったものと見なすとよい（図2）．

$$X : X \qquad \overset{\delta+}{X} : \overset{\delta-}{Y} \qquad X^+ \quad :Y^-$$

"(純粋な)共有結合"　　"極性共有結合"　　"イオン結合"

図2

有機反応において，共有結合が切れながら2つの結合電子がどちらかの原子にわたるとき（不均一結合開裂，ヘテロリシス），通常，その原子は電気陰性度の大きな方の原子であることを覚えておいてほしい（式1）．

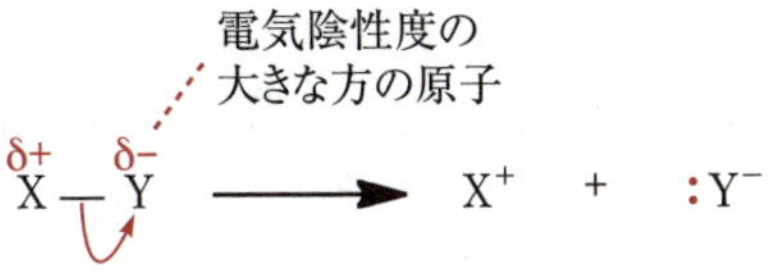

$$\overset{\delta+}{X} - \overset{\delta-}{Y} \longrightarrow X^+ + :Y^- \qquad (\text{式1})$$

（電気陰性度の大きな方の原子）

3. 酸性度と塩基性度

有機化合物の酸性度を，単純に，その分子がプロトン H⁺ を放出する能力とすると，その比較には **pK_a 値** を用いるのが便利である．pK_a は以下のように定義される．

すなわち，酸 HA の水溶液中での解離平衡（式2）

$$H-A + H_2O \rightleftharpoons A^- + H_3O^+ \qquad (\text{式2})$$

に対して，**酸性度定数 K_a** をつぎのように定義し（つまり，酸解離平衡の平衡定数に，希薄溶液では実質的に一定と考えられる水の濃度 [H₂O] を乗じたもの），その常用対数をとり負の符号をつけたものが pK_a である（式3）．

$$K_a = \frac{[H_3O^+][A^-]}{[HA]} \qquad pK_a = -\log K_a \qquad (\text{式3})$$

（酸性度定数）

したがって，pK_a 値が小さいほど酸性度は大きいことになる．

一方，塩基性は H⁺ を受け取る能力であるので，その化合物の共役酸の pK_a 値（pK_{B-H^+} と表される）で比較すればよい．すなわち，共役酸 H-B⁺ の酸解離平衡は式4で表されるので，

$$H-B^+ + H_2O \rightleftharpoons B + H_3O^+ \qquad (\text{式4})$$

共役酸　　　　　　　　塩基

H–B$^+$ の pK_a 値（pK_{B-H^+}）は

$$pK_{B-H^+} = -\log \frac{[B][H_3O^+]}{[HB^+]} \quad \text{(式5)}$$

となる．この値が大きいということは，それが H$^+$ を手放しにくいということなので，もとの化合物 B の塩基性度が大きいということを意味する．

本によっては，

$$B + H_2O \rightleftharpoons H-B^+ + OH^-$$

の平衡に基づき，塩基性度 pK_B をつぎのように定義している．この場合，水のイオン積 [H$^+$][OH$^-$] = 10^{-14} より，pK_{B-H^+} + pK_B = 14 の関係が成り立つことになる．

$$K_B = \frac{[HB^+][OH^-]}{[B]} \qquad pK_B = -\log K_B$$

さて，大切なことは，pK_a 値が与えられたときに，どうしてそのような大きさの順になるのか，その化合物の中のどのような因子の影響で大きさが決まるものなのかを理解でき，また，はじめて見る化合物についても酸性度や塩基性度を予測できるようになることである．

まずは，基本的な知識として，つぎの表1は覚えてしまうべきである．

表1　pK_a

pK_a ≈ 5	pK_a ≈ 10	pK_a ≈ 16
CH$_3$-C(=O)-OH　(4.8)	C$_6$H$_5$-OH　(10.0)	H–O–H　(15.7)
C$_6$H$_5$-NH$_3^+$　(4.6)	CH$_3$-NH$_3^+$　(10.6)	CH$_3$CH$_2$OH　(15.9)
ピリジニウム N$^+$–H　(5.3)		

これは pK_a 値が約5，約10，そして約16の典型的な物質をまとめた表である．細かなことは気にせず，「5，10，16（15 だったらもっと覚えやすいところだが…）」に属する代表選手を覚えるとよい（H$_2$O の "15.7" くらいは3桁の値を知っていても罰は当たらない）．ただし，覚える

こと自身は決して目的ではない．覚えてしまった方が理屈が整理しやすくなるから覚えるのである．「水やアルコールは pK_a 16，フェノールは pK_a 10，酢酸は pK_a 5」と覚え，「さて，それは何故だっけ？」と考えたときに，きちんと説明できればよいのである．大丈夫であろうか？　あやしい人は必ず，自分で勉強し直しておいてほしい．「脂肪族アミンの共役酸は pK_a 10，アニリンやピリジンの共役酸は pK_a 5」である．これはどうであろうか？

とりあえずは，この「5，10，16」で自分の中に酸性度の「ものさし」を作ってほしい．そして次の段階は，ものさしの「精巧化」と「延長」である．同じアルコール類（pK_a ～ 16）でも第何級アルコールであるかによって，また，置換基がある場合にはその置換基によって pK_a 値は異なる．また，同じカルボン酸類（pK_a ～ 5）でも，やはり置換基の種類や置換形式によって pK_a 値は異なる．それらの違いの中には，誘起効果や共鳴効果，混成軌道の s 性などの基本的な原理によって説明できるものが多い．それらをきちんと理解しておこう．さらに，種々の化合物を「5 と 10 の間」であるとか，「16 よりも大きい」という具合に順次配置していき，ものさしを充実させていけばよい．

本書を読み進めるにあたって，つぎの図（図3）は是非とも把握しておいてほしい．実は，この表は，これだけ把握できていれば（理解できていれば），学部で学ぶ有機化学はほぼ理解できていると言っても過言ではないだけの内容を含んでいる．有機化学に自信のない学生は，むしろここから始めるとよい．もし近道があるとすれば，ここからであろう．これらのすべては「教科書のはじめの何章か」に書いてある．

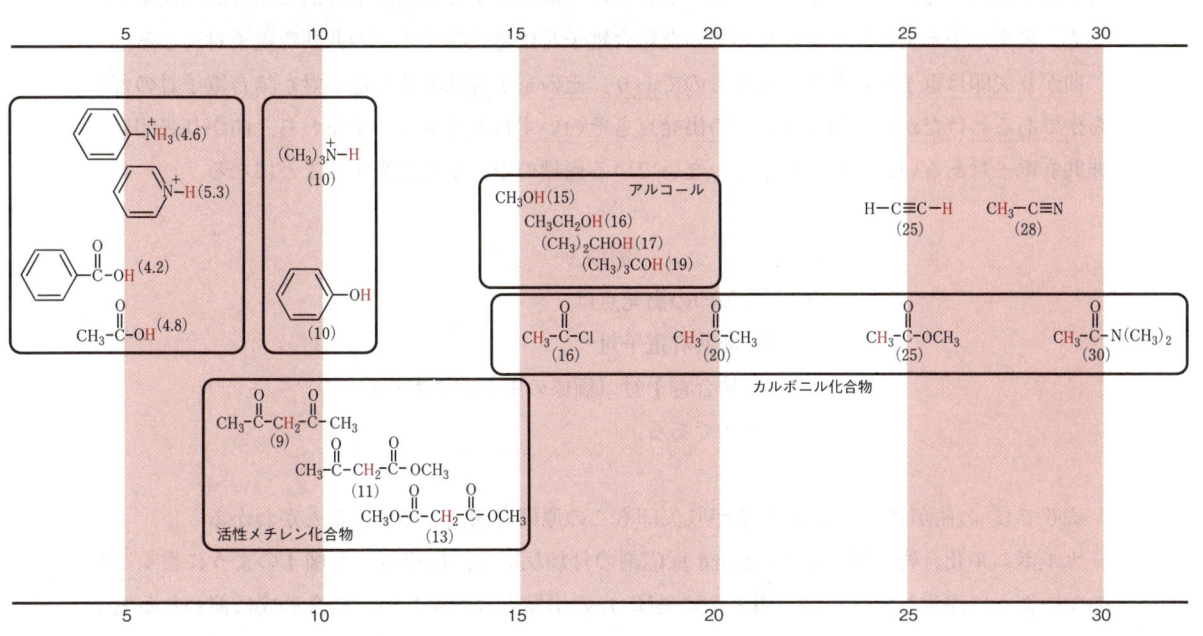

図3　種々の化合物の pK_a 値

4. 曲がり矢印の書き方

電子対の移動によって結合が切断，または生成する反応を**極性反応**または**イオン反応**という．その電子対の動きは**両羽**［両鉤］の**曲がり矢印** curved arrow（巻き矢印 curly arrow）で表す．一方，1電子ずつの動きでラジカルを生成したり，ラジカルどうしで結合電子対を再形成する反応を**ラジカル反応**と呼び，その1電子の動きは**片羽**［片鉤］の**曲がり矢印**（巻き矢印）で表す．

ここでは，この曲がり矢印の書き方について，基本ルールを確認しておきたい［網羅的な扱いはしない．注意点だけを明確にしたい］．意外に曖昧になっている部分があることに注意してほしい．

まずは，極性反応について，簡単な例をあげながら見ていこう．

$$\text{(式 6)}$$

式6は水酸化物イオンによる臭化メチルの置換反応（S_N2反応）である．水酸化物イオンの非共有電子対のうちの1つ（赤で表した）が使われて酸素原子と炭素原子の間に結合が生成する．一方，炭素原子と臭素原子をつないでいた結合電子対は臭化物イオンの非共有電子対になる．

曲がり矢印は電子対の動きを表すものであり，その電子対は非共有電子対か結合電子対のどちらかであるわけだから，曲がり矢印の出発点もそのいずれかである．すなわち，曲がり矢印は，非共有電子対あるいは2つの原子をつないでいる価標の中心から出発することになる．

> **原則1**
> 曲がり矢印の出発点は
> （1）非共有電子対
> （2）結合電子対（価標の中心から書く）
> のどちらかである．

式6で①の曲がり矢印も②の曲がり矢印もこの原則を満たしていることがわかる．

カルボニル化合物に対する Grignard 反応剤の付加反応を，間違っても図4のように書くことのないように注意してほしい．明らかに矢印①の出発点はおかしい．結合形成に使われる電子対はいったいどこにあるというのだろうか？（正しい書き方は後ほど）

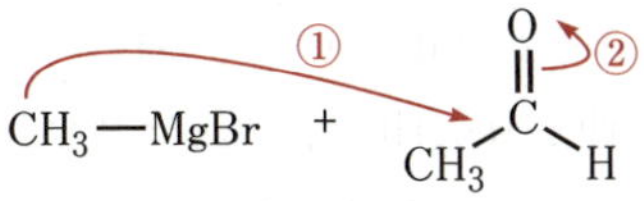

図4 曲がり矢印の間違った書き方

　再び式6を見てほしい．電子対は，矢印①のように「結合の形成に使われる」か，矢印②のように「非共有電子対になる」かのどちらかであるので，曲がり矢印の行き先は，「結合のできるところ（これからつながる2つの原子の中心）」または「非共有電子対として所属することになる原子」のどちらかになる（式6）．ただし，習慣的には，式7のように，「結合形成に使われる電子対の動きを表す曲がり矢印を，結合相手となる原子に向ける書き方」も，わかりやすさのため受け入れられている（式6と比較せよ）．

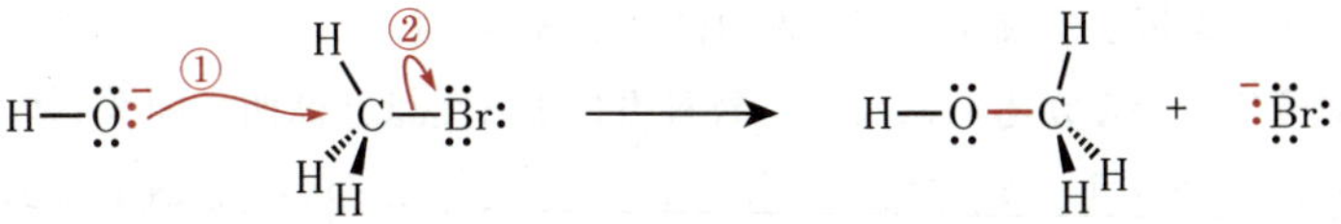

(式7)

原則2

> 曲がり矢印の行き先は
> (1) 結合のできるところ（2つの原子の中心），または，結合相手となる原子
> (2) 非共有電子対として所属することになる原子
> のどちらかである．

　さて，学生諸氏によく混乱を招かせるのが，教科書によっては曖昧な「曲がり矢印の湾曲」の問題である．これをはっきりさせておきたい．

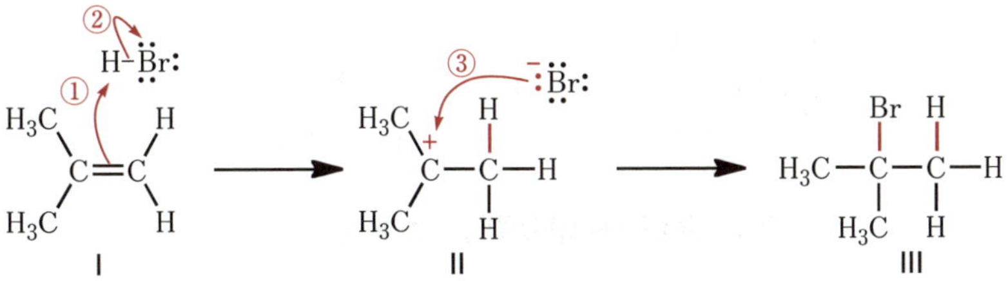

(式8)

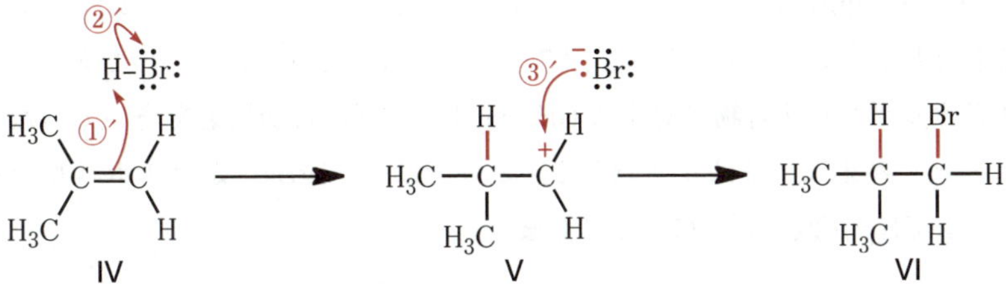

(式9)

式8は，2-methylpropene に対する HBr の付加反応を表したものである．曲がり矢印 ① が，結合電子対（π電子対）のあるところから出発し，その行き先が，結合相手となる水素原子に向いていることを確認してほしい．曲がり矢印 ②，③ についても，出発点および行き先が妥当であることを確認してほしい．反応は，この式が表すとおり，第三級カルボカチオン II を中間体として経由し，第三級ハロゲン化アルキル III（2-bromo-2-methylpropane）を与える．

　仮に，反応が式9に示すように曲がり矢印 ①′，②′，③′ と進むと，第一級ハロゲン化アルキル VI（1-bromo-2-methylpropane）を生成することになるが，実際には，不安定な第一級カルボカチオン V を経由するこのような反応は起こらない（Markovnikov 則）．

　さて，ここで説明したいのは Markovnikov 則ではない．上の2つの式の I と IV の違いである．

　実は，I と IV は，すべての原子の位置関係が同じになるように書いてある．また，曲がり矢印 ② と ②′ もまったく同じように書いてある．さらに言えば，曲がり矢印 ① と ①′ についても，その出発点と行き先はまったく同じ位置にある．唯一違うのは ① と ①′ の「湾曲の向き」である．つまり，曲がり矢印の「湾曲の向き」には意味があり，① ではカルボカチオン II が生成し，①′ ではカルボカチオン IV が生成すると一義的に決まるのである．

　「えっ？」と思う方もいるかもしれない．教科書によっては「湾曲の向き」の違いをまったく区別していないものもあるし，曖昧なものもあるので，これについては誰も責められない．しかし，この際，「湾曲の向き」の意味をはっきりしておこう．<u>曲がり矢印が2つの原子の中心から出発するとき，すなわちそれまで2つの原子を結びつけていた結合電子対が，これから起こる反応の結合形成に使われるときには，「湾曲の内側」にある原子の方が，その電子対を使って結合形成を起こす．</u>

　これが原則である．曲がり矢印 ① では，π結合を形成している2つの炭素原子のうち，右側の炭素原子の方が「湾曲の内側」になる．したがって，この右側の炭素原子がπ電子対を使って HBr の水素原子との間に結合形成を起こしている．一方，①′ では，左側の炭素原子の方が「湾曲の内側」になっていることがわかるだろう．

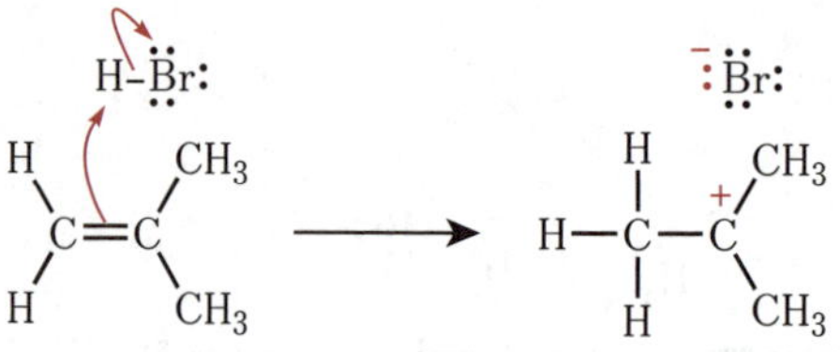

図5　曲がり矢印の間違った書き方

　したがって，「2-methylpropene のプロトン化は，より安定な第三級カルボカチオンが生成するように起こる」とわかっていても，それを図5のように書いてはいけないのである．

　図6には，再びカルボニル化合物に対する Grignard 反応剤の付加反応を書いてみた．今度は大丈夫であろうか？　答えは，やはり×である．これでは，[MgBr]$^-$ がカルボニル炭素を攻撃し，メチルカチオン CH$_3^+$ が残ることになってしまう．

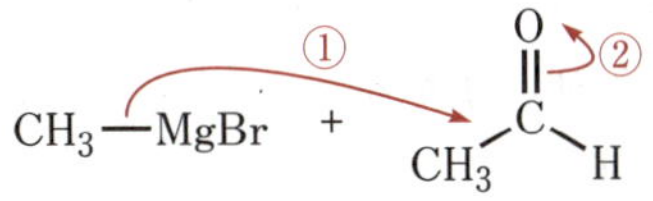

図6 曲がり矢印の間違った書き方

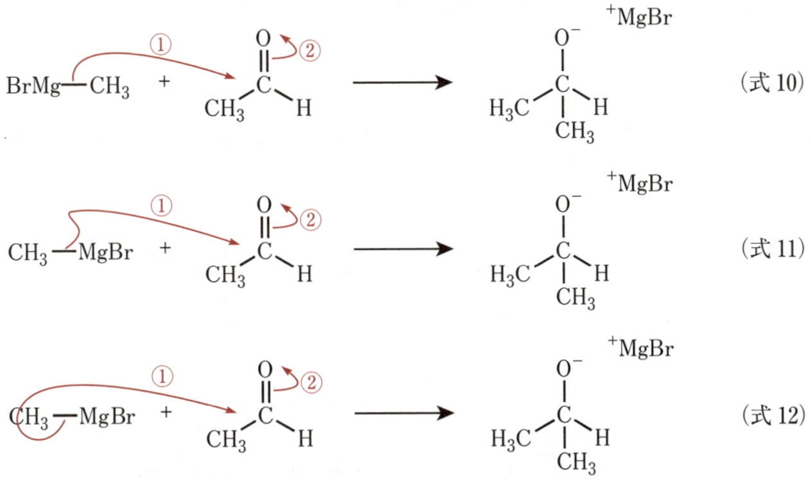

図7 Grignard 反応の正しい表し方（式10, 11, 12）

　正しく表すためには，図7の式10 ように，Grignard 反応剤を図6とは反対向きに書き直す方法が最も簡単である．こうすれば，炭素原子と Mg 原子の間の結合電子対を炭素の側が使ってカルボニル炭素を攻撃することになる．また，式11の書き方もよく使われる．この書き方は「どちらの原子が結合電子対を使うか（これから結合をつくるか）」を「曲がり矢印の書き出しの部分の湾曲」で表す方法である．矢印①のはじめの部分が，炭素原子の側が湾曲の内側になるように書かれているのがわかる．新しい教科書の中には，式12の方法を採用しているものもある．これは「結合電子対を使う方の原子（これから結合をつくる方の原子）」を突き抜けるように曲がり矢印を書く方法である．式11や式12の方法を使って図5の間違いを正すと，例えばつぎのようになる（図8）．

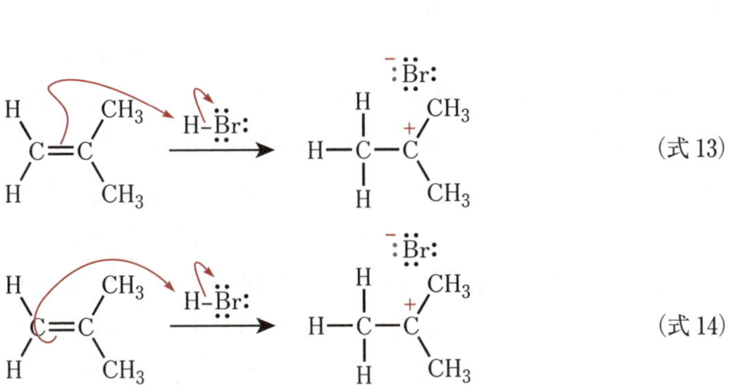

図8 求電子付加反応の正しい書き方（式13, 14）

このようないくつかの書き方があることからも,「2つの原子をつないでいる電子対を,これから起こる反応ではどちらの原子が使い新たな結合をつくるのか」を意識し,かつ,明確にすることが大切であることを確認してほしい.

本書では,式8,式11の方式を採用することを原則とする［大きな理由はない.しかし,式12,式14の方式は,曲がり矢印と原子を表す記号が交差するため,黒一色だけで書こうとするとゴチャゴチャしてしまう.学生諸氏がノートに書くときを考えると,すこし問題があるかもしれない］.

最後に,間違えやすい例として,カルボカチオンの1,2-転位反応について説明する.

$$H_3C-\underset{H_3C}{\overset{H}{C_\alpha}}-\overset{+}{C_\beta}-H \longrightarrow H_3C-\overset{+}{C_\alpha}-\underset{H}{\overset{H}{C_\beta}}-H \tag{式15}$$

$$\tag{式16}$$

$$\tag{式17}$$

$$\tag{式18}$$

今までに述べた点に注意しながら,まず,式15を見てみよう.C_α-H結合間の結合電子対を水素原子（赤で示してある）の方が使ってC_βとの間に新たに結合を形成し,C_αの方がカチオンとなる反応である.曲がり矢印の「出発点」,「行き先」,「湾曲」のどれをとっても正しい（破線はこれから結合をつくる原子の間に引いた補助線である.曲がり矢印の「行き先」がその中心に向いていることを確認してほしい）.しかし,如何せん窮屈である.これを式16のように書き直すと少しすっきりする.曲がり矢印の「書き出し部分の湾曲」に注意してほしい.この式でも「C_α-H結合間の結合電子対を水素原子の方が使う」ことが,正しく表現されていることがわかる.しかし,面倒だからといって,式17のように書いてはいけない.これでは,「C_α-H結合間の結合電子対を水素原子の方が使う」ことにはならない.仮に,曲がり矢印を式18のように少し変形すると,C-C π結合ができることになってしまう.この式18の反応と明確に区別するた

めには，式 15 または式 16 のように書かなければならないことになる．

また，式 19 と式 20 を見比べてほしい．「曲がり矢印の湾曲の向き」の違いで，まったく別の反応を表してしまうことがわかるだろう．このように，転位反応の曲がり矢印を書くときには特に要注意である．

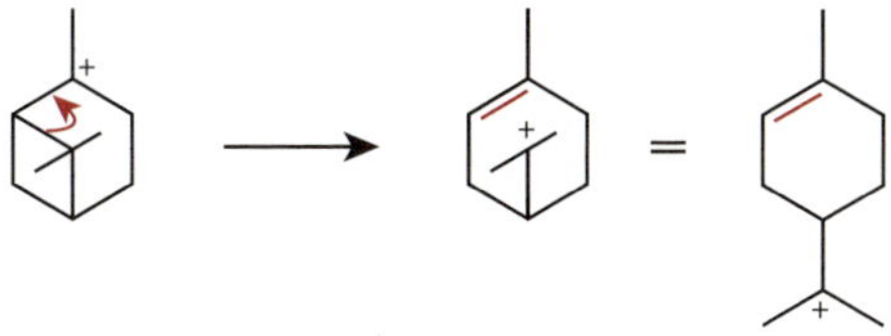

（式 19）

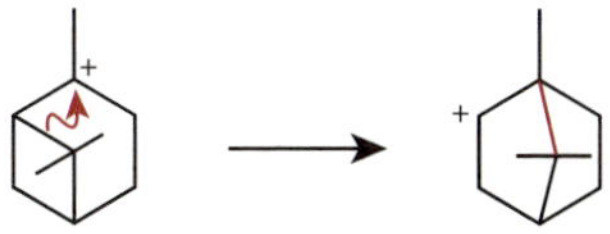

（式 20）

原則 3

> 曲がり矢印が二つの原子の中心から出発するとき（それまで 2 つの原子を結びつけていた結合電子対が，これから起こる反応の結合形成に使われるとき）には，「曲がり矢印の湾曲の向き」が意味をもつ．
> 「湾曲の内側」にある原子の方が，その電子対を使って結合形成を起こす．

ここまでは，極性反応の 2 電子の動きを表す曲がり矢印の書き方を見てきた．ここでラジカル反応の表し方について確認しておきたい．ラジカル反応にかかわる 1 電子の動きは，すでに述べたように，片羽（片鉤）の曲がり矢印で表す．

式 21 〜式 23 は，光照射によるメタンの塩素化の一連の反応を表したものである．

結合が開裂する際には，2 つの片羽矢印がその結合の中心から出発して外向きに分かれていく．また，結合が形成する際には，結合ができるところに 2 つの片羽矢印が向き合って集まる．2 電子（電子対）の動きを表す両羽の曲がり矢印とは，ずいぶん異なる．

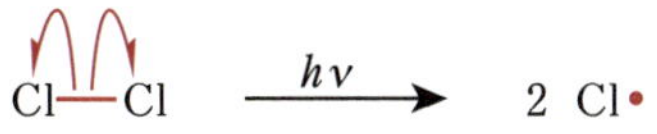

$$Cl\text{—}Cl \xrightarrow{h\nu} 2\ Cl\cdot \qquad (\text{式 21})$$

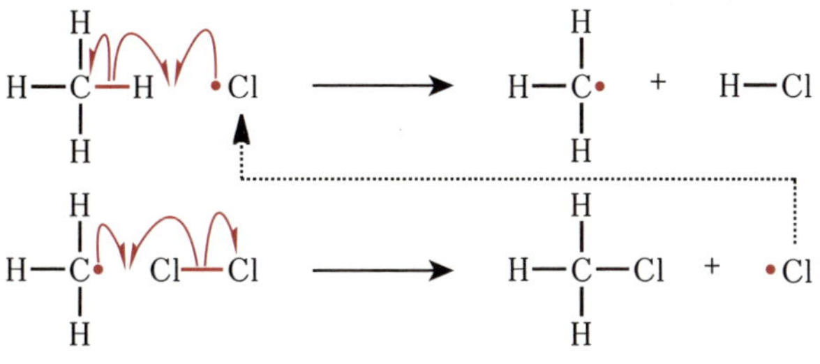

（式 22）

（式 23）

なお，式22の反応が，式24のように書かれていることをしばしば目にする．是非とも式22のように書くことを勧めたい．

$$\underset{H}{\overset{H}{H-C-H}} \overset{\frown}{\cdot} Cl \longrightarrow \underset{H}{\overset{H}{H-C\cdot}} + H-Cl \qquad (\text{式}24)$$

第 1 章

酸化と還元

1.1 はじめに

　酸化と還元は表裏一体であり，物質が電子を放出する反応を酸化といい，逆に物質が電子を受けとる反応を還元という．この定義は無機化合物では明瞭で，出発原子の電荷と比較して反応後の電荷がどの程度変化したかを見れば酸化なのか還元なのかを理解できる．このときの電荷の変化を酸化数の変化として表すが，酸化数とは単体の原子が0であり，単体イオンの場合はイオン価が酸化数となる．例えば，金属鉄が酸と反応して淡緑色の2価の鉄イオンとなり，これを空気中に放置すると黄褐色の3価の鉄イオンに変化する．この過程は酸化数の増える反応（電子を失う反応）であるので酸化であり，その逆は還元となる．

$$Fe \xrightleftharpoons[\text{還元}+2e^-]{\text{酸化}-2e^-} Fe^{2+} \xrightleftharpoons[\text{還元}+e^-]{\text{酸化}-e^-} Fe^{3+}$$

酸化数 0　　　　　　　　酸化数 +2　　　　　　　酸化数 +3

　有機化合物における酸化，還元でもこの定義は当てはまるが，有機化合物は直接的な電子の移動を含まない反応がほとんどであるので実際に適用するのは簡単ではない．狭義の有機化合物の酸化，還元では，酸素と水素の関連する反応としてとらえ，酸化とは有機分子の酸素含量の増加か水素含量の減少をいい，還元ではその逆となる．すなわち，下記のアルカン，アルコール，アルデヒドおよびカルボン酸の関係では，右方向への変換は酸化，左方向への変換は還元となる．このように酸素と水素に関連する反応では酸化なのか還元なのかを容易に理解できるが，酸素や水素の関与しない反応についてはより広い意味で考えねばならない．

$$R-\underset{H}{\overset{H}{C}}-H \xrightleftharpoons[\text{還元}]{\text{酸化}} R-\underset{H}{\overset{H}{C}}-OH \xrightleftharpoons[\text{還元}]{\text{酸化}} R-\underset{H}{C}=O \xrightleftharpoons[\text{還元}]{\text{酸化}} R-\underset{OH}{C}=O$$

　　アルカン　　　　　　アルコール　　　　　　アルデヒド　　　　　　カルボン酸

有機化学は炭素を中心とする化学なので，広義の有機化合物の酸化，還元では，炭素の電子密度の増減を考慮して，炭素より電気陰性度の大きい元素の含量が増加する反応が酸化であり，減少する反応が還元と定義される．この定義により炭素の酸化数は，水素（または，炭素より電気陰性度の小さいもの）との結合を-1，酸素，窒素，あるいはハロゲン（F, Cl, Br）（炭素より電気陰性度の大きいもの）との結合を+1とし，他の炭素との結合を0として求めることができる．

例えば，メタンと塩素が反応して四塩化炭素を与える反応をみると，メタン炭素の酸化数は-4であり，ジクロルメタン炭素は0，クロロホルム炭素は+2となる．よって，このメタンから四塩化炭素に至る反応は置換反応であるが，炭素の酸化数をみると酸化過程とみなせる．逆に，ハロゲン化合物を脱ハロゲンする過程は還元となる．

$$CH_4 \longrightarrow CH_3Cl \longrightarrow CH_2Cl_2 \longrightarrow CHCl_3 \longrightarrow CCl_4$$
酸化数 -4　　　酸化数 -2　　　酸化数 0　　　酸化数 +2　　　酸化数 +4

酸化反応は中心原子の電子密度を減少させる反応なので，酸化される化合物に電子供与基があると反応は進行しやすく，電子求引基があると進行しにくい．酸化剤は電子密度の高い部分から電子を受けとり，逆に還元剤は電子密度の低い部分に電子を与えることになる．以下にキノリンの2つの芳香環がそれぞれ酸化および還元を受ける傾向を示した．

ベンゼン環Aは，ピリジン環Bより電子密度が高い．

最後に注意すべきことを付け加えるならば，酸化，還元は常に同時に起こるということである．例えばアルコールが酸素によって「酸化されて」(受身の表現となる）ケトンになった場合，この反応はアルコールの酸化反応であり，酸素はアルコールを酸化したので酸化剤として働いたことになる．しかし，酸素自身は還元されていることに留意すべきである．

$$R_2CH(OH) + [O] \longrightarrow R_2C=O + [H_2O]$$

1.2 酸化

1.2.1 アルコールの酸化

　第三級アルコールは酸化剤に安定であるが，第一級アルコールおよび第二級アルコールは，温和な条件下で酸化を受ける．第一級アルコールの酸化ではアルデヒドを与え，さらに酸化が進むとカルボン酸が得られる．また，第二級アルコールは，対応するケトンを与える．この酸化に用いられる酸化剤の種類は非常に多く，特に，第一級アルコールを用いて収率良くアルデヒドを得るために様々な酸化剤が開発されている．

A クロム酸とその誘導体を用いる酸化

　クロム酸は強力な酸化剤であるので激しい条件の下では有機化合物は徹底的な酸化を受けすべて分解してしまう．しかし，適当な条件を選ぶならば特定の官能基だけを有効に酸化することができる．よく用いられる6価のクロム化合物には，三酸化クロム（無水クロム酸）CrO_3, 二クロム酸ナトリウム $Na_2Cr_2O_7$, 二クロム酸カリウム $K_2Cr_2O_7$ があり，これらは一般に希硫酸溶液で用いられる．6価のクロムによる酸化の機構は複雑であるが，クロム酸エステルを中間体として反応が進行すると考えられており，各反応段階で移動する電子は2個であるので中間体として Cr^{5+} または Cr^{4+} を生成する．しかし，これらも酸化力が強いので最終的には Cr^{3+} まで還元される．また，この反応の進行状況を知るには，酸化剤の Cr^{6+}（赤橙色）から Cr^{3+}（緑色）への色の変化を観察すればよい．

1) Jones 酸化（CrO_3-H_2SO_4-アセトン-H_2O）

　Jones 酸化は緩和な反応の1つで，第一級アルコールのアルデヒドへの酸化には適さないが，第二級アルコールのケトンへの酸化には優れている．アルコールをアセトンに溶解して冷却し，これに Jones 試薬（CrO_3 の希 H_2SO_4 溶液）を赤橙色が持続するまで滴下する．

2) Collins 酸化（CrO₃-pyridine 錯体）

三酸化クロム-ピリジン錯体（CrO₃-2C₅H₅N）を合成して単離し，これを無水 CH_2Cl_2 中で室温で反応させるもので，第一級アルコールからアルデヒドへの酸化に有効である．

3) PCC（pyridinium chlorochromate [Py⁺H-CrO₃Cl⁻]）

ピリジン塩酸塩-三酸化クロム錯体の PCC は Collins 試薬を改良したものである．空気中で安定な黄色の固体で，CH_2Cl_2 溶液中での酸化で良好な結果が得られる．また，この試薬は比較的酸性であるので，酸に不安定な化合物には注意を要し，この場合には酢酸ナトリウムを加えて反応させるとよい．

4) PDC（pyridinium dichromate [(Py⁺H)₂-Cr₂O₇]）

少量の水に溶かした三酸化クロムとピリジンから容易に得られ，CH_2Cl_2 溶液中，PCC とは異なりほぼ中性である．PDC はアリルアルコール，ベンジルアルコールを含む第一級および第二級アルコールの酸化に適している．

ゲラニオール

B ジメチルスルホキシドを用いる酸化

極性非プロトン性溶媒であるジメチルスルホキシド（DMSO）は酸化剤としても用いられる．アルコールの DMSO による直接酸化は激しい条件を必要とし，収率もあまりよくないが，反応系に強力な求電子試薬を加えると，水素供与体の存在下に容易にアルコキシスルホニウム塩中間体（1）を形成して酸化が進行する．これを活性化 DMSO 酸化とよび，用いる求電子試薬の種

類によって特色ある反応が知られている.

1) Swern 酸化 [DMSO-(COCl)$_2$-Et$_3$N]

DMSO-塩化オキザリル [(COCl)$_2$] を第一級および第二級アルコールと反応させ, 次いでトリエチルアミンで処理することで, それぞれアルデヒドおよびケトンを得る酸化反応である. 一般に反応は低温で行い, 液性は中性に近い緩和な条件であり収率も高い.

2) Moffatt 酸化 [DMSO-DCC-H$^+$]

ジシクロヘキシルカルボジイミド (DCC) とリン酸やトリフルオロ酢酸などのプロトン供与体共存下, アルコールを DMSO で処理する酸化方法をいい, 一般に立体障害の小さいヒドロキシ基が優先的に酸化される.

3) その他の類似反応

この他にも試薬の組合せにより，類似した様々な酸化方法が開発されており，その一部を示す．

Parikh-Doering 酸化

取り扱い容易な固体の $SO_3 \cdot Py$ を求電子試薬として用いる酸化反応．アリルアルコールおよび第二級アルコールの酸化に有用であり，室温で反応を行うことができる．

Albright-Goldman 酸化

無水酢酸を求電子試薬として用いる酸化反応．立体的に混み合っている位置の酸化に有効である．

Corey-Kim 酸化

ジメチルスルフィド-NCS（*N*-クロロコハク酸イミド）系を用いる酸化反応．第一級アルコールの酸化ではアルデヒドで反応が止まる．

C 二酸化マンガンを用いる酸化

活性化された二酸化マンガンは，いろいろな様式の酸化に用いられているが，なかでもアリルアルコールやベンジルアルコールの酸化に有用な酸化剤である．例えば，下記に示したジオールの酸化では，ベンジル位のヒドロキシ基のみが酸化されていることに注意しよう．

D 超原子価ヨウ素試薬を用いる酸化

　2-ヨード安息香酸をペルオキシ硫酸カリウム（2KHSO$_5$・KHSO$_4$・K$_2$SO$_4$, Oxone®）で酸化して 2-ヨードキシ安息香酸（2-iodoxybenzoic acid；IBX）と呼ばれる中間体を得た後，これを p-トルエンスルホン酸を触媒として無水酢酸を反応させることで Dess-Martin ペルヨージナン（DMP）が得られる．この試薬は，アルコールを速やかにカルボニル化合物へと酸化し，第一級アルコールの酸化では高収率でアルデヒドを与え，カルボン酸へは酸化しない．また近年，IBX も緩和な酸化剤として用いられるようになり，興味深い反応が開発されている．なお，ペルヨージナンとは 5 価のヨウ素化合物の慣用名である．

E アルミニウムアルコキシドと酸化剤の組合せによる酸化（Oppenauer 酸化）

　アルミニウムアルコキシドの存在下，アルコールとカルボニル化合物の間にはヒドリド移動による酸化還元の平衡がある．このとき，カルボニル化合物として大過剰のアセトンを用いると第二級アルコールは収率よくケトンに変換される．また，第一級アルコールも酸化されてアルデヒドを与えるが，副反応を伴う場合がある．この反応は Oppenauer 酸化とよばれ，アセトンはヒドリド受容体（酸化剤）として働き，アルミニウムアルコキシドは Lewis 酸の役割を担っている．

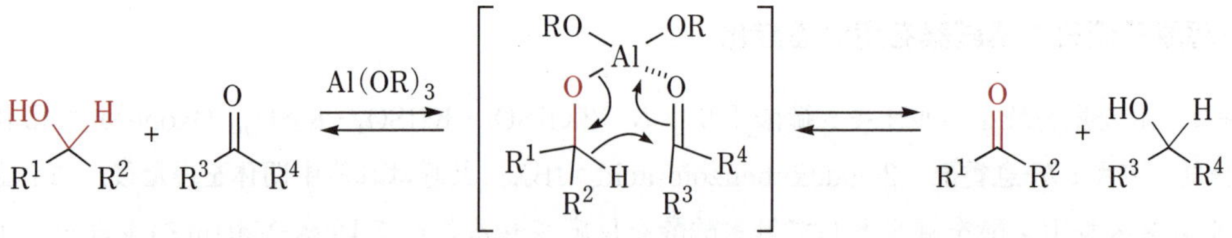

Oppenauer 酸化では，二重結合に対してホモアリル位にあるヒドロキシ基を酸化すると，二重結合の移動を伴って共役エノンが得られる．このような例はステロイドの酸化でしばしばみられる．なお，この反応は平衡反応であるので，逆反応は Meerwein-Ponndrof-Verley 還元（アルミニウムイソプロポキシドを用いる）として知られている（還元の項を参照）．

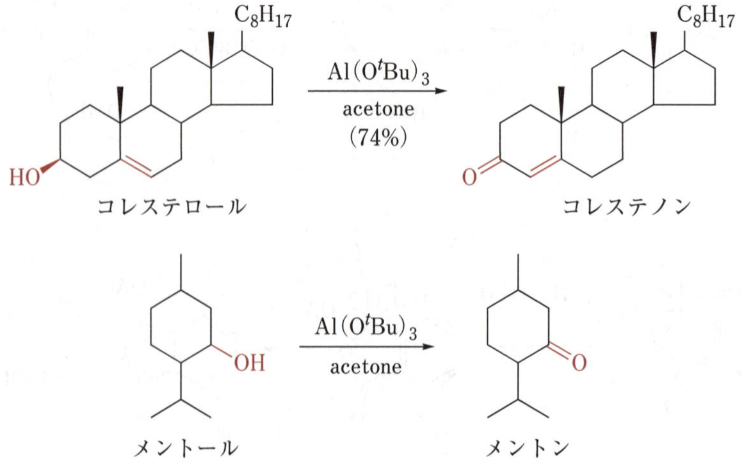

コレステロール → コレステノン

メントール → メントン

1.2.2 カルボニル化合物の酸化

A アルデヒドの酸化

アルデヒドは容易に酸化されてカルボン酸になる．

1) 銀鏡反応とフェーリング試液

硝酸銀・アンモニア試液を Tollens 試薬といい，アルデヒドの定性反応（銀鏡反応）に用いられる．また，硫酸銅の水溶液とアルカリ性酒石酸塩（酒石酸ナトリウム・カリウム）の水酸化ナトリウム水溶液の等容量混和液をフェーリング試液といい，同じくアルデヒドの定性反応に用いられる．これらはアルデヒドが酸化されてカルボン酸になるときに，Ag^+ または Cu^{2+} が還元されて Ag または Cu^+ になることを利用している．

$$R-CHO \xrightarrow{2\ Ag^+} R-COOH + 2\ Ag(銀鏡) \quad 銀鏡反応$$

酸化数 +1 → 酸化数 +3

$$R-CHO \xrightarrow{2\ Cu^{2+}} R-COOH + Cu_2O(赤色) \quad フェーリング試液による反応$$

下記に抗炎症薬のイブプロフェンの合成を示した．イブプロフェンはラセミ体で使用されているが，作用の不活性な R 体は体内のラセマーゼにより活性な S 体に徐々に変換される．

$$^iBu-C_6H_4-COCH_3 \xrightarrow[^iPrONa]{ClCH_2CO_2C_2H_5} {}^iBu-C_6H_4-\underset{O}{\overset{CH_3}{C}}-CHCO_2C_2H_5$$

$$\xrightarrow{NaOH} {}^iBu-C_6H_4-\underset{O}{\overset{CH_3}{C}}-CHCO_2Na \xrightarrow{H_3O^+} {}^iBu-C_6H_4-\overset{CH_3}{CH}-CHO$$

$$\xrightarrow{Ag_2O} {}^iBu-C_6H_4-\overset{CH_3}{CH}-CO_2H \quad イブプロフェン（Ibuprofen）（抗炎症薬）$$

2) 過マンガン酸カリウム

過マンガン酸カリウム $KMnO_4$ は，アルデヒドをカルボン酸に酸化するのに有効な試薬であり，酸性またはアルカリ性の条件下で使用される．しかし，二重結合や三重結合をもつアルデヒドは，過マンガン酸カリウムが多重結合とも反応するので注意を要する．

$$C_6H_{13}CHO \xrightarrow[20℃(78\%)]{KMnO_4,\ H_2SO_4} C_6H_{13}COOH$$

B ケトンの酸化

一般にケトンは酸化を受けないが，エノール化が可能であればエノールを経て酸化が起こる．

1) α-アセトキシ化

活性メチレン化合物は四酢酸鉛によってアセトキシ化される．エノール化されやすい化合物ほど反応が起こりやすいことは，次の反応機構から理解できる．

2) α-ヒドロキシ化

ケトンをエノレートとしてからモリブデンピリジンヘキサメチルホスホアミド：MoOPH（MoO$_5$・Py・HMPA）を反応させるとα-ヒドロキシ化を行うことができる．また，最近ではDavis 試薬（N-benzenesulfonyloxaziridine）も同様の目的で使用される．

3) α-カルボニル化

アルデヒドあるいはケトンは二酸化セレンによってα-カルボニル化される．

この反応はエノール化を経て進行するが，アルケンと二酸化セレンの反応ではα-ヒドロキシ化が起こることと対照的である．この反応の機構を考察すると，カルボニルのα水素（H$_a$）は，アルケンのα水素（H$_b$）よりも離れやすい（酸性度が高い）ことがわかる．

4) Baeyer-Villiger 反応

ケトンに過酸を反応させるとエステルを与え，環状ケトンを用いるとラクトンが得られる．この反応を Baeyer-Villiger 反応という．詳しくは転位の項で述べる．

1.2.3 炭素-炭素二重結合の酸化（エポキシドの反応）

電子密度が高い二重結合（アルケン）は，各種の酸化剤によって酸化を受け，二重結合の開裂を伴わない生成物や二重結合の開裂を伴う生成物を与える．二重結合の開裂を伴わない場合は，エポキシド，ケトン，1,2-ジオール，α-ケトアルコール，1,2-ジケトン，不飽和ケトンなどが生成し，二重結合の開裂を伴う場合は，ジケトン，ケト酸，ジカルボン酸などを生成する．また，この他に二重結合に関連した酸化として，アリル位およびベンジル位の酸化なども知られている．

A 二重結合の開裂を伴わない酸化

1) 過マンガン酸カリウム（$KMnO_4$）

過マンガン酸カリウムは，アルカリ性水溶液中でアルケンと反応して二重結合に2つのヒドロキシ基を syn 付加する．しかし，この反応を中性条件下で行うと二重結合が切断されたり，α-ヒドロキシケトンを与えるようになる．反応機構は中間に環状のマンガン酸エステルを形成して進行すると考えられており，シクロヘキセンの酸化では cis-ジオールを与える．

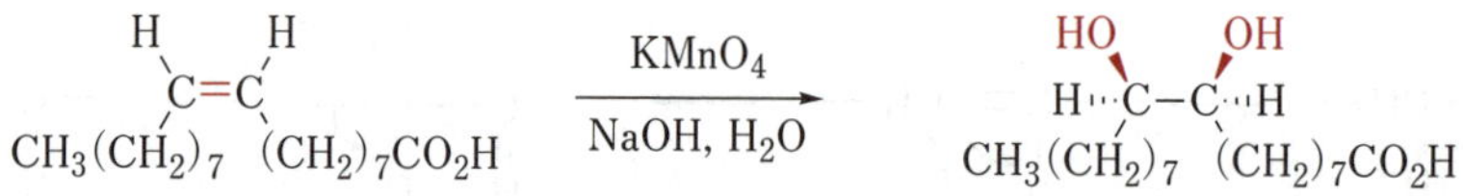

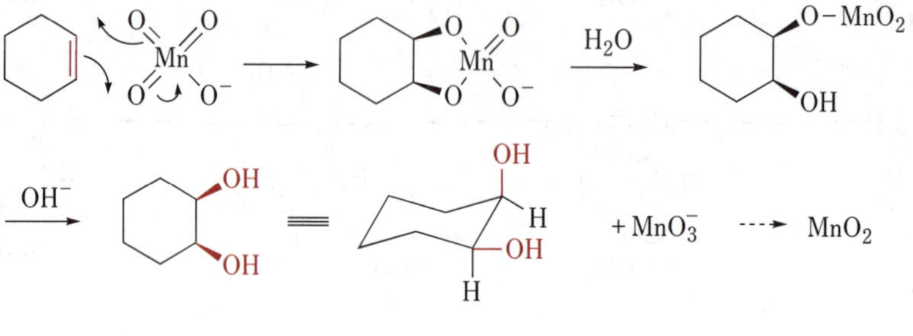

この反応では，赤紫色の過マンガン酸カリウム水溶液の色が消えるので，これを利用して二重結合の有無の定性試験に用いられる．なお，7価のマンガンが5価に還元されているが，5価のマンガンも酸化に使われて最終的には4価のマンガン（MnO_2）にまで還元される．

2) 四酸化オスミウム（OsO_4）

四酸化オスミウムは，ピリジン存在下，アルケンと反応して定量的に環状のオスミウムエステルを生成する．四酸化オスミウムのアルケンへの反応は *syn* 付加であり，オスミウムは8価から6価に還元される．これをアルカリ性条件下でマンニトールとエステル交換すれば *cis*-ジオールが得られる．

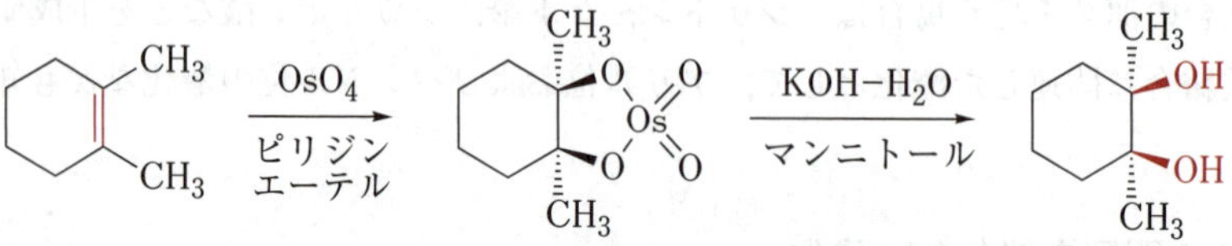

四酸化オスミウムは猛毒であるので多量に使うことは好ましくない．そこで，四酸化オスミウムの使用量を触媒量で済ませるために他の酸化剤を組合せる反応が開発されている．これらは酸化的に環状オスミウムエステルを分解して，四酸化オスミウムを再生する．以下に様々な酸化剤との組合せを示した．

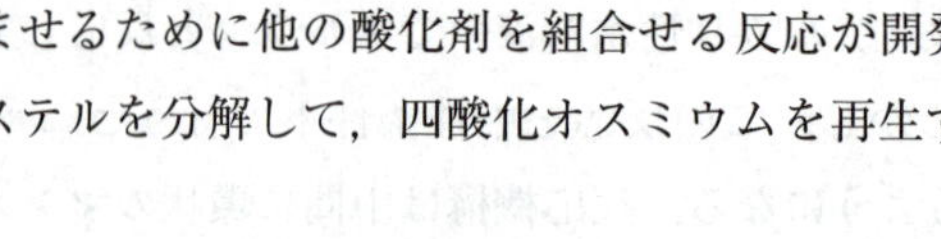

様々な酸化剤の組合せと収率

a) $NaClO_3$　76%
b) ^iBuOOH　51%
c) H_2O_2　58%
d) 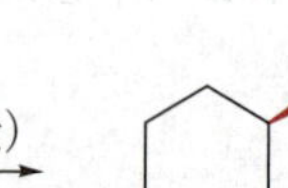 （N-メチルモルホリン N-オキシド）76%

3) 過酸 (RCOOOH)

　有機過酸は過酸化水素のアシル誘導体と考えられ，二重結合の酸化に用いられている．試薬としてよく用いられるものには，過ギ酸，過酢酸，トリフルオロ過酢酸，過安息香酸，メタクロロ過安息香酸 (mCPBA) などがあり，この中には市販されているものもある．これらは，アルケンと求電子的に反応してエポキシドを与える．したがって，アルキル基などの電子供与基が結合したアルケンでは反応性が大きい．

　シクロヘキセンの酸化によって得られるシクロヘキセンオキシドは，ギ酸で処理した後，加水分解すれば trans-ジオールを与える．この反応は，シクロヘキセンを過マンガン酸カリウムや四酸化オスミウムで酸化して cis-ジオールを得る反応と相補的な関係になっている．

4) ヒドロホウ素化 (BH$_3$)

　ボラン (BH$_3$) は不安定で二量化してジボラン (B$_2$H$_6$) の形となるが，ジメチルスルフィド [S(CH$_3$)$_2$] やテトラヒドロフラン (THF) とは BH$_3$·S(CH$_3$)$_2$ や BH$_3$·THF のような安定な単量体の錯体を形成して存在する．このような B-H 結合を有する化合物は，二重結合に対してヒ

ドロホウ素化 (hydroboration) と呼ばれる位置および立体選択的な *syn* 付加を起こし，アルキルボランを生成する．

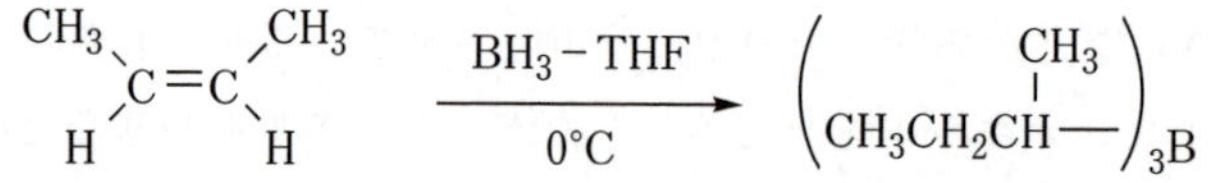

$$\underset{H}{\overset{CH_3}{C}}=\underset{H}{\overset{CH_3}{C}} \xrightarrow[0°C]{BH_3-THF} \left(CH_3CH_2CH\underset{\overset{|}{CH_3}}{-} \right)_3B$$

このようにして生成したアルキルボランの最も重要な反応は，アルカリ性過酸化水素による酸化反応である．結局この二段階の反応で二重結合への *anti*-Markownikoff 型の水の付加が達成されたことになる．この過酸化水素による酸化分解は立体配置を保持して進行するので，生成物のアルコールの立体化学は，二重結合へのボランの付加によって決定される．

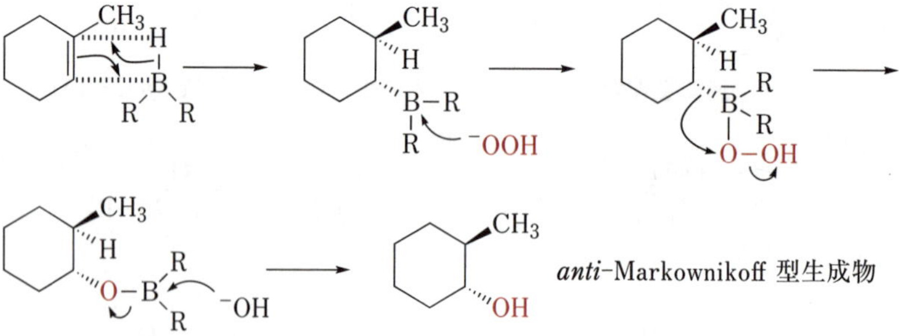

anti-Markownikoff 型生成物

下記にカルシウム拮抗薬であるベラパミルの合成法を示した．この合成では，立体的にかさ高いアルキルボラン（ジシアミルボラン）を用いることでヒドロホウ素化の高い位置選択性を獲得している．

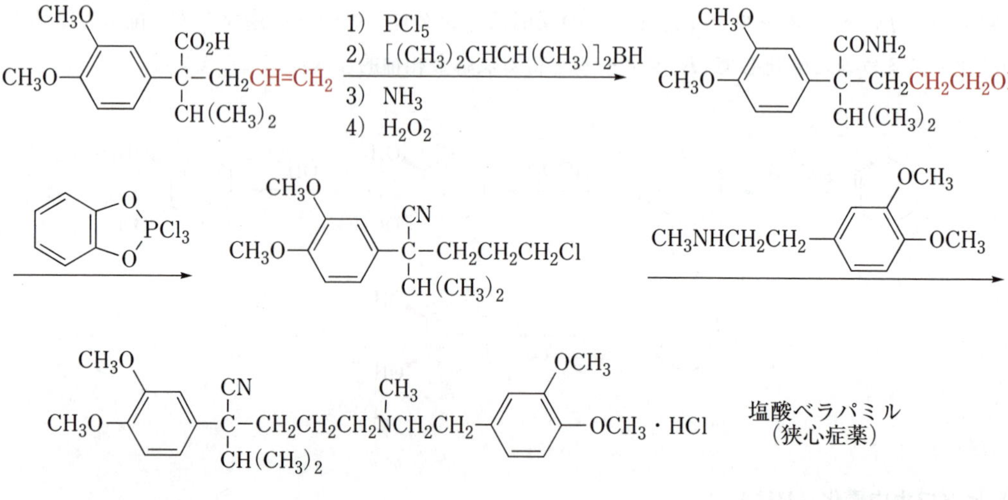

塩酸ベラパミル
（狭心症薬）

5) Wacker 法（PdCl$_2$/CuCl$_2$/O$_2$）

アルケンを水の存在下塩化パラジウム（PdCl$_2$）で酸化するとケトンが得られる．この反応は

Wacker 法と呼ばれ，パラジウムに配位したアルケンに対して水分子が付加し，ついでパラジウムの脱離により生成物を与えると考えられている．また，この反応は塩化銅(II)や酸素の存在下，適当な溶媒を用いることで触媒量のパラジウムで進行することから，工業的に重要な反応となっている．さらに内部アルケンは立体障害のためにパラジウムに配位しにくいため，下記のように末端と内部に二重結合が存在する基質においては，末端のみを選択的に酸化することが可能である．

B 二重結合の開裂を伴う酸化

1) 過ヨウ素酸ナトリウム（NaIO$_4$）

過マンガン酸カリウムや四酸化オスミウムによってアルケンから得られたジオールは，過ヨウ素酸（HIO$_4$）によって酸化開裂を受ける．よく用いられる試薬としては，メタ過ヨウ素酸ナトリウム（NaIO$_4$），メタ過ヨウ素酸カリウム（KIO$_4$），オルト過ヨウ素酸があり（H$_5$IO$_6$），環状エステル中間体を経て進行する．したがって，1,2-シクロヘキサンジオールの反応では，*cis* 体の方が容易に反応する．

また，この反応は理論的収率で起こるので多価アルコールおよび糖類などの隣接する OH 基の数を知る定量法に応用されている．さらに，先に述べた触媒量の四酸化オスミウムと共存酸化剤を組合せた反応において，過ヨウ素酸ナトリウムを共存酸化剤として用いると，アルケンから直接二重結合を切断して 2 つのカルボニル基に変換することができる（Lemieux-Johnson 法）．

$$\text{HOCH}_2\text{-}\underset{H}{\overset{OH}{C}}\text{-}\underset{H}{\overset{OH}{C}}\text{-}\underset{OH}{\overset{H}{C}}\text{-}\underset{H}{\overset{OH}{C}}\text{-CH}_2\text{OH} \xrightarrow{5\ \text{HIO}_4} 2\ \text{HCHO} + 4\ \text{HCO}_2\text{H}$$

D-ソルビトール

2) 四酢酸鉛 [Pb(OAc)₄]

　四酢酸鉛も過ヨウ素酸と同様に1,2-ジオールを酸化開裂する．この反応は溶媒としてベンゼンまたは氷酢酸を用い，先に述べた過ヨウ素酸を用いる酸化では，水溶液や酢酸溶液を用いるので，無極性溶媒中で反応させたいときには，四酢酸鉛は特に有用である．反応機構は過ヨウ素酸と同様に鉛との環状エステルを生成し，これが分解して開裂を起こす．よって，1,2-ジオールのジアステレオマー間では，反応速度に大きな差があり，鉛と環状中間体を作りやすいトレオ体や *cis*-1,2-ジオールは，対応するエリトロ体や *trans*-1,2-ジオールよりも速やかに反応する．

3) オゾン (O₃)

　オゾンは特有のにおいを持つ爆発性のある有毒の気体で，有機化合物のいろいろな官能基を酸化する．中でも二重結合と反応して，これを開裂させる反応が合成的に重要である．アルケンを適当な溶媒に溶かし，これに市販のオゾン発生器を用いて低濃度(3～8%)のオゾンを含有する気体を通じれば定量的に付加体のオゾニドが生成する．このオゾニドは通常単離することなく，還元的分解 (Zn, Zn + AcOH, Me₂S, NaHSO₃, NaI, Pt/H₂) または酸化的分解 (H₂O₂, KMnO₄, K₂Cr₂O₇, KOCl) などの処理によりオゾン分解生成物を与える．

[オゾン酸化の反応機構図: アルケン → モルオゾニド → オゾニド → 酸化的分解で R^1CO_2H + ケトン、還元的分解で R^1CHO + ケトン]

[基質に 1) O_3, MeOH, $-70°C$ 2) Me_2S (62%) を作用させ、アルデヒドとアセトンを与える例]

4) 四酸化ルテニウム（RuO_4）

四酸化ルテニウムは強力な酸化剤であり，アルケンや1,2-ジオールの酸化開裂など種々の反応に用いられる．また，ルテニウムが高価であることから，化学量論的反応のみならず，様々な共酸化剤を用いた触媒的反応が開発されている．現在では，$CCl_4/CH_3CN/H_2O$ 混合溶媒中で触媒量の三塩化ルテニウム（$RuCl_3$）存在下，共酸化剤として過ヨウ素酸ナトリウムを用いる方法が一般的である．さらに，$RuCl_3$ の代わりに二酸化ルテニウム（RuO_2）も用いられる．アルケンの酸化では二重結合の開裂を起こし高収率でカルボン酸やケトンを与えるので，ルテニウム酸化はオゾン酸化のよい代替法となる．

[グリカール基質に RuO_2, $NaIO_4$, CCl_4, H_2O (97%) を作用させ、CO_2H と CHO を与える例]

C ベンジル位およびアリル位の酸化（炭化水素の酸化）

1) 二酸化セレン（SeO_2）

二酸化セレンを用いる特徴的な反応の1つは，アルケンのアリル位を酸化してアリルアルコールを与える反応である．この反応機構は種々考えられているが，二酸化セレンが水溶液中で亜セレン酸を形成し，これがアルケンとエン反応を起こした後，続いて[2,3]シグマトロピー転位に

よりアリルアルコールを与える機構が最も妥当であると考えられている．また，三置換アルケンの酸化反応は，置換基が多い側で，立体障害の少ない側のα位で起こり，酸化のされやすさの順序は $CH_2 > CH_3 > CH$ である．

$$O=Se=O \xrightleftharpoons{H_2O} O=Se\begin{smallmatrix}OH\\OH\end{smallmatrix}$$

（エン反応 → [2,3]転位 → アリルアルコール生成機構図）

2) 一重項酸素

空気中の酸素は基底状態では三重項ラジカルとして存在する．この酸素に適当な外部エネルギーを与えると一重項酸素（singlet O_2）に励起される．実験室でよく用いられるのは，ローズベンガル，エオシン，メチレンブルーのような色素を光増感触媒にして，これらの溶液に光を照射しながら酸素を通じる方法である．これらは色素が光を吸収して励起し，そのエネルギーを酸素に移動して一重項酸素が生成している．

$$\uparrow \cdot \ddot{O}-\ddot{O}\cdot \uparrow \xrightarrow[\text{色素（光増感触媒）}]{\text{光（エネルギー）}} \ddot{O}=\ddot{O}$$

三重項酸素（基底状態） → 一重項酸素（励起状態）

基底状態の酸素は，ラジカルを捕捉しやすいクメンのような基質と反応する．下記に示すようにクメンとの反応では，連鎖反応を引き起こしてクメンヒドロペルオキシドを生成する．最終的には，酸処理することでフェノールとアセトンを生じるが，この反応はクメン法と呼ばれる化学合成法の中に組み込まれている．

（クメン → クメンラジカル →〔三重項酸素〕→ クメンペルオキシラジカル →〔連鎖反応〕→ クメンヒドロペルオキシド →〔H^+〕→ フェノール ＋ アセトン）

一重項酸素は求電子的性質をもち，アルケンなどと緩和な条件で反応する．アリル位に水素をもつアルケンとはエン反応を経て，アリルヒドロペルオキシドを生成し，これを還元すればアリルアルコールが得られる．また，一重項酸素は電子密度の高い 1,3-ジエンと Diels-Alder 反応を起こし，得られる環状生成物のペルオキシドを還元すればジオールが得られ，塩基で処理すればケトアルコールを経てフランを生成する．

1.2.4 脱水素反応

A 接触脱水素反応（硫黄，セレン，パラジウムを用いる脱水素）

脂環式化合物に触媒を加えて加熱すると，脱水素して芳香環化合物を生成する．この反応は後述する接触還元の逆反応で酸化反応の一種である．昔は有機化合物の骨格を知る上に重要な反応で，天然有機化合物の構造決定に応用されてきた．触媒としては硫黄，セレン，パラジウムなど

が使われる．また，二酸化セレンも不飽和結合や芳香環，カルボニル基にはさまれた $CH_2\text{-}CH_2$ 基の脱水素剤として用いられ，ステロイドやトリテルペン類の構造を知る手段として重要であった．しかし，現在はあまり用いられない．

B キノンによる酸化（chloranil, DDQ）

キノン誘導体であるクロラニル（chloranil）とジクロロジシアノベンゾキノン（DDQ）は，多数の電子求引性置換基を有し，電子密度が不足しているためにヒドリドイオン（H^-）を奪ってヒドロキノン型の安定な化合物になろうとする．そのために，これらの化合物は脱水素反応に使われる．DDQ はクロラニルよりも活性が高く，ベンゼンなどの溶媒中で反応できるのでよく用いられる．また，DDQ のベンゼン溶液は，電荷移動錯体を生成して赤色となるが，脱水素反応が進行するとヒドロキノンの淡黄色固体が析出してくる．

1.2.5 アミンとスルフィドの酸化

A アミンの酸化

一般にアミンは電子密度が高いので酸化を受けやすく，特に第一級アミンは空気中で酸化されて種々の酸化物を生じる．アニリンが徐々に黒色に変化することもアミンが空気酸化を受けやすい性質に起因している．第一級アミンを酸化してニトロソ，ニトロ，またはヒドロキシアミンとする反応は知られているが，合成手段として使われることはまれである．アミンの酸化で重要な反応は第三級アミンからアミンオキシドを得る反応であり，酸化剤としては，過酸化水素や過酸がこの目的のために用いられる．

ヘテロ芳香族化合物として代表的なピリジンは，過酸化水素または過酸を反応させるとピリジン N-オキシドを生じる．ピリジン自身はニトロ化のような求電子反応に対して反応は乏しく，3位置換体を与える．一方，N-オキシド化されると求電子反応活性が向上し，その配向性も変わり，2位置換体や4位置換体を与える．

一方，脂肪族第三級アミンも過酸などで処理するとアミンオキシドが得られるが，これを熱分解するとアルケンを与える．この反応は Cope 反応と呼ばれ，5員環遷移状態を経由する脱離反応であり，Hofmann 型の脱離生成物が得られる．

B スルフィドの酸化

スルフィドは過酸または過ヨウ素酸で酸化すると高収率でスルホキシドになり，さらに酸化されるとスルホンになる．スルホンは医薬品の中に多く含まれる重要な構造である．また，スルホ

キシドはキラル中心となりうるので，適当な不斉の環境下でスルフィドを酸化すると光学活性なスルホキシドが得られ，これは不斉合成の領域で重要な化合物となっている．

スルホキシドは，アミンオキシドと類似構造を持つので，トルエン中加熱すると Hofmann 型の脱離生成物のアルケンを与える．同様にセレンオキシドもアルケンを与えるが，セレンオキシドはスルホキシドよりも反応活性が高く，一般に室温でアルケンが得られる．

1.3 還 元

1.3.1 接触還元

還元は種々の多重結合への水素付加，および炭素-ヘテロ原子結合の還元的開裂反応をいい，接触還元は最も使われる還元反応の1つである．通常，接触還元は被還元物を適当な溶媒に溶解し，これに少量の不均一系金属触媒（溶媒に不溶）を加え，水素ガス雰囲気下で激しく撹拌して水素-触媒-被還元物をできるだけ接触させて還元する方法である［均一系金属触媒（溶媒に可溶）による接触還元は後述する］．

接触還元に用いる触媒は，白金（Pt），パラジウム（Pd），ロジウム（Rh），ルテニウム（Ru），ニッケル（Ni），クロム（Cr），銅（Cu）などの遷移金属があり，一般に活性炭，硫酸バリウム，炭酸カルシウム，炭酸ストロンチウム，アルミナなどの不活性な担体に吸着させて用いる．しかし，白金は酸化白金（PtO_2）（Adams 触媒）をそのまま用いることが多く，これは反応系内で水素により還元されて微細な金属白金を生じて触媒として働くからである．また，ニッケルはアルミニウムとの合金が市販されており，これを水酸化ナトリウム水溶液にて処理し，アルミニウムのみを溶出させることで多孔質の金属ニッケルを得て触媒として用いる．このニッケル触媒はラネーニッケル（Raney-Ni）とよばれ，処理の方法によって W1～W7 の活性度の異なるものが知られている．なお，パラジウム触媒は，活性炭，硫酸バリウム，炭酸バリウムなどを担体としたものが市販されている．

これらの触媒は，有機アミン，硫黄，酢酸鉛などによって活性が低下することがある．これは触媒の空の軌道にこれらの化合物が配位して被還元物との接触を妨げるために起こる．一般に，これらの化合物は触媒毒といわれ，積極的にパラジウムなどに触媒毒を添加することで，接触還元の官能基選択性を向上する方法も開発されている．また，反応に用いられる溶媒は，水素や担

体と反応しないものであるならば何を用いてもよく，溶媒の酸性が強く，極性の大きな溶媒ほど反応活性が高くなる．これは，被還元物の分極を促進したり，生成物がアミンのように触媒毒になりうるものの場合は，これらを捕捉するからである．

還元に用いられる水素圧は，常圧（1気圧），中圧（1～5気圧），高圧で行われ，中圧や高圧での反応には中圧接触還元装置およびオートクレーブと呼ばれる特殊な装置が用いられる．高圧での還元では，市販の水素ボンベには150気圧の水素が充填されているので150気圧まで水素圧を上げることができるが，反応温度が高くなると圧力はもっと高くなる．一般に，高温・高圧になるほど接触還元の条件は強くなり，官能基選択性は低下してくる．当然，接触還元では水素を用いるので，爆発などに対する十分な注意が必要であることはいうまでもない．

接触還元後の後処理は触媒をろ過して除き，ろ液を減圧下に留去すればよく，収率の高い反応であれば極めて容易な操作で目的物を得ることができる．しかし，高活性な触媒を用いたときは，触媒のろ過時に発火することがあるので十分な注意が必要である．

以下に接触還元を受けやすい官能基のおおよその順序を示した．

表 1.1 接触還元による官能基のおおよその反応性と生成物

	官能基	還元生成物	備　考
還元されやすい ↑	RCOCl	RCHO, RCH$_2$OH	Rosenmund 還元
	RNO$_2$	RNH$_2$	
	RC≡CR	RCH=CHR (*cis*)	Lindlar 触媒
	RCHO	RCH$_2$OH	
	RCH=CHR	RCH$_2$CH$_2$R	
	RCOR	RCH(OH)R, RCH$_2$R	Pd 触媒
	ArCH$_2$OR′	ArCH$_3$ + R′OH	
	RC≡N	RCH$_2$NH$_2$	
還元されにくい ↓	ナフタレン	テトラリン	Ni 触媒
	RCOOR′	RCH$_2$OH + R′OH	
	RCONHR	RCH$_2$NHR	
	ベンゼン	シクロヘキサン	Ni, Rh, Pt 触媒
	RCOONa	還元されない	

A 多重結合の還元

多重結合（二重結合，三重結合，芳香環など）の接触還元は，よく用いられる反応であり様々な触媒が使用される．以下にエチレンの接触還元の進行過程を模式図に示した．遷移金属には水素分子を付加したり脱離したりする性質があり，付加のときは，H–H 結合が切断されて触媒に結合するので触媒の酸化数が+2 増える．よってこれを酸化的付加といい，逆反応を還元的脱離という．一方，多重結合化合物の π 電子も触媒の空の d 軌道に配位して π 錯体を形成する．これによって多重結合の電子密度は相対的に低くなり，切断された水素は多重結合に移行しやすくなる．すなわち，挿入反応が起こり（π 錯体から σ 錯体へ変化する），最後に還元的脱離を伴ってエタンを与える．この反応は有機金属化学の分野であるので，詳しくは専門書を見てほしい．

多重結合の還元は触媒表面での水素の挿入であるので，一般に水素は *cis* 付加となる．よって，アセチレン化合物の接触還元によるアルケンへの変換は，*cis* アルケンが得られることになる．しかし，アルケン自体も比較的容易にアルカンまで還元されてしまうので，アルケンで反応を止めるには工夫が必要である．昔からよく使う方法に Lindlar 触媒による還元がある．Lindlar 触媒はパラジウム触媒（Pd–CaCO$_3$，Pd–BaSO$_4$）に少量の触媒毒（有機アミン，硫黄，酢酸鉛など）を添加して触媒活性を低下させたもので，これを触媒に用いたアセチレン化合物の接触還元では，1 当量の水素を吸収した時点で反応がほとんど停止し，高収率で *cis* アルケンが得られる．今では，Lindlar 触媒の他にも種々の触媒が開発されている．

以下に示す X 線造影剤のイオパノ酸の合成では，Perkin 反応によって得られた桂皮酸誘導体を Raney-Ni を触媒とする還元で，二重結合の還元と，ニトロ基の還元を同時に行っている．

芳香族化合物は共鳴安定化しているために，これを還元するにはやや強い条件が必要となる．すなわち，還元反応は高温・高圧下で行い，触媒は Pt, Ni, Cr, Rh などが用いられる．下記の反応では，キノリンのピリジン環は，ベンゼン環よりも電子密度が低く，また，N-フェニルピロールのベンゼン環はピロール環よりも電子密度が低いので，それぞれ相対的に電子密度の低い芳香環が還元されている．当然，さらに過酷な反応条件で還元すれば，すべての芳香環が還元されてしまう．なお，ピリジン環の4級アンモニウム塩は電子密度から考えてもさらに還元されやすいことは理解できる．例としてメピバカインの合成法を示した．

B 炭素-ヘテロ原子結合の還元

　一般的な水素添加反応条件下で σ 結合が還元的に開裂する反応を水素化分解反応といい，この中には炭素-ハロゲン結合，炭素-酸素結合，炭素-窒素結合，炭素-硫黄結合などの開裂反応が含まれる．

1) 炭素-ハロゲン結合

　炭素-ハロゲン結合を持つ化合物は接触還元によって脱ハロゲン体を与える．炭素-ハロゲン結合開裂の起こりやすさは，C–I > C–Br > C–Cl ≫ C–F であり，触媒としては Pd/C が最適であ

る．ベンジル，アリル，アリール型の結合は切断されやすいが，ハロゲン化アルキルは容易に水素化分解されない．一般的に，この反応では，還元によって生じるハロゲン化水素を捕捉するために塩基を共存させて行う．

また，このタイプ反応の中には，酸塩化物から水素化分解によってアルデヒドを合成する反応があり，Rosenmund 還元として古くから知られている．触媒に Pd-BaSO$_4$ を用い，適当な触媒毒の存在下キシレンなどの溶媒中で加熱還流した反応液に水素を通じて行う．現在では金属ヒドリドによるニトリルの還元がこれに代わる反応として用いられるようになった．

$$O_2N-C_6H_4-COCl \xrightarrow[\text{150°C (91%)}]{\text{H}_2,\ \text{Pd-BaSO}_4,\ \text{xylene, quinoline, S}} O_2N-C_6H_4-CHO$$

2) 炭素-酸素結合，炭素-窒素結合，炭素-硫黄結合

炭素-酸素結合および炭素-窒素結合の水素化分解で最も重要なのは，ROCH$_2$Ph，R$_2$NCH$_2$Ph などのベンジル型化合物である．触媒には Pd-C などがよく用いられ，除去されるベンジル基はトルエンになる．溶媒に少量の塩酸や過塩素酸などを添加すると水素化分解の促進効果を示し，酢酸を溶媒としても好結果が得られる．例としてフェニレフリンの合成を示したが，ケトンの還元と脱 O-ベンジル化および脱 N-ベンジル化が同時に起きていることに注意しよう．

スルフィド (R–S–R) は，あらかじめ水素を飽和させた Raney-Ni（通常，基質 1 g に 10 g 程度の過剰の Raney-Ni を用いる）と共に適当な溶媒中で還流すると C–S 結合が開裂する．この反応はチオケタールを経由することで，中性条件下でケトンをメチレンに還元するよい方法となっている．

3) ケトン, イミン

　カルボニル化合物の水素添加は，そのカルボニル基がアリル位にあったり，他のカルボニル基をα位に持つなどして活性化されていると容易に起こる．しかし，活性化されていない場合はやや強い条件を必要とするが，一般にケトンやアルデヒドの還元は，後述する金属ヒドリドによる還元がよく用いられる．

　一方，オキシム，イミンなどのC=N二重結合はPtO_2やPd/Cを触媒にして還元するとアミンが得られる．また，アンモニアあるいはアミンの存在下アルデヒドやケトンを水素添加するとイミンを経由してアミンが得られる．この反応は還元的アミノ化反応といい，アルデヒドやケトンからアミンを直接合成するよい方法である．

C 均一系触媒による接触還元

　塩化ロジウム（RhCl）とトリフェニルホスフィン（PPh_3）から容易に合成できるクロロトリス(トリフェニルホスフィン)ロジウム（I）［$RhCl(PPh_3)_3$］(Wilkinson錯体)はアルケンの水素添加触媒の最も代表的なものの1つである．この触媒は有機溶媒に溶けるので，均一系触媒であり，広範囲な種類のアルケンの水素化に活性であるばかりでなく，ケトン，ニトリル，ニトロ基などの官能基にはほとんど影響しないので使いやすい触媒である．また，硫黄なども触媒毒にならない．

　Wilkinson錯体が合成化学で一躍有名になったのは，キラルなホスフィン配位子を持つ錯体を用いると，不斉接触還元を行うことができたからである．以下に有名なパーキンソン病の治療薬

レボドパの合成を示した．この反応はフラスコ中で酵素反応に匹敵する不斉反応を達成している．

$$\underset{HO}{\overset{CH_3O}{}}\!\!\!\!\!\!\!\!\!\!\!\!\!\!\!\!\!\!-CH=C\underset{NHCOC_6H_5}{\overset{COOH}{}} \xrightarrow[H_2]{L \cdot RhCl} \underset{HO}{\overset{CH_3O}{}}\!\!\!\!\!\!\!\!\!\!\!\!\!\!\!\!\!\!-CH_2-\underset{NHCOC_6H_5}{\overset{H}{\underset{|}{C}}}-COOH$$

$$\xrightarrow{H^+} \underset{HO}{\overset{HO}{}}\!\!\!\!\!\!\!\!\!\!\!\!\!\!\!\!\!\!-CH_2-\underset{NH_2}{\overset{H}{\underset{|}{C}}}-COOH$$

レボドパ (95% ee)

1.3.2 金属水素化物による還元

金属水素化物は，電子密度の低い部位に水素をヒドリドイオンあるいは水素原子として与えることにより，多くの有機化合物を還元することができる．現在，広く還元に用いられている金属水素化物は，ホウ素，アルミニウム，スズの水素化物であり，多くの種類が知られている．また，これらの還元剤の多くは水やアルコールと激しく反応するのでその取り扱いには注意を要する．

A 水素化ホウ素ナトリウム（NaBH$_4$）

アルデヒドやケトンの還元によく用いられる還元剤であり，粉末あるいはペレットの市販品をそのまま用いる．反応溶媒には水，メタノール，エタノール，2-プロパノールやジグリム（diethylene glycol dimethyl ether）などが用いられ，中でも，メタノールはよく用いられる溶媒で，NaBH$_4$の溶解度は大きいが，NaBH$_4$との反応も速い．一方，2-プロパノールはNaBH$_4$の溶解度は小さいが，NaBH$_4$とは反応しない．さらに，後述する水素化アルミニウムリチウムとは対照的にエーテル，THFには溶けない．

以下に代表的な官能基の還元と反応過程を示した．一般に，NaBH$_4$は室温アルコール中でアルデヒド，ケトンは速やかに還元されるが，エポキシド，エステル，ラクトン，カルボン酸，アミド，ニトリル，ニトロ化合物は還元されない．なお，酸塩化物はジグリム中速やかに還元される．理論的には，NaBH$_4$の4つの水素原子はすべて還元に使われるので，1モルのNaBH$_4$は4モルのヒドリドイオンとして働くが，実際には過剰の試薬を用いる．

表1.2 NaBH$_4$による還元例

官能基	還元生成物
RCOCl	RCH$_2$OH
RCHO	RCH$_2$OH
RCOR	R$_2$CHOH
RCH=NR	RCH$_2$NHR

$$H_3\bar{B}-H \quad \underset{R}{\overset{R}{>}}C=O \longrightarrow \underset{R}{\overset{R}{>}}CH-O^- \quad \xrightarrow{H-OH} \underset{R}{\overset{R}{>}}CH-OH$$

NaBH₄ の使用例としてエタンブトールの合成を次に示した．また，NaBH₄ と類似した試薬として，LiBH₄，KBH₄，NaBH₃CN，NaBH(OCH₃)₃ などがある．

$$\underset{CH_3CH_2-CH-NH_2}{\overset{CH_2OH}{|}} \xrightarrow{OHC-CHO} \underset{CH_3CH_2-CH-N=CH-CH=N-CH-CH_2CH_3}{\overset{CH_2OH \quad\quad\quad\quad\quad\quad CH_2OH}{|\quad\quad\quad\quad\quad\quad\quad\quad\quad\quad |}}$$

$$\xrightarrow[\text{2) HCl}]{\text{1) NaBH}_4} \quad CH_3CH_2-\overset{H}{\underset{CH_2OH}{C}}-NH-CH_2-CH_2-NH-\overset{CH_2OH}{\underset{H}{C}}-CH_2CH_3 \cdot 2\,HCl$$

塩酸エタンブトール
（抗結核薬）

B 水素化アルミニウムリチウム（LiAlH₄）

　LiAlH₄ は白色の微粉末結晶で，反応性が非常に大きく多くの官能基を還元する．水やアルコールなどプロトン性溶媒とは激しく反応して分解するので，反応は無水の非プロトン性溶媒系（エーテル，THF，ジグリム）などを用いる．還元剤はしばしば 2〜4 倍過剰に用いられが，残余の還元剤が多量であれば，水をゆっくり加えても発熱と激しく発生する水素のために危険がある．一方，酢酸エチルは LiAlH₄ との反応で水素の発生がなくエタノールが生成するのみであり，LiAlH₄ の分解に用いることがある．
　LiAlH₄ の反応性は NaBH₄ に比較して極めて大きく，NaBH₄ で還元できない多くの官能基の還元が可能である．以下に LiAlH₄ にて還元できる代表的な官能基と還元生成物を示した．

表 1.3 LiAlH₄ による還元例

官能基	還元生成物	官能基	還元生成物
RCOCl	RCH₂OH	エポキシシクロヘキサン	シクロヘキサノール
RCHO	RCH₂OH		
RCOR	R₂CHOH	RCN	RCH₂NH₂
RCOOR′	RCH₂OH + R′OH	RCONHR′	RCH₂NHR′
RCOOH	RCH₂OH	R₂C=NOH	R₂CHNH₂

[反応スキーム: N-メチル-4-ピペリドン → HN₃ → ホモピペラジン誘導体 → LiAlH₄ → ホモピペラジン → 4-クロロベンズヒドリルブロミド, Na₂CO₃, NaI → 中間体 → HCl → 塩酸ホモクロルシクリジン・2HCl（抗ヒスタミン薬）]

C シアン化水素化ホウ素ナトリウム（NaBH₃CN）

　NaBH₄ や LiAlH₄ は酸性下では速やかに分解してしまうのに対し，NaBH₃CN は pH ～ 3 以上でも安定な還元剤である．アルデヒド，ケトン，イミンは pH 調節により選択的還元が可能であり，オキシム，エナミンの還元にも優れた結果を示す．反応溶媒は，水，アルコール，THF，ジグリム，DMSO などが用いられ，中でもメタノールが一般的である．

　NaBH₃CN の特徴的な使用例としては，アルデヒドやケトンを用いた還元的アミノ化があげられる（接触還元の項を参照）．すなわち，pH 6 ～ 7 では，アルデヒドやケトンはアミンと反応して容易にイミン（RCH = NR′）を与えるが，この酸性下では，カルボニル基の還元速度よりもイミンの還元速度のほうが十分に大きい．よって，酸性下メタノール中，カルボニル化合物，アミン，NaBH₃CN を反応させることにより還元的アミノ化が起こるのである．以下に，NaBH₃CN を用いた還元的アミノ化の例を示す．

$$\begin{matrix} Ph-CHO \\ + \\ C_2H_5NH_2 \end{matrix} \xrightarrow[MeOH]{H^+} \begin{bmatrix} Ph-CH = \overset{+}{N}C_2H_5 \\ \underset{OH^-}{H} \end{bmatrix} \xrightarrow[MeOH, 25°C]{NaBH_3CN} Ph-CH_2-NHC_2H_5$$
(91%)

D ボラン（BH₃）

　既に酸化（ヒドロホウ素化）の項で述べたように，BH₃ は不安定ですぐに二量化してジボランとなるが，THF やジメチルスルフィド [S(CH₃)₂] とは安定な単量体の錯体を形成する．BH₃ の特徴的な反応の 1 つは，二重結合に対するヒドロホウ素化（hydroboration）であるが，各種官能基の還元剤としても用いられる．RCOONa，RCOCl，RNO₂ は還元せず，表 1.4 に示すような多くの官能基を還元する．中でも特徴的なのは，カルボン酸に対する高い反応性であり，分子内にケトンやエステルが存在しても，条件を選ぶことによりカルボン酸のみを選択的に還元できる．

表1.4　BH₃ による還元例

官能基	還元生成物	官能基	還元生成物
RCOOH	RCH₂OH	RCN	RCH₂NH₂
RCOR	R₂CHOH	RCONHR′	RCH₂NHR′
エポキシシクロヘキサン	シクロヘキサノール (OH)	RCOOR′	RCH₂OH*
		RCH=CH₂	(RCH₂CH₂)₃B

* 脂肪族エステルの反応は遅く12〜24 時間を要する．芳香族エステルはさらに還元されにくい．

$$C_2H_5OOC\text{-}(CH_2)_n\text{-}COOH \xrightarrow[-15°C〜室温]{BH_3\text{-}THF} C_2H_5OOC\text{-}(CH_2)_n\text{-}CH_2OH \quad (88\%)$$

$$(CH_3)_3C\text{-}C(=O)\text{-}N(CH_3)_2 \xrightarrow[THF]{BH_3} (CH_3)_3C\text{-}CH_2\text{-}N(CH_3)_2 \quad (94\%)$$

$$RCH=CH_2 \xrightarrow{BH_3} (R\text{-}CH_2CH_2)_3B \xrightarrow[還流]{C_2H_5COOH} R\text{-}CH_2CH_3$$

$$\phantom{RCH=CH_2 \xrightarrow{BH_3} (R\text{-}CH_2CH_2)_3B} \xrightarrow{H_2O_2,\ OH^-} R\text{-}CH_2CH_2OH$$

E　水素化ジイソブチルアルミニウム（AlH[(CH₃)₂CHCH₂]₂）(DIBAH)

　DIBAH は液体であり，エチルエーテル，ベンゼン，トルエンなどが反応溶媒として用いられるが，THF は錯体を作り反応性が低下する．DIBAH は様々な官能基を還元するが，中でも α, β-不飽和ケトンを基質とした還元では，カルボニル基だけを選択的に還元できる．また，エステルの還元では，低温（-60 〜 -70℃）にて DIBAH の当量数を規制することでアルデヒドを与える．さらに，ニトリルにおいても，低温にて当量数を規制して還元し，中間体を加水分解することで高収率でアルデヒドに変換できる．

（ジシクロペンタジエノン）$\xrightarrow[\text{ベンゼン, 5°C}]{DIBAH (1 mol)}$ （対応アルコール）(90%)

$$CH_3(CH_2)_4CN \xrightarrow[-70°C,\ 30\ min]{DIBAH} \begin{cases} \xrightarrow{MeOH} CH_3(CH_2)_4CH=NH \quad (82\%) \\ \xrightarrow{10\%\ H_2SO_4} CH_3(CH_2)_4CHO \quad (75\%) \end{cases}$$

F 有機スズ水素化物（Bu₃SnH）

スズ-水素（Sn-H）結合は，Al-H 結合や B-H 結合と比較して極性が小さいので，反応は基質や溶媒によりラジカル反応にも極性反応にもなる．通常用いられる有機スズ水素化物には，Bu₃SnH，Ph₃SnH，Et₃SnH があり，これらを用いる還元反応の中で特に有名な脱ハロゲン化反応には Bu₃SnH がよく使われる．以下に反応例を示したが，この反応はラジカル連鎖反応で進み，AIBN（azobisisobutyronitrile）のような触媒量のラジカル開始剤により，トリブチルスズラジカルが生じ，これがハロゲンを引き抜くことで還元が進行する．

1.3.3 溶解金属還元

溶解金属による還元は，金属から基質に直接電子を供与することにより還元が起こるもので，よく用いられる金属としては，Li，Na，K，Mg，Ca，Zn，Sn，Fe などのイオン化傾向の大きい金属である．反応に用いる溶媒は，ベンゼン，トルエン，エーテルなどの無極性溶媒から，塩酸，液体アンモニア，水，アルコールなどの極性溶媒まで広い範囲の溶媒が用いられる．また，反応系内にプロトン供与体として，水やアルコールを共存させる場合や，反応後に加える場合など，それぞれ金属と溶媒の組合せによって様々な反応が知られている．

A アンモニアおよびアミン系溶媒中での還元（Birch 還元）

液体アンモニアや低級アルキルアミンに反応基質を溶解し，これにアルカリ金属片（Li，Na，K）やアルカリ土類金属片（Ca）を少量ずつ加えて還元する方法で，溶媒に液体アンモニアを用いプロトン供与体のアルコールを共存させた反応を Birch 還元という．一方，溶媒にメチルアミン（CH₃NH₂），エチルアミン（C₂H₅NH₂）やエチレンジアミン［(CH₂NH₂)₂］のような低級アミンを用いる場合を Benkeser 還元といい，両反応とも金属が溶媒に溶けて生じる溶媒和電子が反応基質に受け入れられて還元が起こる．

Birch還元で最も重要な反応は芳香環の還元である．以下にBirch還元の代表例としてアニソールと安息香酸の反応を示した．芳香環の還元される位置に注目してほしい．

アニソールのように電子供与基をもつ誘導体では，相対的にメタ位が電子不足になるので，メタ位に電子が取り込まれる．一方，安息香酸のように電子求引基をもつ誘導体では，相対的に電子不足のパラ位，またはカルボキシル基の付け根で電子が取り込まれる．このように生成したアニオンラジカルは，共存しているプロトン供与体（エタノール）によってプロトン化される．いずれの反応においても，1電子ずつ2段階で電子が移動している．また，アニソールの場合は，生成するジエンを酸処理することでエノンが得られる．

Birch還元のもう1つの特徴的な反応として，炭素-炭素三重結合の還元が挙げられる．アルキン類は低温で液体アンモニアやエチルアミン中，Li，Naなどで還元すると三重結合に対して水素原子のアンチ付加が起こり，*trans*アルケンが生成する．この反応は，前述したLindlar触媒によるアルキンの還元で*cis*アルケンが得られるのとは対照的である．

B アルコール系溶媒中での還元（Bouveault-Blanc還元）

アルコール中ナトリウムによりエステルをアルコールに還元する反応をBouveault-Blanc還元（ブーボー・ブラン還元）といい，かつてはよく用いられた．現在では$LiAlH_4$などが開発されたためにほとんど用いられることはなくなったが，大量合成の場合などには依然として利用価値の高い反応である．反応機構はアニオンラジカルを経て進行する．

$$R-\overset{O}{\underset{Na}{C}}-OR' \longrightarrow R-\overset{\ddot{O}:^-}{\underset{Na}{C}}-OR' \xrightarrow{H^+} R-\overset{OH}{\underset{Na}{C}}-OR' \longrightarrow R-\overset{OH}{\underset{\cdot\cdot}{C}}-OR' \xrightarrow{H^+}$$

$$\longrightarrow R-\overset{O-H}{\underset{H}{C}}-OR' \longrightarrow R-\overset{O}{\underset{Na}{C}}\overset{}{\underset{H}{}} \longrightarrow R-\overset{\ddot{O}:^-}{\underset{H}{C}} \longrightarrow \longrightarrow R-CH_2OH$$

(コール酸誘導体 → ウルソデスオキシコール酸 via Na/BuOH)

ウルソデスオキシコール酸
（利胆薬）

C 酸性溶媒中での還元（Clemmensen 還元）

芳香族ケトンまたはアルデヒドのカルボニル基を亜鉛アマルガムと塩酸とでメチレン基に還元する反応を Clemmensen 還元といい，反応基質が水に解けにくい場合は，トルエンを用いて激しく撹拌して反応を行うと好結果が得られる．トルエンを用いると，大部分のケトンは有機相にとどまるが，プロトン化したケトンは水相に移り金属表面で還元が起こると考えられる．このように三相系（金属，水相，有機相）で反応させると金属表面でのプロトン化したケトン濃度を低く保てるので副反応（ピナコールの生成など）を抑えることができる．

(PhCOCH₃ → PhCH₂CH₃, Zn(Hg)/HCl, 80%)

酸性溶媒中での金属を用いた還元には，亜鉛，スズ，鉄などを用いて，塩酸や酢酸中で反応させる方法も古くから使われている．これらの反応においても金属から電子不足型の官能基に順次電子が与えられることで還元が起こる．以下にニトロベンゼンのスズ–塩酸による還元を示した．この反応は，スズからニトロ基に電子が移動して，アニオンラジカルを生じ，プロトン化と電子の授受を順次繰り返すことでアニリンに還元されている．酸性条件下でスズの反応は，スズが $SnCl_4$ まで酸化されるので，中性やアルカリ性条件下の反応よりも強い条件となる．

$$\text{PhNO}_2 \xrightarrow[\text{HCl}]{\text{Sn}} \text{PhNH}_2$$

反応機構

$$\text{Ph-N}^+(=\ddot{O})(\ddot{O}^-) \xrightarrow{+e^-} \text{Ph-}\overset{+}{\text{N}}\cdot(\ddot{O}^-)(\ddot{O}^-) \xrightarrow{H^+} \text{Ph-}\overset{+}{\text{N}}\cdot(\text{OH})(\ddot{O}^-) \xrightarrow{+e^-} \text{Ph-}\overset{..}{\text{N}}(\text{OH})(\ddot{O}^-)$$

$$\longrightarrow \text{Ph-}\ddot{\text{N}}=\ddot{O} \xrightarrow{+e^-} \text{Ph-}\dot{\text{N}}-\ddot{O}^- \xrightarrow{H^+} \text{Ph-}\dot{\text{N}}-\text{OH}$$

$$\xrightarrow{+e^-} \text{Ph-}\ddot{\text{N}}^--\text{OH} \xrightarrow{H^+} \text{Ph-NH-OH} \xrightarrow{+e^-} \text{Ph-}\dot{\text{N}}\text{H}$$

$$\xrightarrow{+e^-} \text{Ph-}\ddot{\text{N}}\text{H}^- \xrightarrow{H^+} \text{Ph-NH}_2$$

また，鉄と塩酸による還元もよく使われるが，この反応では，生成する $FeCl_2$ が水と反応して $Fe(OH)_2$ と塩酸を生ずるので塩酸の使用量が理論量よりも少なくてもよく，工業的な合成に使われている．以下に反応例として，グアヤコールの合成を示す．

$$Fe + 2HCl \longrightarrow FeCl_2 + H_2 \xrightarrow{H_2O} Fe(OH)_2 + 2HCl$$

o-ニトロアニソール $\xrightarrow[\text{HCl}]{\text{Fe}}$ o-アニシジン $\xrightarrow[\text{2) CuSO}_4]{\text{1) NaNO}_2, \text{HCl}}$ グアヤコール

$$\xrightarrow{\text{1) H}_2\text{SO}_4}_{\text{2) K}_2\text{SO}_4, \text{ 3) 分別再結晶}}$$ グアヤコールスルホン酸カリウム（去痰薬）

1.3.4 有機化合物からの水素移動による還元

1.3.2 で述べた金属水素化物からヒドリドイオンが移動する反応の他に，有機化合物からヒドリドイオンが電子密度の低い炭素に移動する反応が知られている．水素の受容体としてはカルボニル化合物やイミニウム誘導体などがあり，水素の供与体としては金属アルコキシド，アルデヒド，ギ酸などがある．

A Meerwein-Ponndorf-Verley 還元（MPV 還元）および関連反応

　MPV 還元は，酸化の項で述べた Oppenauer 酸化の逆反応である．すなわち，すべての過程は平衡であり，還元体の方向に平衡を傾けるには過剰量（通常溶媒量）のイソプロピルアルコールを必要とする．試薬はアルミニウムイソプロポキシドを用い，アルデヒド，ケトンからそれぞれ第一級アルコール，第二級アルコールが生じる．また，MPV 還元の変法として，アルコキシマグネシウムハロゲン（BrMgOR）を用いる還元もある．

　一方，これらの反応と同様に用いられる水素移動反応に β-水素を持つ Grignard 試薬を用いた還元反応がある．この反応では，Grignard 試薬の β-水素が環状遷移状態を経由して立体的に混み合ったカルボニル化合物をヒドリド還元する．反応溶媒はジエチルエーテルや THF などエーテル系溶媒が用いられる．以下にキラルな Grignard 試薬を用いた還元の例を示した．

B Cannizzaro 反応

　ベンズアルデヒドを濃い水酸化アルカリの水溶液中加熱すると，ベンジルアルコール（還元体）と安息香酸（酸化体）がほぼ 1：1 の比で得られる．すなわち，この反応では酸化・還元が同時に起きているのである．この反応は Cannizzaro 反応といい，アルデヒドに水酸化物イオンが求核攻撃したとき，ヒドリドイオンが脱離してカルボニル基を還元すると考えられている．また，反応系内にホルムアルデヒドを共存させると，ベンジルアルコール（還元体）が収率よく得られる（Crossed-Cannizzaro 反応）．これは，ベンズアルデヒドよりもホルムアルデヒドの方が反応性が高く，同様のメカニズムを経てホルムアルデヒドが優先的にヒドリドイオンの供与体として働くのである．

$$\text{PhCHO} \xrightarrow[\text{加熱}]{\text{OH}^-} \text{PhCH}_2\text{OH} + \text{PhCO}_2\text{H}$$
$$1 : 1$$

C Eschweiler-Clarke 反応

　第一級アミンや第二級アミンにホルムアルデヒドとギ酸を反応させると，それぞれ N,N-ジメチルアミンおよび N-メチルアミンが得られる．この反応は，Eschweiler-Clarke 反応といい，アミンとホルムアルデヒドからイミンが生成し，これをギ酸から生じたヒドリドイオンが還元していると考えられている．

　一般に，第一級または第二級アミンをヨウ化メチルを用いてメチル化しようとすると，第四級アンモニウム塩まで反応が進行してしまい，望みの第三級アミンが得られないことが多い．しかし，本法は第三級アミンの段階で反応が止まるので利用価値の高い反応となっている．以下に反応例として，メチルエフェドリンの合成を示す．

D Leuckart 反応

　アルデヒドまたはケトンとともに，ギ酸アンモニウムを作用させると，アルデヒドまたはケトンが還元的にアミノ化される．この反応は Leuckart 反応といい，ギ酸アンモニウムから解離したアンモニアが，アルデヒドまたはケトンと反応してイミンを形成し，これをギ酸から生じたヒドリドイオンが還元しているのである．反応機構的には先の Eschweiler-Clarke 反応とまった

く同じであることに注意しよう．

$$\text{Ph-C(=O)-CH}_3 \xrightarrow[\text{2) HCl}]{\text{1) HCO}_2\text{NH}_4, 180°C} \text{Ph-CH(NH}_2\text{)-CH}_3$$

1.3.5　その他（窒素化合物を用いた還元）

A　Wolff-Kishner 還元（Huang-Minlon 還元）

　ケトンにヒドラジンを反応させてヒドラゾンを得た後，これを強アルカリ条件下加熱すると窒素を放出して分解し，カルボニル基がメチレンまで還元される．これを Wolff-Kishner 還元という．その後，ヒドラゾンの単離を行わず，高沸点のグリコール類（エチレングリコール，トリエチレングリコールなど）を溶媒として用い，ヒドラゾンの生成とその分解を連続して行う改良法が考案された．これは Huang-Minlon 還元といい，効率のよい方法として確立している．

$$R_2C=O \xrightarrow{NH_2NH_2} R_2C=N-NH_2 \xrightleftharpoons{OH^-} R_2C(H)-N=NH \xrightarrow{OH^-}$$

$$R_2C(H)-N=N^- \longrightarrow R_2CH^- + N_2 \xrightarrow{H_2O} R_2CH_2 + OH^-$$

$$\text{Ph-C}_6\text{H}_4\text{-C(=O)-CH}_2\text{CH}_2\text{-CO}_2\text{H} \xrightarrow[\text{KOH, (HOCH}_2\text{CH}_2)_2\text{O}, 195°C, 4 h, (95\%)]{85\% \text{ NH}_2\text{NH}_2} \text{Ph-C}_6\text{H}_4\text{-CH}_2\text{CH}_2\text{CH}_2\text{-CO}_2\text{H}$$

　Wolff-Kishner 還元は，先に述べた Clemmensen 還元と並んでカルボニル基をメチレンに還元する代表的な方法であって，この2つの方法は互いに相補的な特徴を持っている．すなわち，Wolff-Kishner 還元は，Clemmensen 還元のように強酸性条件を用いないので，酸に不安定な化合物の還元に有効である反面，強アルカリ条件下加熱するために塩基に弱い化合物には適さない．一方，Clemmensen 還元は，これとはまったく逆で，塩基に不安定な化合物の還元に有効で，酸に弱い化合物には適さない．また，この他にケトンをメチレンに還元するには，接触還元の項で述べた，チオケタールを Raney-Ni で還元する方法もある．

B Shapiro 反応

α位に水素を持つアルデヒドやケトンにトシルヒドラジンを反応させてトシルヒドラゾンとし，これを2当量以上の強塩基（BuLi など）で処理するとアルケンが得られる．この反応を Shapiro 反応といい，水素シフトを伴った脱離反応に分類されるが，炭素の酸化数からみると還元過程になる．また，非対称ケトンを用いた場合は，置換基の少ない側に二重結合が生成するので，二重結合を位置選択的に作り出すことができる反応である．

1.4 演習問題

問1 次の反応の主生成物を書け．

問2 次の化合物を cyclohexene を原料として合成する方法を示せ.

（構造式：1,6-ヘキサンジオール；cis-1,2-シクロヘキサンジオール；trans-2-メチルシクロヘキサノール；ε-カプロラクトン）

問3 Acetophenone のカルボニル基をメチレンに還元する方法を反応機構を含めて3種類示せ.

（構造式：acetophenone → ethylbenzene，還元）

問4 水素化ジイソブチルアルミニウム（DIBAH）でアルデヒドの還元を行ったところ 1 mol の DIBAH を用いたにもかかわらず，約 3 mol のアルデヒドを還元することができた．この事実を説明せよ．ヒント：Meerwein-Ponndorf-Verley 還元

$$R-CHO \xrightarrow{\text{1. DIBAH} \atop \text{2. H}_2\text{O}} R-CH_2-OH$$

（DIBAH の構造式）

問5 同じ分子式を有する化合物 A，B をオゾン分解し，続いて過酸化水素にて処理したところ A からはカルボン酸 C，D が，B からはカルボン酸 E，F がそれぞれ得られた．考えられるアルケン A，B の構造をすべて書け．

$$A \xrightarrow{\text{1) O}_3 \atop \text{2) H}_2\text{O}_2} \text{C (CH}_3\text{COCH}_2\text{CH}_2\text{CO}_2\text{H)} + \text{D (CH}_3\text{COCH}_2\text{CO}_2\text{H)}$$

$$B \xrightarrow{\text{1) O}_3 \atop \text{2) H}_2\text{O}_2} \text{E (OHC-CH}_2\text{CH}_2\text{-COCO}_2\text{H)} + \text{F (CH}_3\text{CH}_2\text{CO}_2\text{H)}$$

解答と解説

問1

A: 1-メチル-5,8-ジヒドロナフタレン構造

B: 3-ビニル-1,2-エポキシシクロヘキサン

C: PhCH(OH)CH₂Br

D: PhC(O)CHO

E: HOCH₂(CH₂)₄CO₂C₂H₅

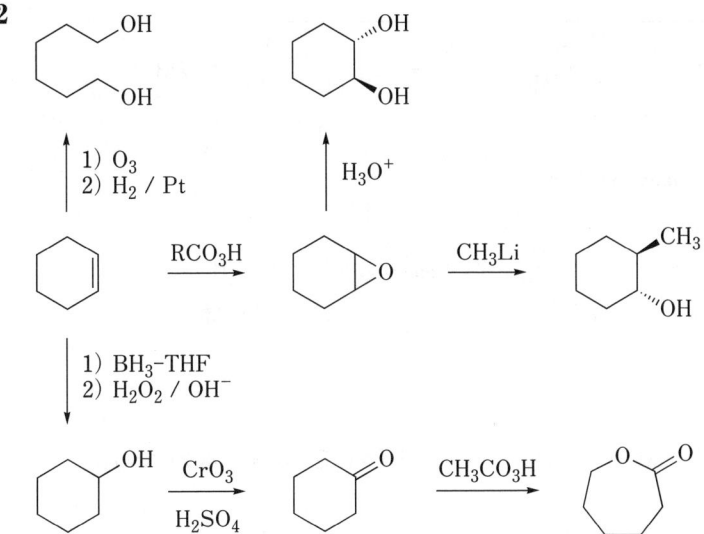

F: ジヒドロキシデカロン構造（Me, HO, HO, =O を含む）

G: PhCH(Me)NHCH₃

H: ノルボルニル-OCOCH₃

問2

シクロヘキセンを中心とする反応:

- 1) O₃ 2) H₂/Pt → HO(CH₂)₆OH（開環ジオール）
- RCO₃H → エポキシド → H₃O⁺ → トランス-1,2-シクロヘキサンジオール
- エポキシド + CH₃Li → トランス-2-メチルシクロヘキサノール
- 1) BH₃-THF 2) H₂O₂/OH⁻ → シクロヘキサノール → CrO₃/H₂SO₄ → シクロヘキサノン → CH₃CO₃H → ε-カプロラクトン

問 3

1) Clemmensen 還元

2) Wolff-Kishner 還元

3) チオケタールに変換後 Raney-Ni で還元

問 4

DIBAH による還元後に Meerwein-Ponndorf-Verley タイプの還元が起こるためである.

$Al(OCH_2R)_3 \xrightarrow{H_2O} 3\ RCH_2OH$

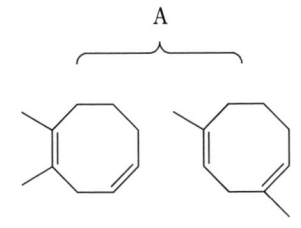

問 5

第 2 章

ヘテロ原子のアシル化および関連反応

　ヘテロ原子（酸素原子や窒素原子など）のアシル化により生成する化合物は，一般にカルボン酸誘導体と呼ばれている．カルボン酸誘導体には，**酸ハロゲン化物**，**酸無水物**，**エステル**，**アミド**などがあり，いずれも加水分解するとカルボン酸を与える．また，**ニトリル**はカルボニル基をもたないが，加水分解するとアミドを経てカルボン酸を与えるため，カルボン酸誘導体と考えることができる．本章では，求核アシル置換反応によるカルボン酸誘導体の合成とその関連反応について解説する．

酸ハロゲン化物　　　酸無水物　　　エステル　　　アミド　　　ニトリル

2.1 アシル化剤の反応性の比較

　カルボン酸誘導体は，水，アルコール，アミン，有機金属化合物，ヒドリド還元剤などの求核試薬と反応して**求核アシル置換反応**を起こす．求核試薬 Y⁻ がカルボン酸誘導体のカルボニル炭素を攻撃すると，炭素-Yσ結合の形成，炭素-酸素π結合の切断が起こり，四面体中間体が生成する．この四面体中間体は，電気的に陰性な2つの原子（この場合 X および Y）に結合しているため不安定であり，酸素原子の孤立電子対が再び炭素-酸素π結合を形成し，炭素-Xσ結合を形成する共有電子対を伴って X⁻ として放出される．

カルボン酸誘導体　　　　　　　四面体中間体

カルボン酸誘導体のアシル基に結合している脱離基 X⁻ の塩基性が弱ければ弱いほど，求核アシル置換反応は進行しやすい．より弱い塩基はより電気的に陰性な塩基であるため，その負電荷をより受け入れやすい．したがって，脱離基 X⁻ の塩基性が弱いほど X の電子求引性の誘起効果が大きく，カルボニル炭素の求電子性が増大する．また，弱塩基は負電荷をより受け入れるが，正電荷はあまり受け入れない．したがって，X⁻ の塩基性が弱くなればなるほど，共鳴による電子供与は弱くなり，電子の非局在化によりカルボン酸誘導体の安定化の度合いが小さくなり，反応性は高くなる．脱離基 X⁻ の脱離の過程でも弱く結合している弱塩基の方がより容易に脱離する．脱離基は安定なもの（塩基性が低いもの）ほど脱離しやすい．

カルボン酸誘導体の共鳴構造

反応性の高いカルボン酸誘導体を反応性の低いカルボン酸誘導体に変換することは可能であるが，その逆は難しい．例えば，酸ハロゲン化物は直接酸無水物，エステル，アミドに変換できるが，アミドを直接エステル，酸無水物，酸ハロゲン化物に変換することはできない．

カルボン酸誘導体の反応性の比較

酸ハロゲン化物 ＞ 酸無水物 ＞ エステル ＞ カルボン酸 ≈ アミド

脱離基の塩基性の比較

$X^- < RCO_2^- < {}^-OR \approx {}^-OH < {}^-NH_2$

2.2　酸ハロゲン化物によるアシル化

酸ハロゲン化物のハロゲン原子は，誘起効果により電子を引きつけているため，カルボニル炭素の電子密度を減少させカルボニル基を活性化している．また，ハロゲン化物イオン（X⁻）は脱離基としても安定であるため，酸ハロゲン化物は，求核置換反応に対してカルボン酸よりも反応性が高い．酸ハロゲン化物は，カルボキシラートイオンと反応して酸無水物を，アルコールと

反応してエステルを，水と反応してカルボン酸を，アミンと反応してアミドを生成する．この際の求核剤は，脱離基であるハロゲン化物イオン X⁻よりも強い塩基である．この反応では，ハロゲン化水素が副生するので，通常，ピリジン，トリエチルアミンなどの第三級アミンや水酸化ナトリウムなどの塩基を加えて，ハロゲン化水素を反応系内から取り除くことが多い．

酸ハロゲン化物とアンモニアや第一級あるいは第二級アミンとの反応では，アミドとハロゲン化水素（HX）が生成するため，ハロゲン化水素は未反応のアミンと反応してアンモニウム塩となる．プロトン化したアンモニウム塩は，求核性がないため，反応が完結するためには，2倍量のアンモニアやアミンが必要である．第三級アミンからはアミドが生成しないため，トリエチルアミンなどの第三級アミンを1当量用いると，第一級あるいは第二級アミンは1当量で反応が完結する．

酸塩化物とカルボン酸塩による酸無水物の合成

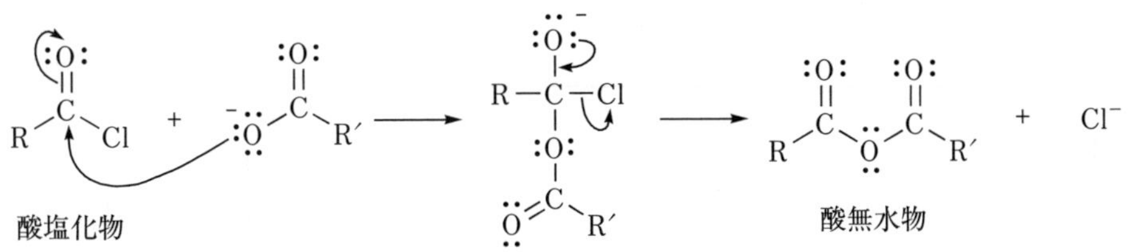

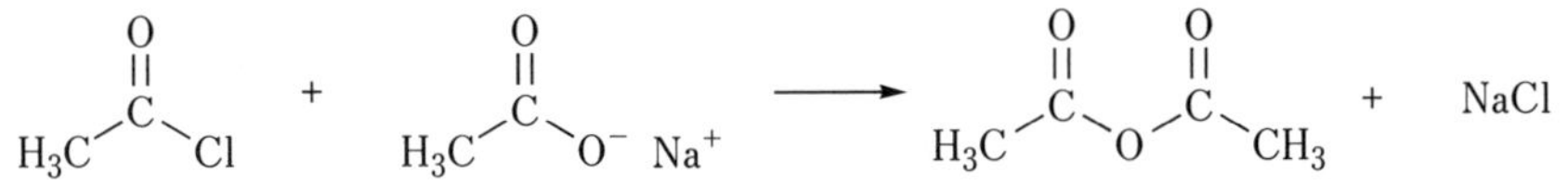

塩化アセチル　　無水酢酸

酸塩化物とアルコールによるエステルの合成

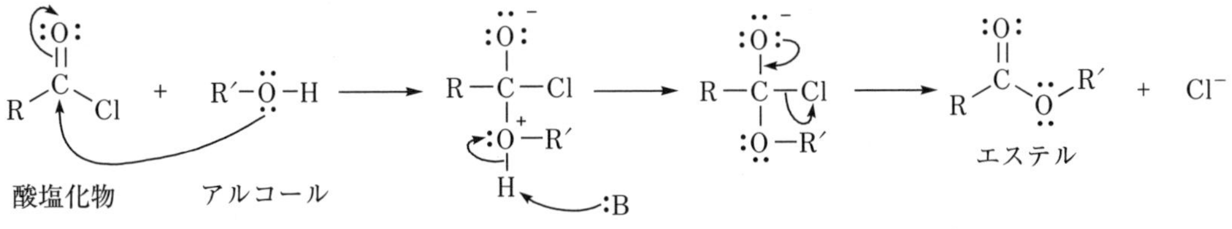

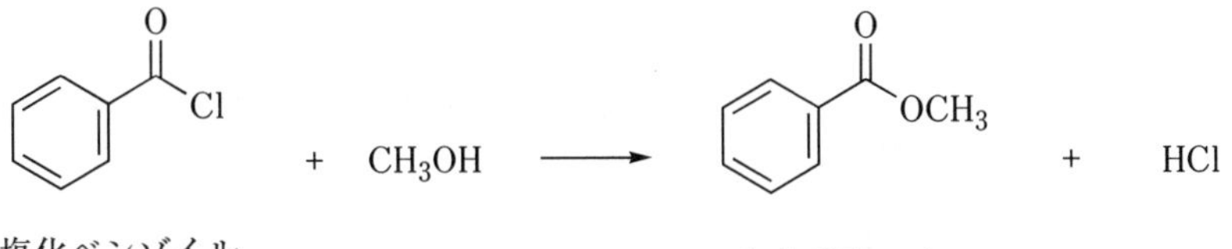

塩化ベンゾイル　　安息香酸メチル

酸塩化物とアミンによるアミドの合成

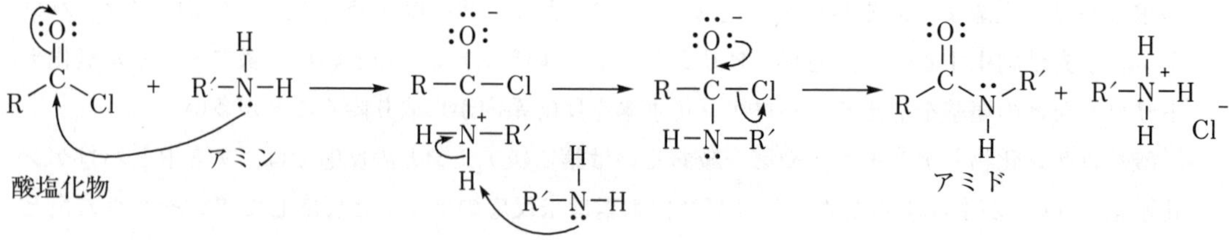

(反応機構図: 酸塩化物 + アミン → ... → アミド)

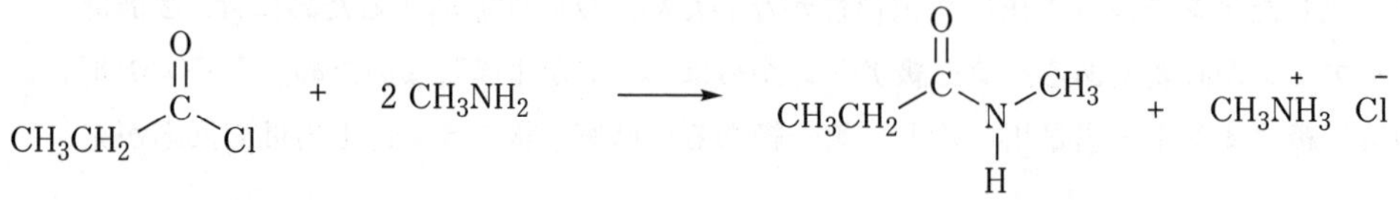

塩化プロピオニル + 2 CH₃NH₂ → N-メチルプロピオンアミド + CH₃NH₃⁺ Cl⁻

◆局方医薬品合成における反応例◆

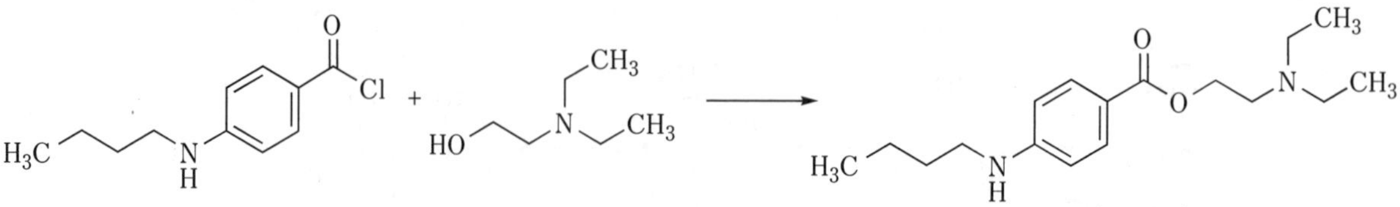

テトラカイン
(【局】テトラカイン塩酸塩)
(局所麻酔薬)

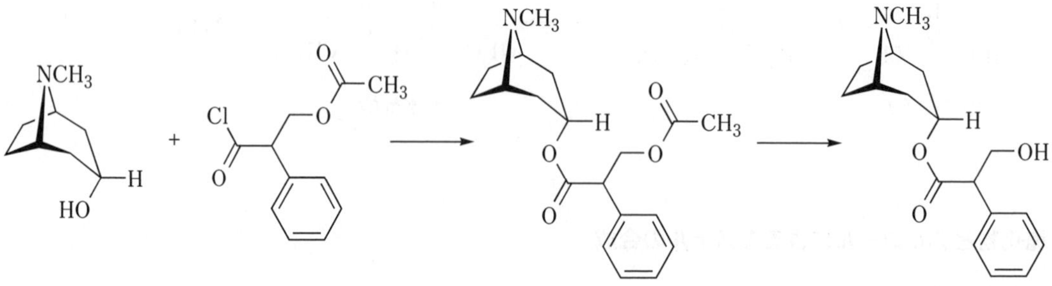

アトロピン
(【局】アトロピン硫酸塩水和物)
(鎮痙薬, 散瞳薬, 解毒薬)

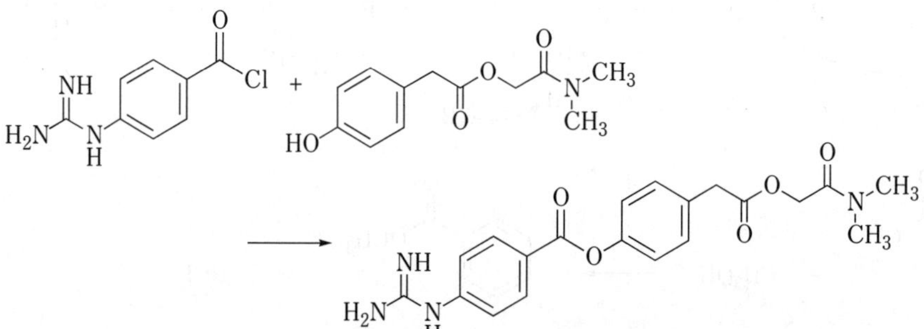

カモスタット
(【局】カモスタットメシル酸塩)
(膵・胆道疾患治療薬)

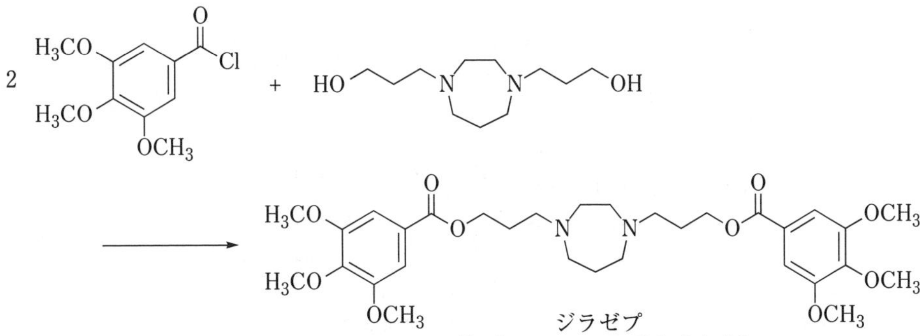

第2章 ヘテロ原子のアシル化および関連反応

ジラゼプ
(【局】ジラゼプ塩酸塩水和物)
(狭心症・虚血性心疾患治療薬，脳循環代謝改善薬)

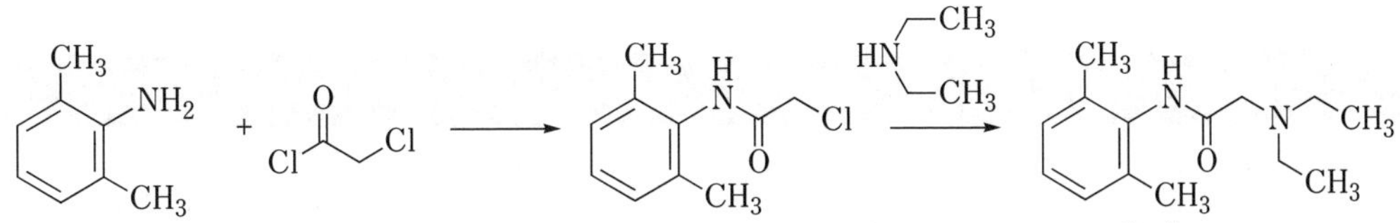

【局】リドカイン
(局所麻酔薬，抗不整脈薬)

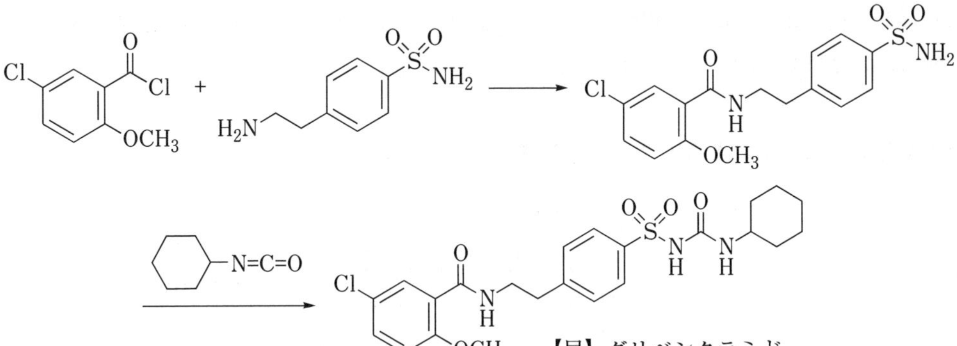

【局】グリベンクラミド
(経口糖尿病薬)

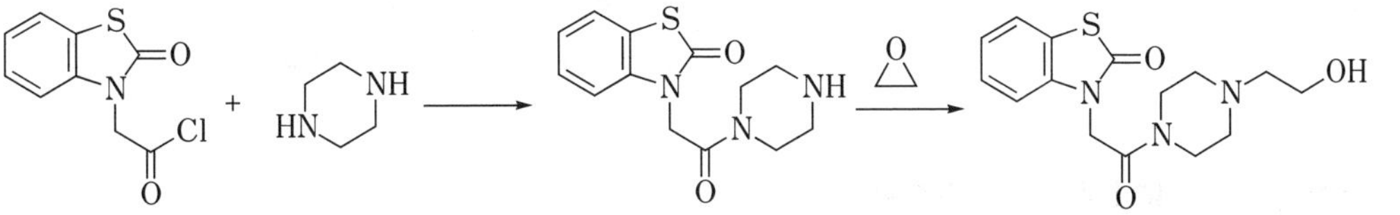

チアラミド
(【局】チアラミド塩酸塩)
(非麻薬性鎮痛薬，鎮痛性消炎薬)

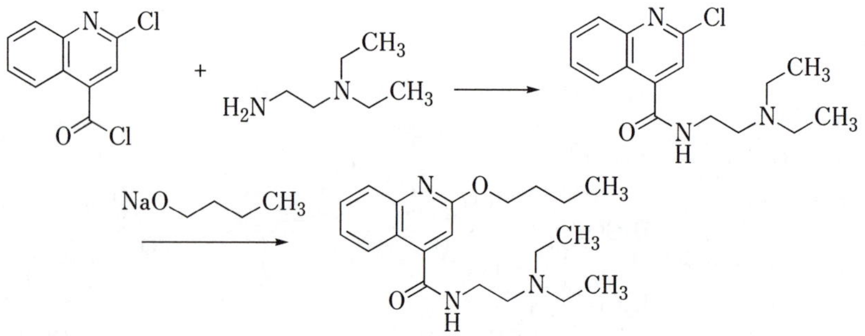

[反応式: 2-クロロキノリン-4-カルボニルクロリド + H2N-CH2CH2-N(C2H5)2 → アミド中間体, 次いで NaO-CH2CH2CH2CH3 により]

ジブカイン
(【局】ジブカイン塩酸塩)
(局所麻酔薬)

2.3 酸無水物によるアシル化

酸無水物は酸ハロゲン化物と同様に，カルボン酸の活性化された誘導体として働き，アルコールやフェノールと反応するとエステルを生成し，アミンと反応するとアミドを生成する．反応性は酸ハロゲン化物よりも低く，触媒なしでも反応は進行するが，通常はその反応速度を高めるため，酸あるいは塩基を触媒として用いる．

酸無水物とアルコールによるエステルの合成

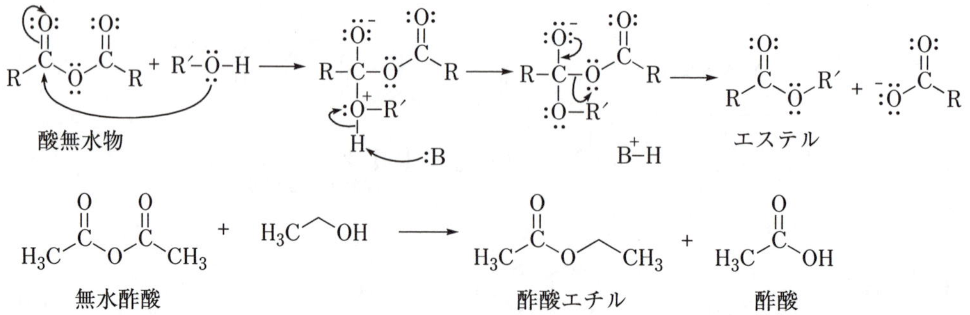

[反応機構図: 酸無水物 + R'-O-H → 四面体中間体 → エステル + カルボン酸アニオン]

[具体例: 無水酢酸 + H3C-CH2-OH → 酢酸エチル + 酢酸]

酸無水物とアミンによるアミドの合成

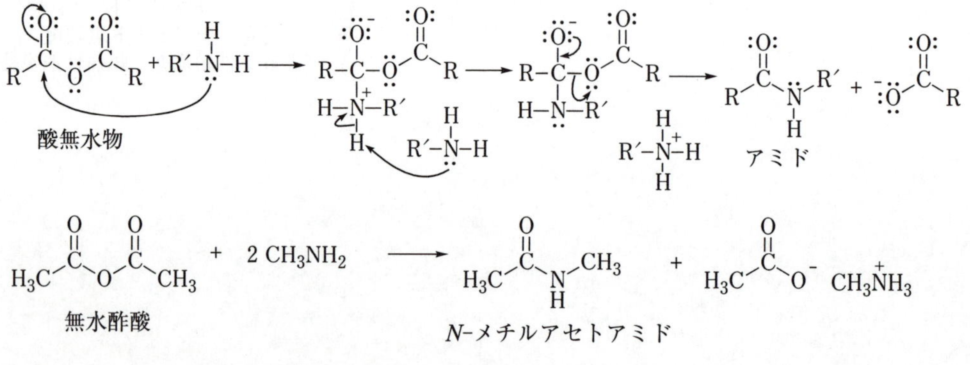

[反応機構図: 酸無水物 + R'-NH2 → 四面体中間体 → アミド + カルボン酸アニオン]

[具体例: 無水酢酸 + 2 CH3NH2 → N-メチルアセトアミド + CH3COO⁻ CH3NH3⁺]

◆局方医薬品合成における反応例◆

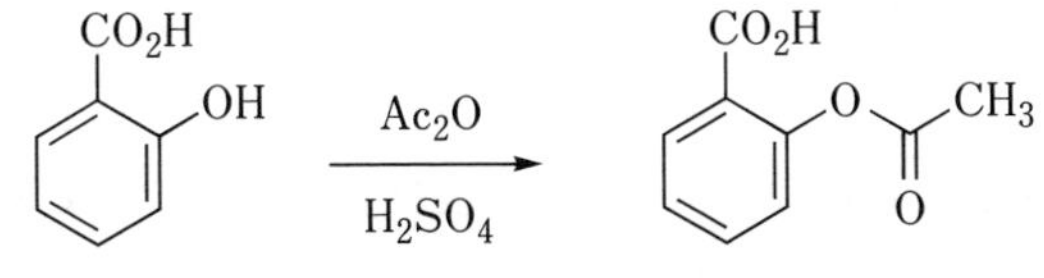

サリチル酸 → 【局】アスピリン
（解熱鎮痛薬，抗リウマチ薬，抗炎症薬）

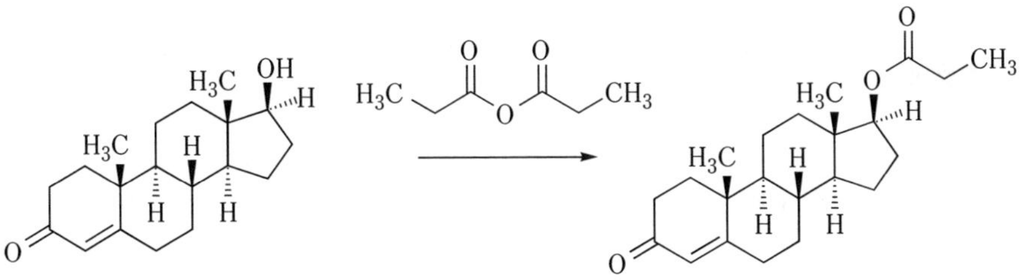

【局】テストステロンプロピオン酸エステル
（合成男性ホルモン）

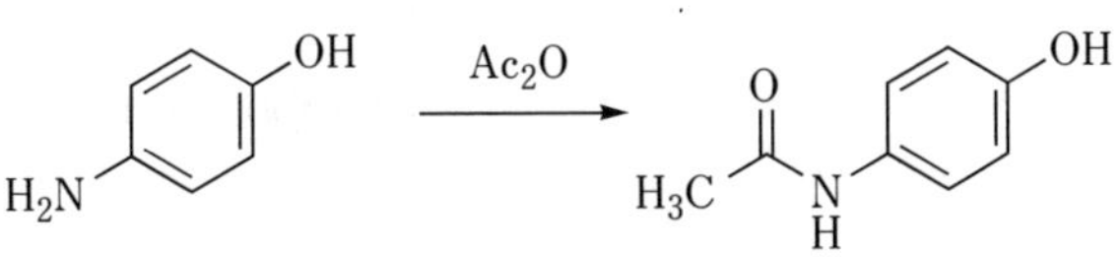

【局】アセトアミノフェン
（解熱鎮痛薬）

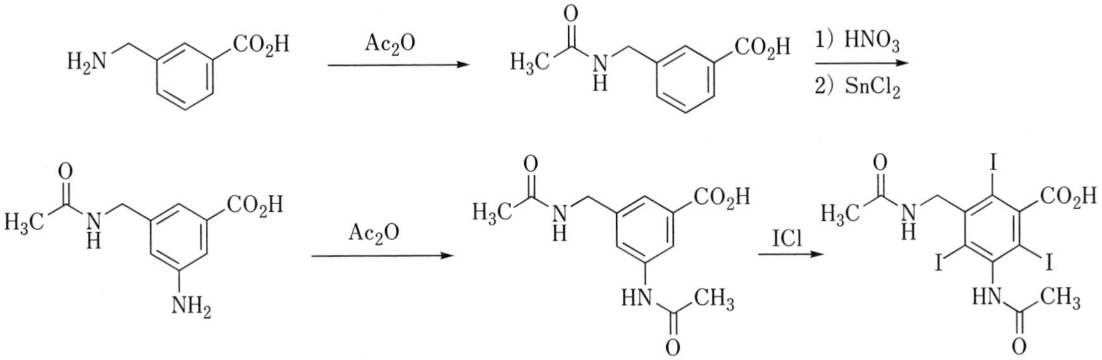

【局】ヨーダミド
（X線造影剤）

2.4 エステルによるアシル化

エステルはアルコールと反応して新たなエステルと新たなアルコールを生成する．これは**アルコーリシス**の1種であり，エステルが別のエステルに変換されるので，**エステル交換反応**とも呼ばれる．アルコールは求核剤としては劣っているので，アルコーリシスは遅い反応であり，酸あるいは塩基触媒により反応が加速される．アルコーリシスは平衡反応であるため，反応を進行させるためには過剰のアルコールを用いるか生成するアルコールを系内から除く必要がある．

エステル交換反応

$$\text{R–CO–O–R'} + \text{R''–OH} \xrightleftharpoons{\text{H}^+ \text{または OH}^-} \text{R–CO–O–R''} + \text{R'–OH}$$

安息香酸メチル + $n\text{-C}_4\text{H}_9\text{OH}$ $\xrightleftharpoons{\text{HCl}}$ 安息香酸ブチル + CH_3OH

エステルにアンモニアまたはアミンを作用させるとアミノリシスが進行しアミドが生成する．この反応は，相当する酸ハロゲン化物や酸無水物との反応に比べて反応速度は遅いが，酸ハロゲン化物や酸無水物が不安定な場合あるいは容易に入手できない場合に有用である．アミンは優れた求核剤なので，エステルとアミンの反応は，エステルとアルコールの反応よりも速い反応である．

エステルとアミンによるアミドの合成

$$\text{R–CO–O–R'} + \text{R''–NH–R'''} \longrightarrow \text{R–CO–N(R''')(R'')} + \text{R'–OH}$$

$$\text{H}_3\text{C–CH}_2\text{–CO–O–CH}_2\text{–CH}_3 + \text{H}_3\text{C–NH}_2 \longrightarrow \text{H}_3\text{C–CH}_2\text{–CO–N(H)(CH}_3) + \text{H}_3\text{C–CH}_2\text{–OH}$$

エステルの種類により反応性が異なる．酢酸フェニルは，酢酸メチルよりも反応性が高い．これは，脱離するフェノキシドイオン（PhO$^-$）がメトキシドイオン（CH$_3$O$^-$）よりも弱塩基性であり，安定性が大きいためである．

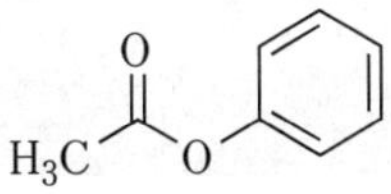

第2章　ヘテロ原子のアシル化および関連反応

酢酸フェニル 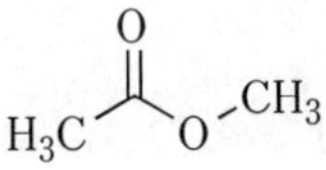　　　　酢酸メチル　　　　pK_a = 9.89　　　pK_a = 15.54

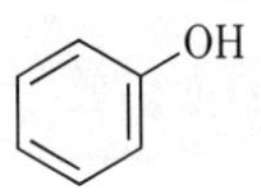

◆局方医薬品合成における反応例◆

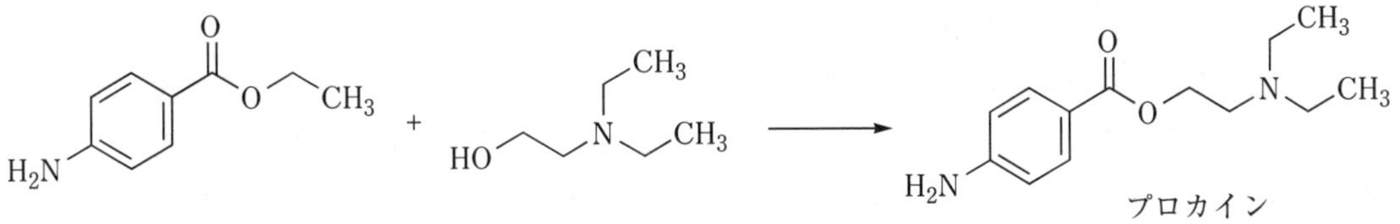

プロカイン
（【局】プロカイン塩酸塩）
（局所麻酔薬）

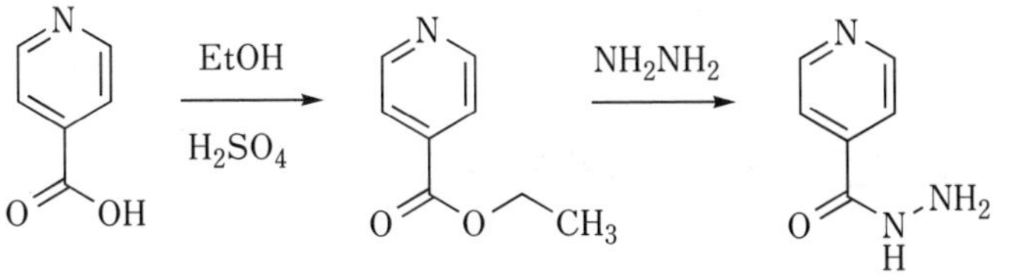

【局】イソニアジド
（抗結核薬）

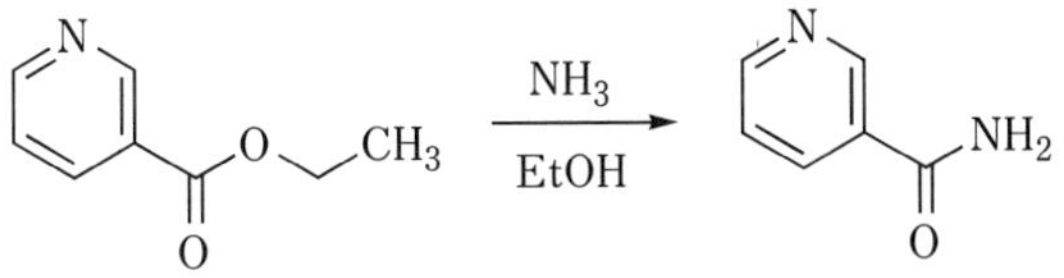

【局】ニコチン酸アミド
（ビタミン）

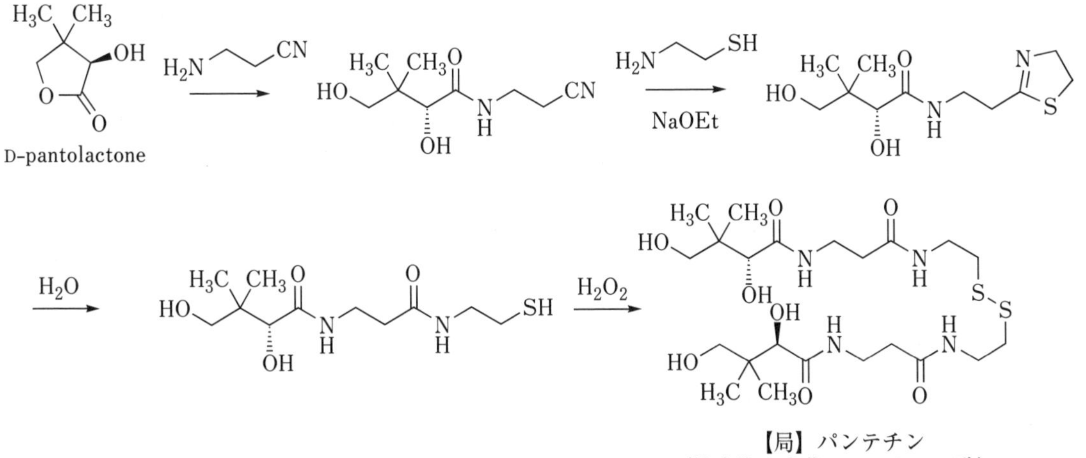

D-pantolactone

【局】パンテチン
（抗高脂血症薬，パントテン酸）

2.5 酸触媒によるカルボン酸とアルコールの脱水縮合によるエステルの合成

　カルボン酸とアルコールを触媒量の酸の存在下で反応させると，脱水縮合が進行してエステルが生成する．本反応は，酸触媒存在下におけるカルボン酸を用いたアルコールのアシル化反応とみなすこともできる．本反応は，平衡反応であるため，エステルを生成するためには大過剰のアルコールが必要である．したがって本反応は，メチル，エチル，プロピル，ブチルエステルなどの単純なエステルの合成に限られる．また，ベンゼンを溶媒に用いれば，生成する水を共沸蒸留により除去することによりエステル化を進行させることができる．用いる酸は，HCl や H_2SO_4 などの鉱酸や p-トルエンスルホン酸やピリジニウム p-トルエンスルホネート（PPTS）などの有機酸や $BF_3 \cdot OEt_2$ などの Lewis 酸が用いられる．

カルボン酸とアルコールの縮合によるエステルの合成（酸触媒反応）

$$R-C(=O)-OH + R'-OH \underset{}{\overset{H^+}{\rightleftharpoons}} R-C(=O)-O-R' + H-O-H$$

カルボン酸 → … → エステル

◆局方医薬品合成における反応例◆

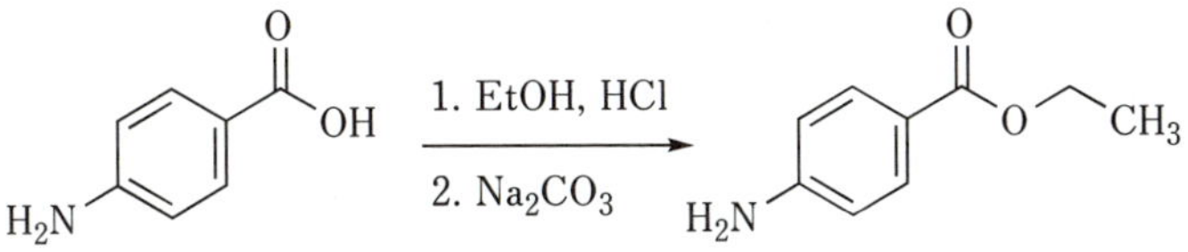

【局】アミノ安息香酸エチル
（局所麻酔薬）

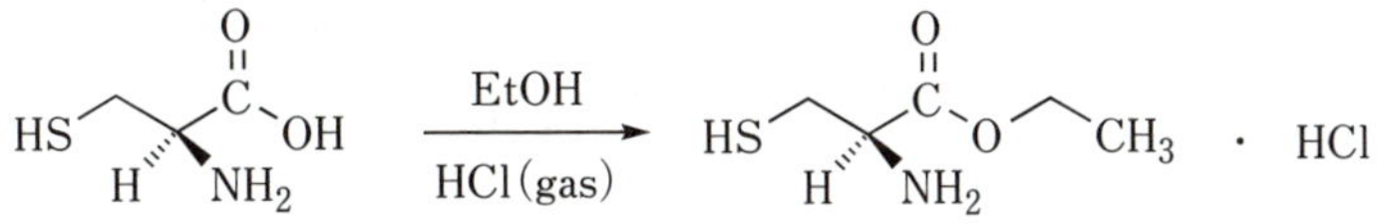

【局】L-エチルシステイン塩酸塩
（去痰薬，粘膜正常化薬）

2.6 カルボン酸アンモニウム塩の脱水によるアミドの合成

　カルボン酸とアミンまたはアンモニアを混合すると，カルボン酸アンモニウム塩が生成する．この塩生成反応は速やかに起こるが，可逆反応であるため，この塩を加熱するとカルボン酸とアミンに戻り，アミンがカルボン酸に対して求核アシル置換反応を起こし，脱水を伴ってアミドが生成する．

カルボン酸アンモニウム塩の脱水によるアミドの合成

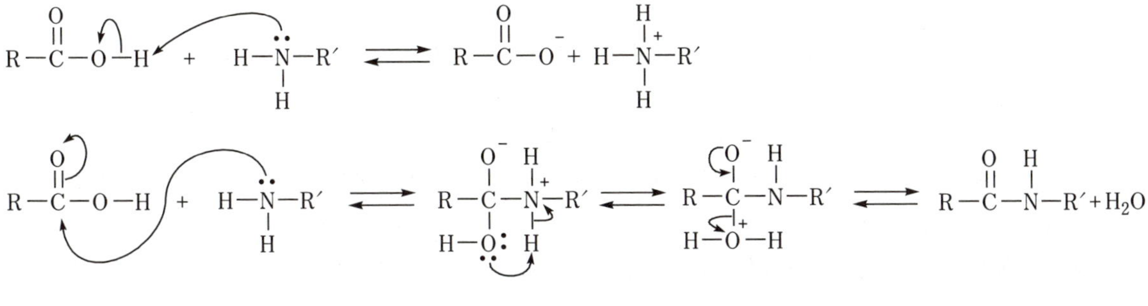

◆局方医薬品合成における反応例◆

【局】エトスクシミド
（抗てんかん薬）

ドブタミン
（【局】ドブタミン塩酸塩）
（去痰薬，粘膜正常化薬）

2.7 縮合剤を用いたカルボン酸とアルコールまたはアミンの脱水縮合によるエステルまたはアミドの合成

カルボン酸とアルコールに**縮合剤**を作用させると，緩和な条件でエステルを与える．本反応は，縮合剤の存在下におけるカルボン酸を用いたアルコールのアシル化反応とみなすこともできる．ジシクロヘキシルカルボジイミド（**DCC**）は，エステルやアミドの合成に使われる縮合剤として有名である．DCC は，カルボジイミド系の縮合剤の中では初期に開発され，アミド結合やエステル結合形成においても収率も良く，安価に入手可能であるため，ペプチド固相合成法に用いられている．しかし，DCC の副生成物である *N,N'*-ジシクロヘキシル尿素の除去が難しく，また，DCC は強力なアレルゲン（正確には生体高分子と結合してアレルゲンとなるアジュバント物質）であるため，重いアレルギー反応を示す可能性があるなどの問題がある．それを解決するため 1-エチル-3-(3-ジメチルアミノプロピル)カルボジイミド塩酸塩（**EDC・HCl**）などが開発されている．EDC・HCl は水に可溶なカルボジイミドであり，反応終了後に抽出操作によって生成物と副生成物である尿素誘導体との分離が可能である．また，アレルギー反応を起こしにくく，安全性が高い．EDC・HCl は，水に可溶なカルボジイミドであることから **WSC**（water soluble carbodiimide）とも呼ばれている．

DCC を縮合剤として用いたエステルの合成

また，カルボン酸とアミンに縮合剤を作用させると，緩和な条件でアミドを合成することができる．本反応は，縮合剤の存在下におけるカルボン酸を用いたアミンのアシル化反応とみなすこともできる．縮合剤としては，カルボン酸とアルコールの縮合反応と同様に DCC や EDC・HCl などを用いることができる．以前は，ペプチドの固相合成において DCC を縮合剤として用いていたが，DCC はアミノ酸の α 位のラセミ化が起こりやすいという問題もあり，最近では 1-ヒドロキシベンゾトリアゾール（HOBt）と EDC・HCl が用いられることが多い．

DCC を縮合剤として用いたアミドの合成

その他の縮合剤

1-ethyl-3-(3-dimethylaminopropyl)carbodiimide hydrochloride
（EDC·HCl）または WSC

1-hydroxybenzotriazole（HOBt）

◆局方医薬品合成における反応例◆

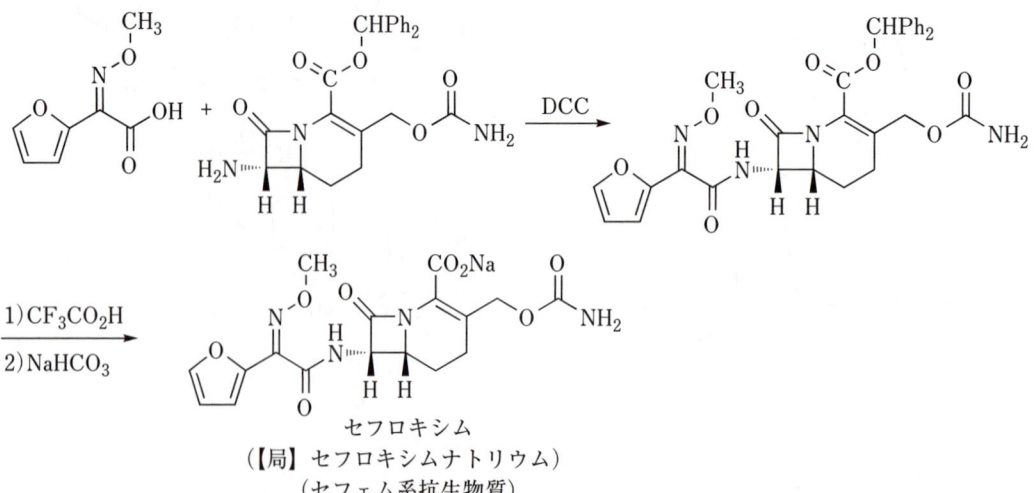

セフロキシム
（【局】セフロキシムナトリウム）
（セフェム系抗生物質）

2.8　ヒドロキシカルボン酸の分子内エステル化反応によるラクトンの合成

　ヒドロキシカルボン酸は，分子内エステル化反応により，環状エステルすなわち**ラクトン**が生成する．γ-ヒドロキシカルボン酸やδ-ヒドロキシカルボン酸は，酸の作用によりそれぞれ5員環ラクトン（γ-ラクトン）や6員環ラクトン（δ-ラクトン）を生成する．

ヒドロキシカルボン酸からのラクトンの合成

◆**局方医薬品合成における反応例**◆

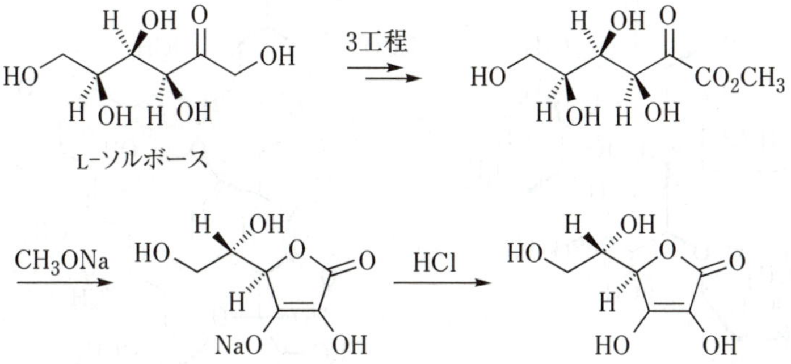

[L-ソルボース の構造] →(3工程)→ [中間体 CO₂CH₃ 構造]

CH₃ONa → [ラクトン中間体 NaO, OH] →HCl→ [アスコルビン酸構造]
【局】アスコルビン酸
（ビタミン）

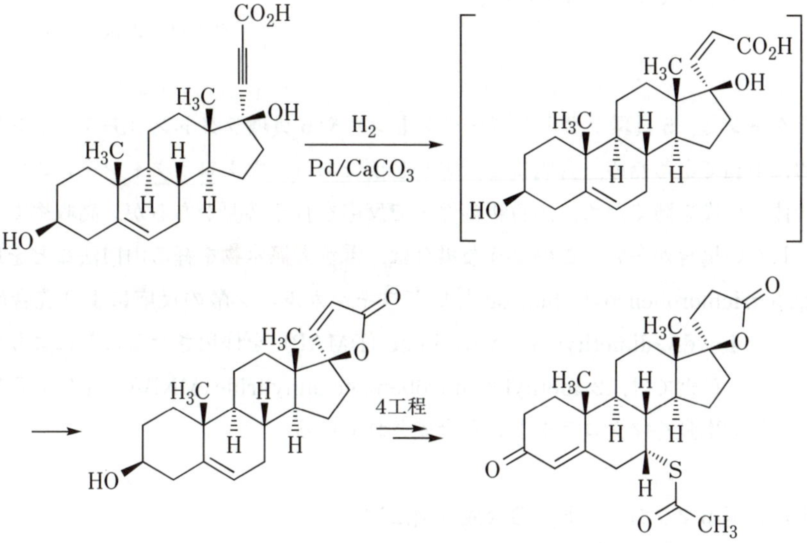

[ステロイド アルキン CO₂H 構造] →H₂, Pd/CaCO₃→ [cis-アルケン CO₂H 中間体]

→ [ブテノリド ステロイド構造] →(4工程)→ [スピロノラクトン構造]

【局】スピロノラクトン
（抗高血圧薬，利尿薬）

また，大環状ラクトン（**マクロラクトン**）構造をもつ医薬品には，価値の高いものがある．例えば，エリスロマイシンなどのマクロライド系抗生物質や強力な免疫抑制剤であるタクロリムス（FK 506）などがある．

マクロラクトン構造をもつ医薬品の例

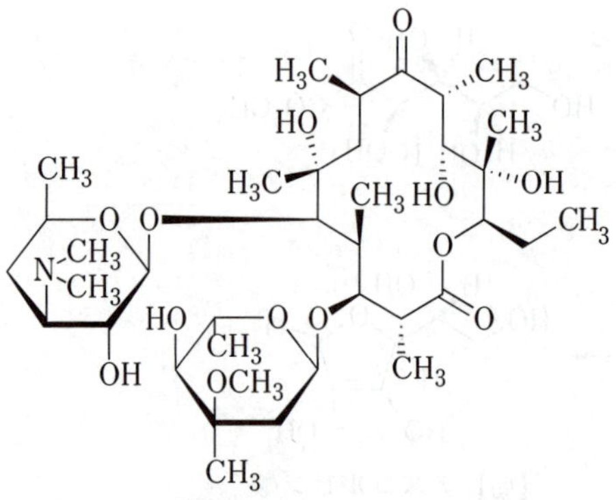

【局】エリスロマイシン
(エリスロマイシン系抗生物質)

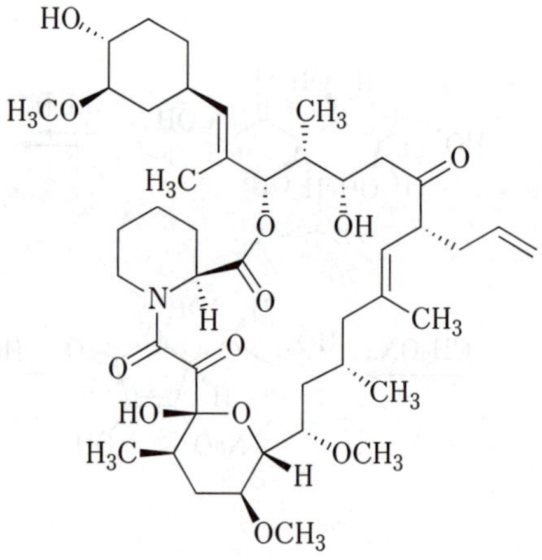

タクロリムス

　マクロラクトンは，5員環ラクトン（γ-ラクトン）や6員環ラクトン（δ-ラクトン）よりもエネルギー的に不利であるため，合成には工夫が必要である．マクロラクトンを合成するには，二量体や三量体の生成を防ぐため，高希釈条件下で反応を行う必要があるが，高収率でマクロラクトンが得られない場合が多い．このような場合は，**混合酸無水物**を経る山口法などを用いる場合が多い．2,4,6-trichlorobenzoyl chloride とヒドロキシカルボン酸の反応により混合酸無水物が生成し，これに 4-(*N,N*-dimethylamino)pyridine (DMAP) を作用させることによりマクロラクトンが得られる．最近では，2-methyl-6-nitrobenzoic anhydride (MNBA) を用いる椎名法が開発され，さらに効率良くマクロラクトンが合成されている．

混合酸無水物を経るマクロラクトンの合成（山口法）

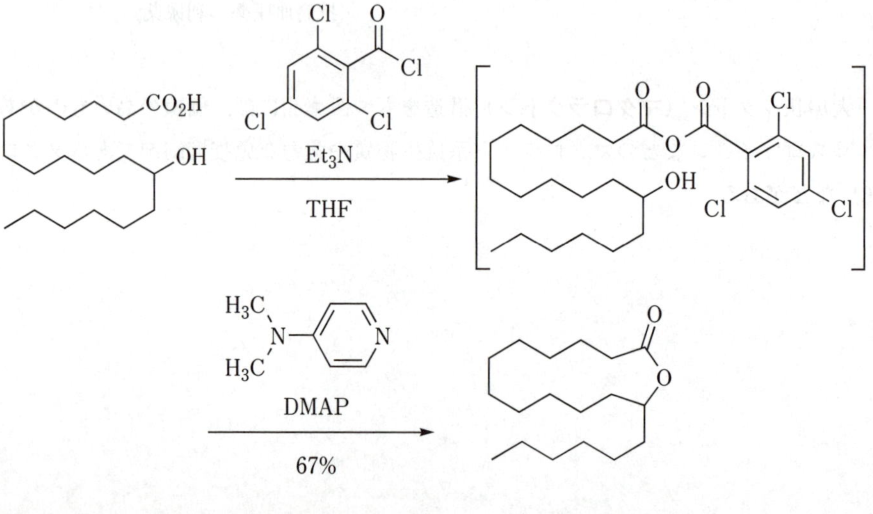

混合酸無水物を経るマクロラクトンの合成（椎名法）

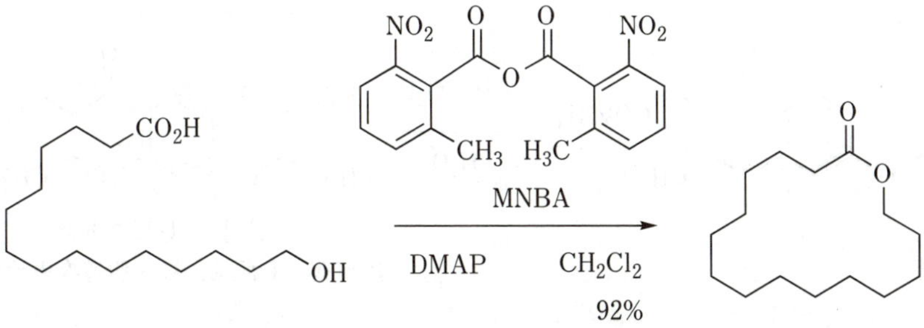

2.9 エステルの加水分解

A エステルの酸加水分解

　エステルの酸触媒下における加水分解は，酸触媒によるカルボン酸のエステル化の逆反応である．本反応は平衡反応であるため，大量の水を用いることにより反応が進行する．

エステルの酸加水分解

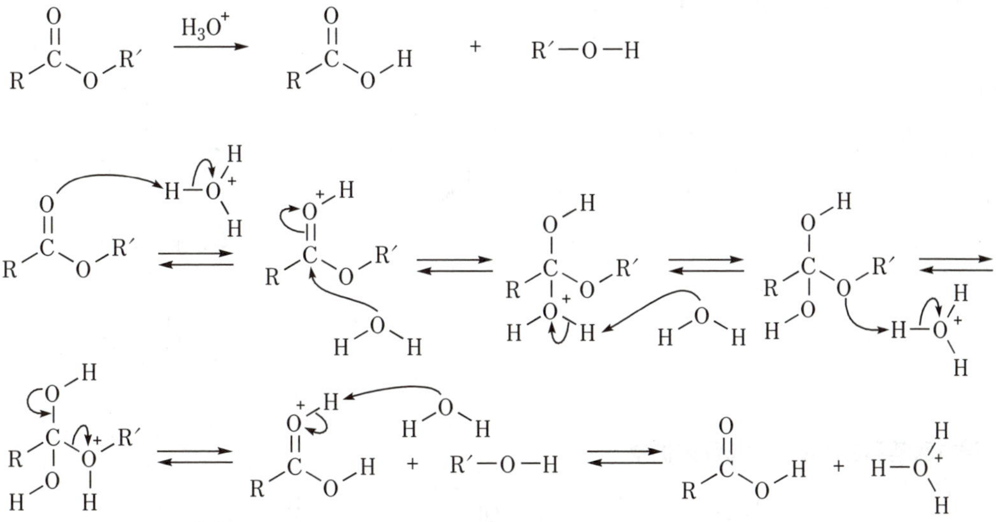

◆局方医薬品合成における反応例

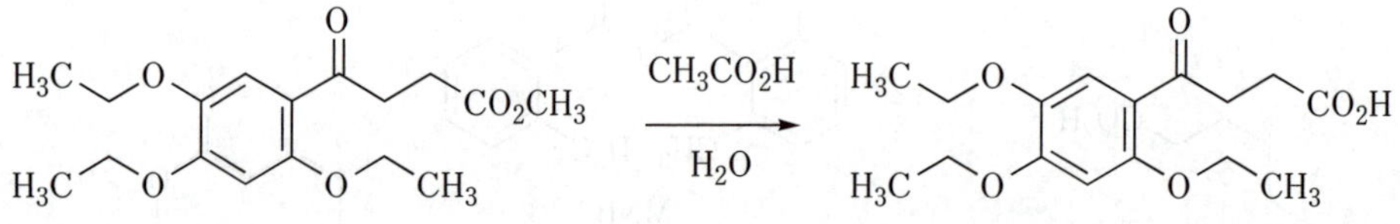

[化学構造式: 2,4,5-triethoxyphenyl ケトン-CO2CH3 エステル] → (CH3CO2H, H2O) → [カルボン酸体]
【局】トレピブトン
（鎮痙薬，利胆薬，膵・胆道疾患治療薬）

B エステルのアルカリ加水分解

　塩基に対して不安定な官能基をもたないエステルは，水酸化ナトリウムや水酸化カリウムなどの水溶液を用いる加水分解が有効である．このようなアルカリ水溶液を用いる加水分解は，石鹸の製造にちなんで鹸化（**けん化**）とも呼ばれる．可逆反応である酸触媒による加水分解と違い，塩基による加水分解は不可逆反応である．本反応は，カルボン酸に対して当量の塩基がカルボキシラートイオンに変換される段階まで進行する．さらに，酸による後処理を行えば，カルボン酸を得ることができる．

エステルのアルカリ加水分解

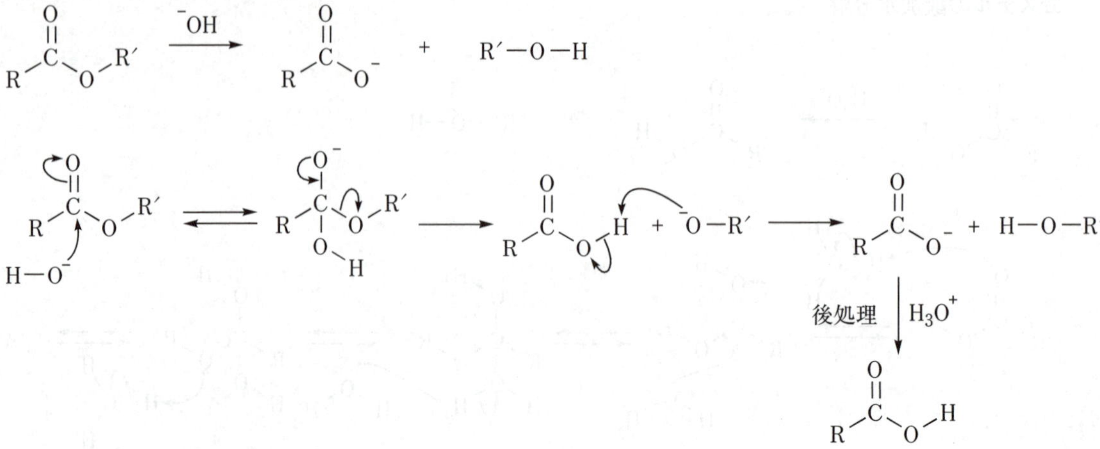

[反応式: R-CO-OR' + ⁻OH → R-CO-O⁻ + R'-O-H]

[反応機構図: 四面体中間体を経由する機構, 後処理 H3O⁺ で R-COOH]

◆局方医薬品合成における反応例◆

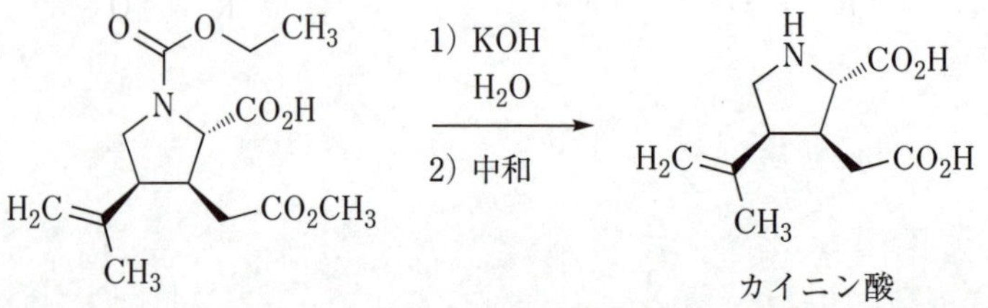

[化学構造式: N-エトキシカルボニルピロリジン誘導体] → 1) KOH, H2O 2) 中和 → [カイニン酸構造]
カイニン酸
（【局】カイニン酸水和物）
（駆虫薬）

2.10 アミドの加水分解

アミドの加水分解は，エステルの加水分解と同様に酸あるいは塩基を用いて行われる．エステルの加水分解と類似の反応機構で進行するが，酸性条件および塩基性条件の両方でアミドの加水分解は不可逆的である点が，エステルの場合と異なる．アミドは，カルボン酸誘導体のうち最も反応性が乏しいため，比較的過酷な条件が必要であり，一般に，強酸性または強塩基性の水溶液中で長時間加熱する．

酸による加水分解では，アミンは対応するアンモニウム塩として遊離する．したがって，エステルの加水分解とは違い，アミドに対して当量の酸が必要となる．

アミドの酸加水分解

塩基による加水分解では，カルボン酸塩とアミンが生成する．さらに，酸による後処理を行えば，カルボン酸を得ることができる．

アミドのアルカリ加水分解

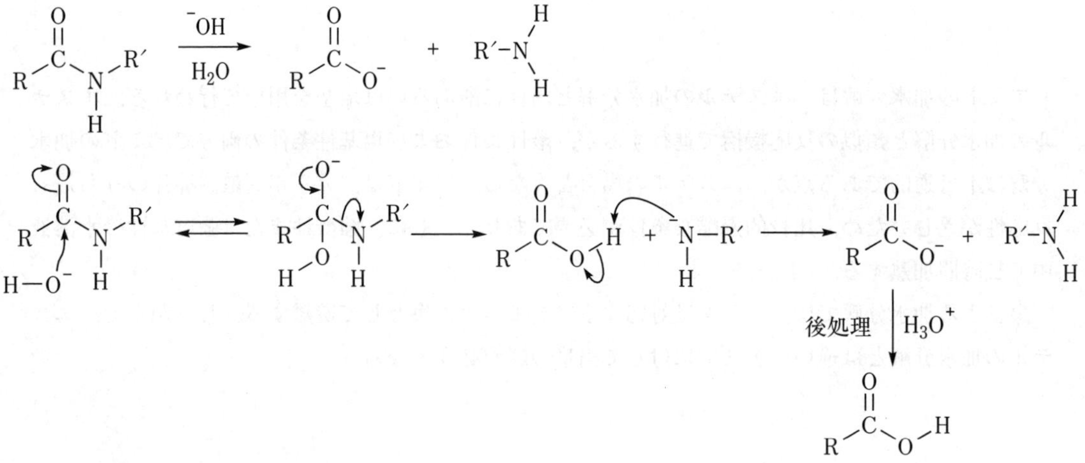

◆局方医薬品合成における反応例◆

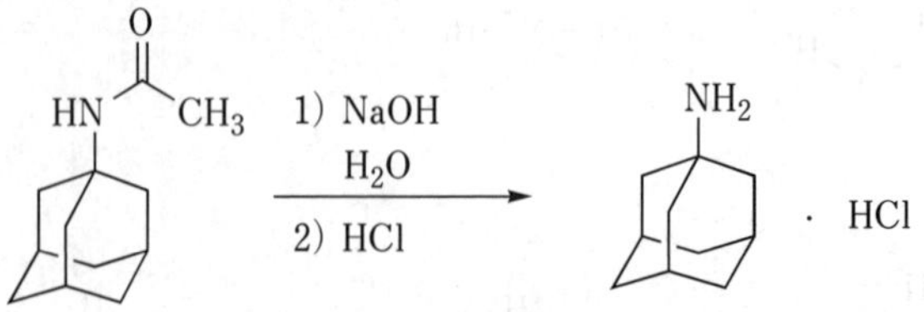

【局】アマンタジン塩酸塩
（抗パーキンソン病薬，抗ウイルス薬）

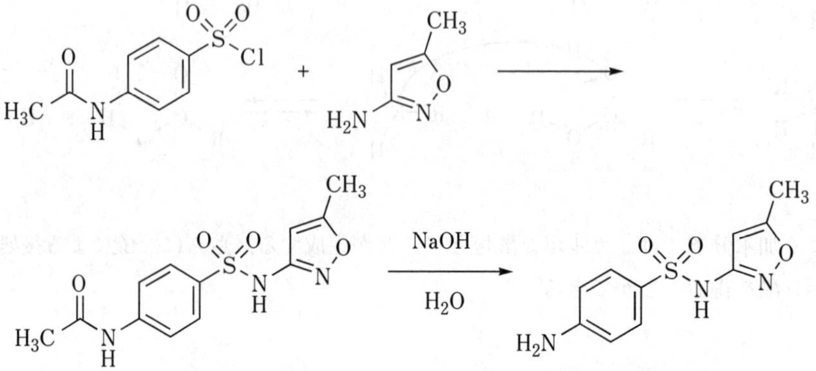

【局】スルファメトキサゾール
（合成抗菌薬）

2.11 ニトリルの加水分解

　ニトリルは，酸あるいは塩基を用いて加水分解されて対応するカルボン酸を与える．ニトリルの加水分解は，中間体としてアミドを経由して進行するため，比較的過酷な条件が必要であり，一般に，強酸性または強塩基性の水溶液中で加熱する．

　酸触媒による加水分解では，窒素原子のプロトン化が起こり，それによって水の求核付加が進行する．付加した水の酸素原子から脱プロトン化することにより，アミドの互変異性体が生成する．さらに，窒素原子にプロトン化が起こった後，酸素原子が脱プロトン化されアミドが生成する．アミドからカルボン酸への加水分解は前述の通りである．

ニトリルの酸加水分解

　塩基によるニトリルの加水分解では，水酸化物イオンが直接的に求核付加してアミドの互変異性体のアニオンが生成し，その窒素原子がプロトン化される．次に，酸素原子に結合している水素原子が，水酸化物イオンにより解離し，さらに窒素原子がプロトン化することによりアミドが生成する．アミドからカルボン酸への加水分解は前述の通りである．

ニトリルのアルカリ加水分解

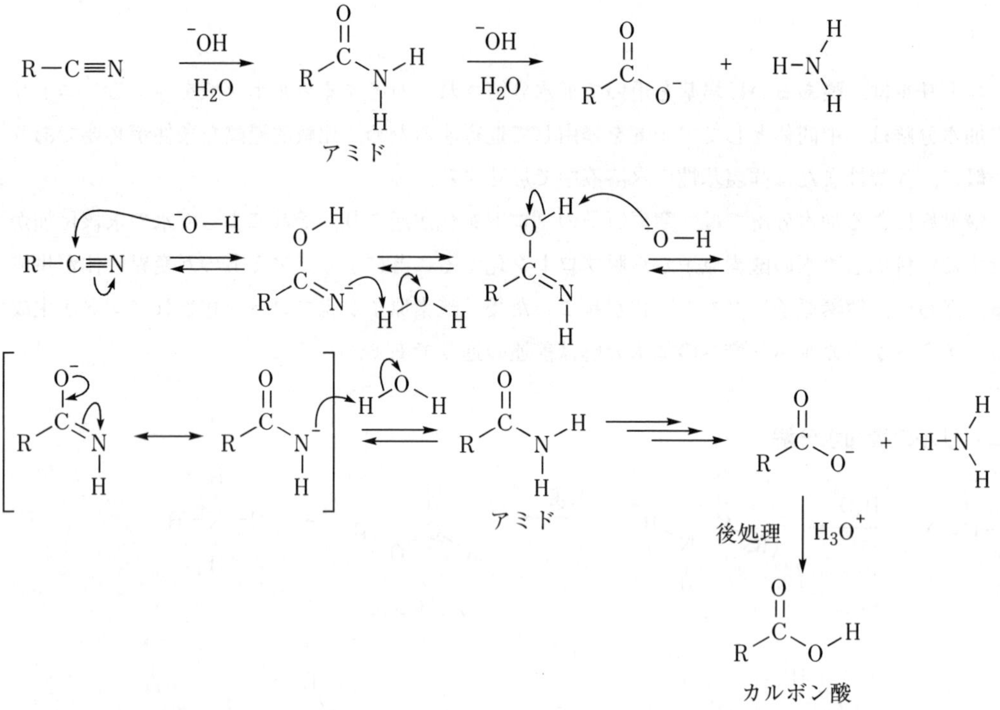

◆局方医薬品合成における反応例◆

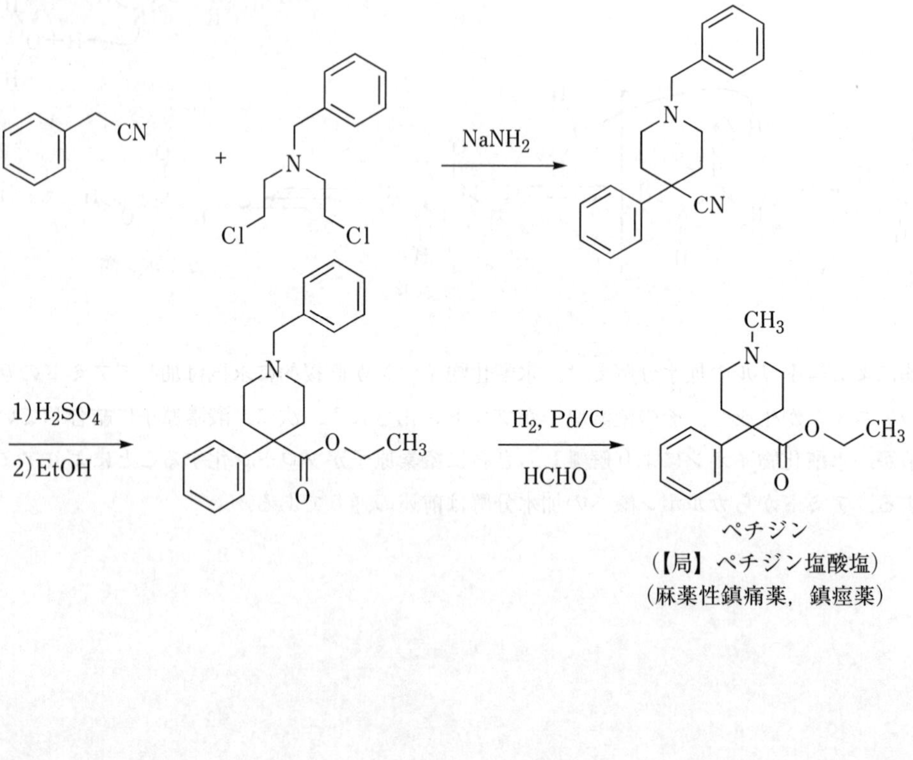

ペチジン
(【局】ペチジン塩酸塩)
(麻薬性鎮痛薬, 鎮痙薬)

2.12 その他の反応

A カルボン酸塩とハロゲン化アルキルの反応によるエステルの合成

カルボキシラートイオンとハロゲン化アルキルとの求核置換反応によりエステルが生成する．カルボン酸塩は通常アルカリ塩が用いられることが多い．

カルボン酸塩とハロゲン化アルキルによるエステルの合成

$$RCO_2^- M^+ + R'-X \longrightarrow RCO_2R' + M^+X^-$$

$$CH_3CO_2Na + H_3C\text{-}C_6H_4\text{-}CH_2Cl \xrightarrow{93\%} H_3C\text{-}C_6H_4\text{-}CH_2\text{-}OCOCH_3$$

B ジアゾメタンによるエステルの合成

ジアゾメタンは，カルボン酸からメチルエステルを合成するのに用いられる．ジアゾメタンは最も単純な構造のジアゾ化合物で，爆発性がある非常に有毒な黄色気体である．ジアゾメタンは，N-メチル-N-ニトロソアミン誘導体を濃厚な塩基の水溶液で処理すると生成する．一般には毒性が比較的低く，市販されているN-メチル-N-ニトロソ-4-トルエンスルホン酸アミド（Diazald®）が利用される場合が多い．通常，ジアゾメタンは希薄なエーテル溶液中で調製し，すぐにカルボン酸と反応させる．ジアゾメタンの構造は下記の2つの構造式の共鳴混成体と考えられている．

ジアゾメタンの生成

$$\text{TsN(CH}_3\text{)NO} \xrightarrow{\text{KOH}} CH_2=\overset{+}{N}=\overset{-}{N} \longleftrightarrow {}^-\!\!:CH_2-\overset{+}{N}\equiv N$$

diazomethane

カルボン酸にジアゾメタンの溶液を作用させると，窒素の発生を伴って，カルボン酸のメチルエステルが生成する．この反応は，ジアゾメタンがカルボン酸のプロトンを脱プロトン化し，さらに生じたカルボキシラートアニオンが，プロトン化したジアゾメタンに対して求核置換反応することにより生成する．

ジアゾメタンによるエステルの合成

$$RCO_2H \xrightarrow[Et_2O]{CH_2N_2} RCO_2CH_3 + N \equiv N$$

$$R-C(=O)-O-H + {}^{-}:CH_2-\overset{+}{N} \equiv N \rightleftharpoons RCO_2^- + CH_3-\overset{+}{N} \equiv N$$

$$\longrightarrow RCO_2CH_3 + N \equiv N$$

最近では，毒性と爆発性があるジアゾメタンの代わりに，トリメチルシリルジアゾメタン（TMS ジアゾメタン）が使用されることが多い．TMS ジアゾメタンは安定な液体であり，取り扱いはジアゾメタンよりも容易である．TMS ジアゾメタンは溶液として市販もされている．

TMS ジアゾメタン

$$(CH_3)_3Si-\overset{..}{C}H-\overset{+}{N}\equiv N \longleftrightarrow (CH_3)_3Si-CH=\overset{+}{N}=\overset{-}{N}$$

trimethylsilyldiazomethane

2.13　演習問題

問1 次の化合物を塩基性条件下で加水分解した際，反応性が高い順に並べ，その理由を答えなさい．

(a) 4-O_2N-C_6H_4-CO_2CH_3,　4-H_3CO-C_6H_4-CO_2CH_3,　4-Br-C_6H_4-CO_2CH_3

(b) CH_3CO_2CH_2CH_3,　CH_3CO_2C(CH_3)_3,　CH_3CO_2Ph

(c)

CH₃CH₂-C(=O)-O-CH₂CH₃   H₃C-C(=O)-O-CH₂CH₃   (CH₃)₃C-C(=O)-O-CH₂CH₃

(d)

H₃C-C(=O)-O-cyclohexyl   H₃C-C(=O)-O-C₆H₅   H₃C-C(=O)-O-C₆H₄-Cl(p)

問2 塩化アセチルと次の化合物を反応させるとき，予想される主生成物の構造式を書きなさい．

(a) H₂O
(b) CH₃NH₂（過剰）
(c) CH₃CH₂OH と pyridine
(d) CH₃CO₂Na
(e) C₆H₅NH₂（過剰）
(g) CH₃MgBr（過剰）

問3 無水コハク酸と次の化合物を反応させるとき，予想される主生成物の構造式を書きなさい．

(a) CH₃CH₂OH
(b) NH₃, 加熱
(c) CH₃OH（過剰）と H⁺
(d) CH₃ONa（過剰）
(e) (CH₃CH₂)₂NH（過剰）
(g) CH₃CH₂NH₂（過剰）

問4 次の反応の反応機構を書きなさい．

(a)

4-ヒドロキシペンタン酸 →(H⁺)→ γ-バレロラクトン

(b)

o-ヒドロキシアセトアニリド →(1) H⁺, H₂O 2) 中和)→ o-アミノフェニルアセテート

(c)

HO₂C-CH₂CH₂-CO₂H →(SOCl₂)→ 無水コハク酸

(d)

PhCH=C(NHAc)-CO₂CH₂CF₃ →(OH⁻, H₂O)→ 2-メチル-4-ベンジリデン-5(4H)-オキサゾロン → PhCH=C(NHAc)-CO₂⁻

解答と解説

問1

(a) パラ置換安息香酸エステルでは，ベンゼン環上の置換基が反応性に影響を及ぼす．生成するカルボキシラートアニオンが安定なものほど反応性が高い．

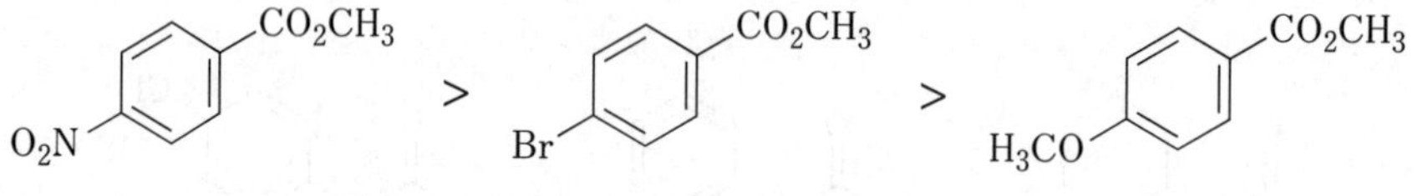

O₂N-C₆H₄-CO₂CH₃ > Br-C₆H₄-CO₂CH₃ > H₃CO-C₆H₄-CO₂CH₃

(b) 生成するアルコキシドイオン（フェノキシドイオン）の安定性の順となる．さらに，tert-ブチルエステルでは立体障害が大きく最初の求核試薬の反応も極めて遅い．

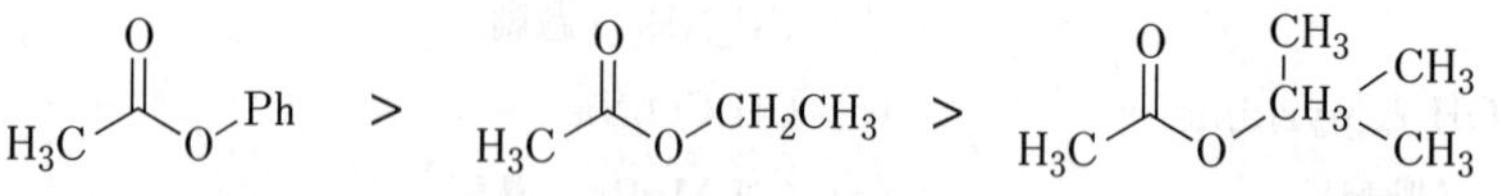

H₃C-C(=O)-O-Ph > H₃C-C(=O)-O-CH₂CH₃ > H₃C-C(=O)-O-C(CH₃)₃

(c) カルボニル基の炭素についた置換基の立体障害の大きさが反応性に影響を及ぼす．また，電子的にもカルボニル基の極性の度合いが影響している．

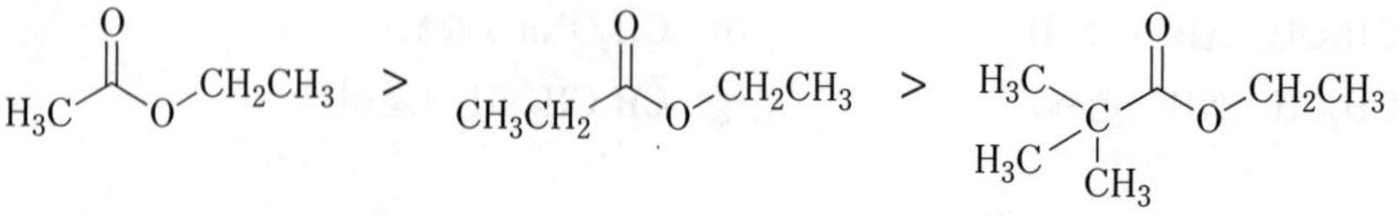

H₃C-C(=O)-O-CH₂CH₃ > CH₃CH₂-C(=O)-O-CH₂CH₃ > (CH₃)₃C-C(=O)-O-CH₂CH₃

(d) 生成するアルコキシドイオン（フェノキシドイオン）の安定性の順となる．

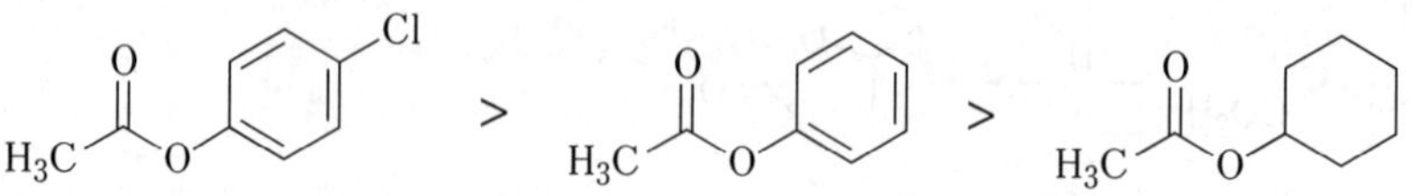

H₃C-C(=O)-O-C₆H₄-Cl > H₃C-C(=O)-O-C₆H₅ > H₃C-C(=O)-O-C₆H₁₁

問2

(a) H₃C-C(=O)-OH

(b) H₃C-C(=O)-N(H)-CH₃

(c) H₃C-C(=O)-O-CH₂CH₃

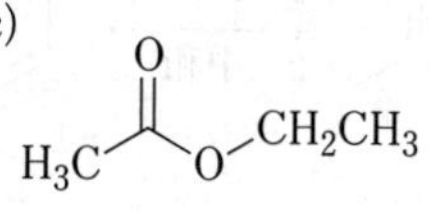

(d) H₃C-C(=O)-O-C(=O)-CH₃

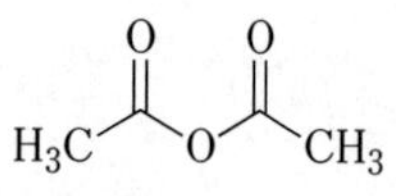

(e) H₃C-C(=O)-N(H)-C₆H₅

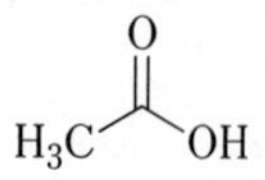

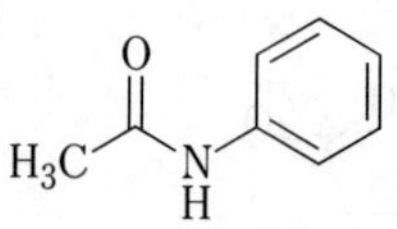

(f) (CH₃)₃C-OH

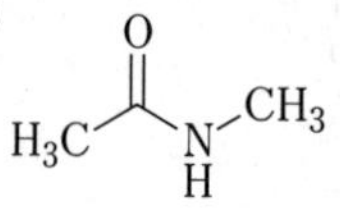

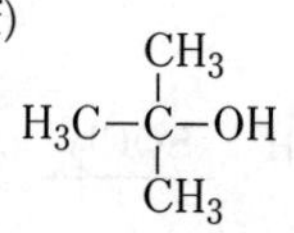

問3

(a) HOOC-CH₂-CH₂-COOCH₂CH₃

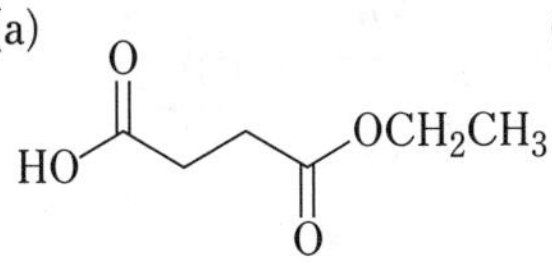

(b) スクシンイミド (succinimide)

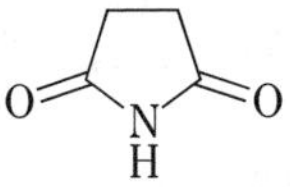

(c) H₃CO-CO-CH₂-CH₂-CO-OCH₃

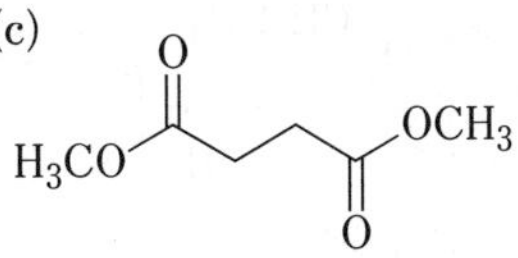

(d) NaO-CO-CH₂-CH₂-CO-OCH₃

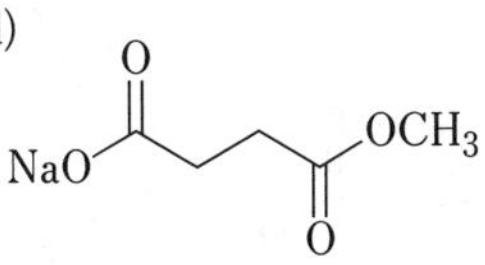

(e) HOOC-CH₂-CH₂-CON(CH₂CH₃)₂

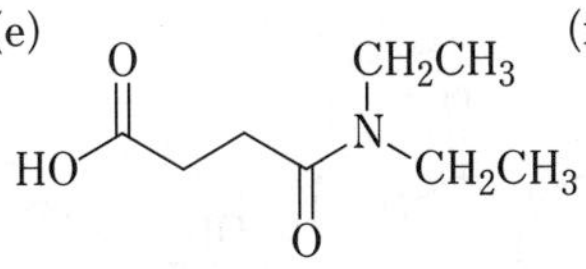

(f) N-エチルスクシンイミド

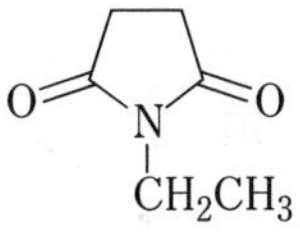

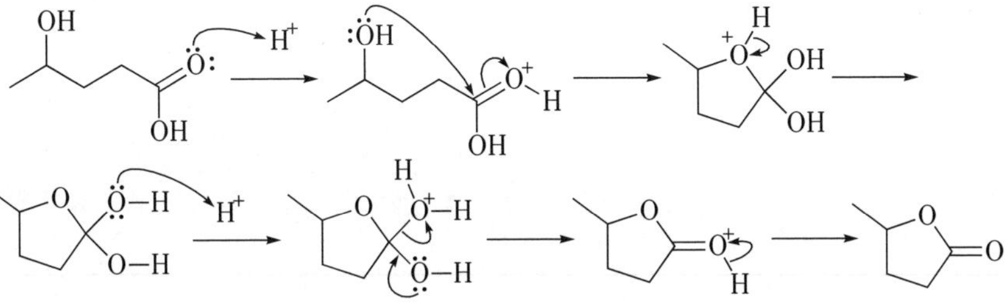

問4

(a), (b), 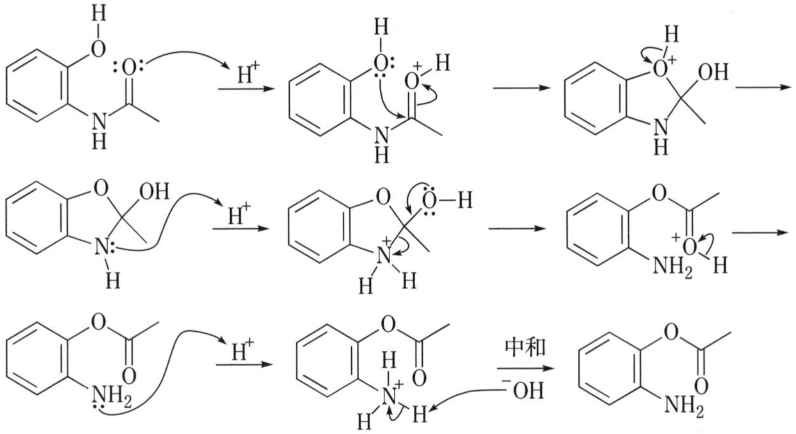 (c) 反応機構図

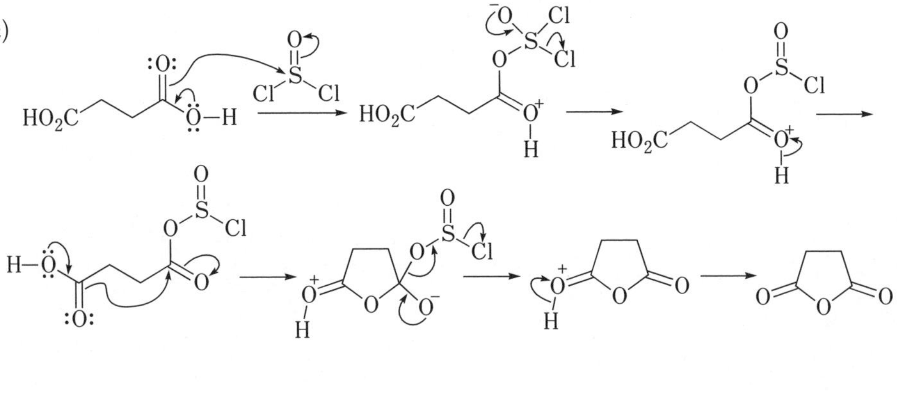

(d)

第 3 章

芳香族置換反応

3.1 芳香族化合物と医薬品について

　近年，抗体を含む生物製剤が増えてきたものの，医薬品の大部分は，分子量 500 以下の有機化合物である．その化学構造を眺めれば，一部の例外を除いて，基本骨格または部分構造として，ベンゼン環や複素環式芳香族化合物を含むことがわかる．医薬品になりうる有機化合物は，大まかに 2 つの要素を満たしていなければならない．1 つ目は，吸収・分布・代謝・排泄（absorption, distribution, metabolism, elimination：ADME）という医薬品としての薬物動態特性である．また，2 つ目は，標的である受容体（レセプターや酵素）と効果的に相互作用できる部位を持つことである．薬物受容体は，タンパク質の表面にある「かぎ穴」と理解することができ，そのかぎ穴と相互作用する「かぎ」を医薬品分子と考えることができる．分子間相互作用のうち，強いものは，疎水性相互作用，π–π 相互作用，π–カチオン相互作用等であり，芳香環が関与するものが多い．したがって，かぎ穴との強い相互作用を生じるために，「かぎ」である**医薬品の多くが，ベンゼン環や複素環式芳香族化合物を必要とする**わけである．

　ここで，薬学を学んだ者の 1 つの活躍の場，製薬企業でのある状況を説明したい．有機化学や有機合成を専門とする研究室で研鑽を積み，優秀かつ意欲ある若者が，創薬研究やプロセス研究へ毎年新たに参加する．彼らが最初に戸惑う分野は，芳香族化合物の反応や複素環化合物の合成である．それまで大学で行ってきた研究分野と違い，大部分が（不慣れな）芳香族化合物の化学だからである．本章で取り上げる反応と合成は，この分野の基本的な（そして，一見退屈に思える）ものばかりである．しかし，医薬品を合成化学的に理解するためには不可欠な分野である．勉強を進めると，有機合成の面白さを理解できるとともに創薬化学へも近づくことができる．

　本章では，芳香族化合物の特徴的な反応について順次解説する．その後，実際に医薬品合成へ応用された例を考えていくことにする．

3.2 芳香族求電子置換反応

1825年最初にベンゼンを単離したのは，Christmas Lecture「ろうそくの化学」で有名なイギリスの科学者 Faraday (Royal Institution) である．しかし，Kekulé による構造決定まで（1865年）は，その当時としても異例といえるほど長い時間を要した．ベンゼンの組成式 C_6H_6 はすぐに判明したが，その不飽和性と異常に低い反応性を説明できる構造が提出されなかったためである．シクロヘキセンへの臭素の反応と遷移金属触媒存在下の水素化反応を例として示す．どちらの場合も，反応は室温で速やかに進行し，*trans*-1,2-ジブロモシクロヘキサンとシクロヘキサンを与える．しかし，ベンゼンを基質として同じように試みても，反応は起こらない．乱暴にいえば，この安定性こそがベンゼンの「芳香族性」である．

しかし，$FeBr_3$ のような Lewis 酸を加えると，ベンゼンと臭素の反応は進行する．生成物はシクロヘキセンの場合とは異なり，付加反応を起こすのではなく，水素原子が臭素原子で置換したブロモベンゼンが生じる．反応試薬が求電子的な臭素であり，反応基質が芳香族であることから，この反応を**芳香族求電子置換反応** electrophilic aromatic substitution reaction と呼ぶ．この節で扱う反応は，すべてこの反応形式である．

芳香族求電子置換反応は，図3.1に示すように二段階の反応機構で進行する．第一段階では，ベンゼンが求電子試薬 E^+ と反応し，カチオン中間体を生じる．第二段階では，このカチオン中間体のプロトンが A^- により引き抜かれ，ベンゼン環が再生する（経路a）．もし，第二段階においてカチオン中間体に A^- が付加すると，生成物は芳香族化合物ではない．したがって，芳香族性という大きな安定化エネルギーを失うため，この反応経路（経路b）は進行しない．生じるカチオン中間体を**アレニウムイオン** arenium ion または **σ錯体** σ complex と呼ぶ．カチオン中間体は，芳香族性をもつベンゼンや生成物よりも不安定である．しかし，生成したカチオンは，オルトとパラの3つの原子に非局在化することができ，共鳴安定化されたカチオン種である．これから述べる芳香族求電子置換反応に分類されるすべての反応（ニトロ化，スルホン化，ハロゲン

化，Friedel-Craftsアルキル化とアシル化）が，ここに示す，二段階の反応機構で進行することを理解すべきである．逆に，**この反応機構ただ1つわかれば，すべての芳香族求電子置換反応を理解できる**．

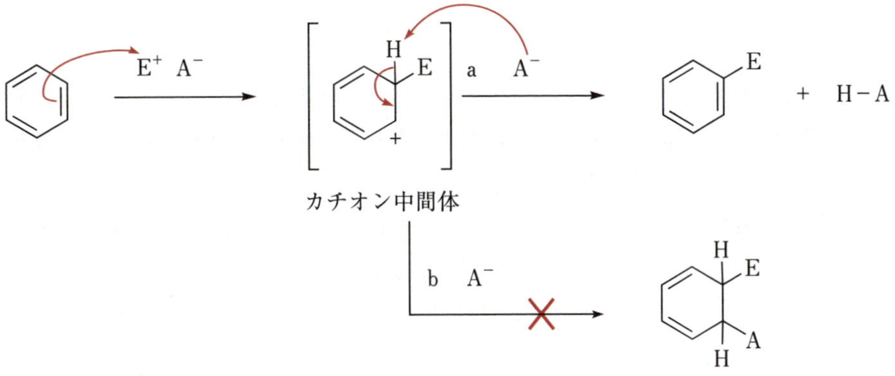

カチオン中間体：アレニウムイオンまたはσ錯体

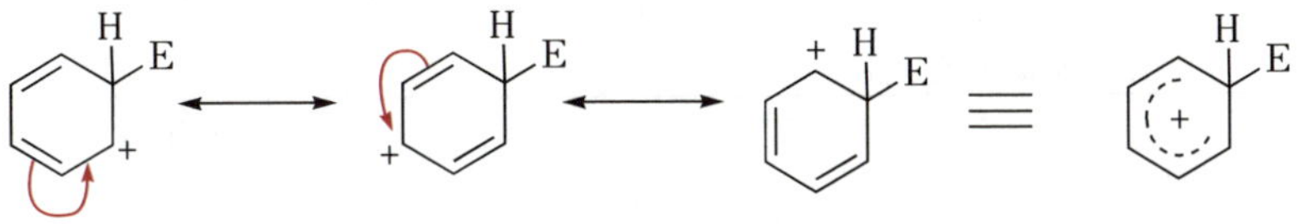

図 3.1 芳香族求電子置換反応の反応機構

3.2.1 ニトロ化：反応性と配向性

ベンゼンは，濃硝酸に濃硫酸を加えた「混酸」と反応して，ニトロベンゼンを生じる．反応を詳しく見ていくと，まず，硝酸から硫酸の脱水作用により，ニトロニウムイオン（O=N$^+$=O）が生成する．このカチオンがベンゼンに求電子的に反応し，アレニウムイオン中間体を与える．この中間体から［HSO$_4$］$^-$がプロトンを引き抜き，ベンゼン環が再生してニトロ化が完了する．

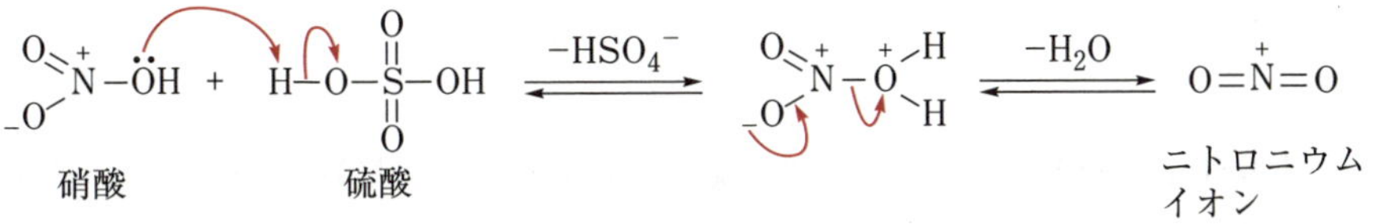

$$HNO_3 + 2\,H_2SO_4 \rightleftarrows NO_2^+ + H_3O^+ + 2\,HSO_4^-$$

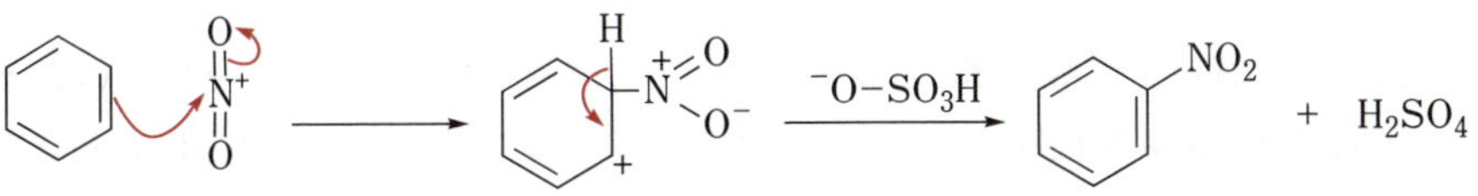

この反応機構は，前記の芳香族求電子置換反応の一般機構に対応している．すなわち，ニトロ化の場合，求電子試薬 E^+ はニトロニウムイオン（$O=N^+=O$）に，A^- は $[HSO_4]^-$ に当たる．ニトロ化も二段階で進行している．ニトロ化反応は，反応物（基質）の反応性によって，低温（0℃）から高温（150℃程度）で進行する．高温で反応を行う場合，爆発性のポリニトロ化合物が生じることがあるので，注意を要する．

単純なベンゼンではなく，置換基をもつベンゼン誘導体を基質としてニトロ化などの求電子置換反応を行う場合，2つの重要な項目について考慮する必要がある．1つ目は，置換基をもたないベンゼンそのものと比べ，置換基をもつことで「反応しやすくなったか」，「反応しにくくなったか」，つまり，**反応性の変化**を理解し，これを合成計画に反映させることである．2つ目は，ベンゼン環上にすでに置換基をもっているので，反応後，オルト，メタ，パラの3つの位置異性体が生じることが考えられる．しかし，これは危惧にすぎず置換基の性質により，反応位置が決められ，位置選択的に反応が起こる．これを**配向性**という．

図は，ニトロ化を含む芳香族求電子置換反応における置換基の影響−反応性と配向性についてまとめたものである．
1. **置換基が電子供与性の場合，オルト−パラ配向性であり，反応性は高くなる．**
2. **置換基が電子求引性の場合，メタ配向性であり，反応性は低くなる．**
3. **置換基がハロゲンの場合，オルト−パラ配向性であり，反応性は低くなる．**

これら置換基の影響は，**誘起効果** inductive effect と **共鳴効果** resonance effect によって説明できる．誘起効果は，電気陰性度の差に基づく単結合の分極である．共鳴効果は非共有電子対や

π結合の移動に基づく電荷分布の偏りや非局在化である．芳香族求電子置換反応の際，電子供与性置換基は，オルト-パラ配向性基または活性化基と呼ばれる．電子求引性置換基は，メタ配向性基または不活性化基と呼ばれる．後でふれるように，ハロゲンだけが電子求引性置換基における例外であり，オルト-パラ配向性であることに注意をしてほしい．

次の表は，「よく使われる官能基がどのカテゴリーに属するか」を示したものである．

表 4.1

オルト-パラ配向性基	メタ配向性基
◆強い活性化基 $-NH_2$, NHR, $-NR_2$ $-OH$, $-O^-$	◆中程度の不活性化基 $-C\equiv N$ $-SO_3H$
◆中程度の活性化基 $-NHCOCH_3$, $-NHCOR$ $-OCH_3$, $-OR$	◆カルボニル基をもつ官能基 $-COOH$, $-COOR$ $-CHO$, $-COR$
◆弱い活性化基 $-CH_3$, $-C_2H_5$, アルキル基 $-C_6H_5$, アリル基	◆強い不活性化基 $-NO_2$ $-\overset{+}{N}R_3$ X^- $-CF_3$ $-CCl_3$
◆弱い不活性化基 $-F$, $-Cl$, $-Br$, $-I$	

電子供与基がオルト-パラ配向性を示す理由を，メトキシベンゼン（アニソール）のニトロ化反応を用いて説明する．オルト位またはパラ位でニトロニウムイオンと反応すると，安定なオキソニウムカチオンを含む中間体が生じる．これに対し，メタ位で反応すると，メトキシ基による共鳴安定化が得られない中間体が生成し，オルト位やパラ位で反応するよりも明らかに不利である．この電子供与基によるカチオン安定化が，オルト-パラ配向性を決める理由である．

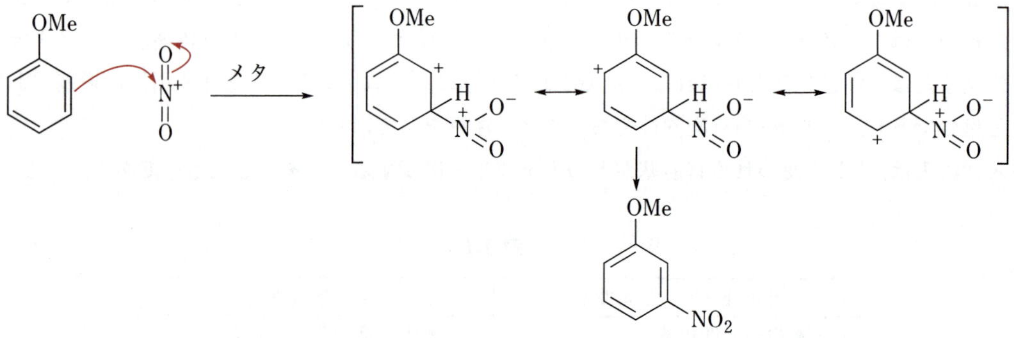

[メタ位反応機構の図]

一方，電子求引基がメタ配向性を示す理由は，以下のように説明できる．オルト位またはパラ位で反応した場合，中間体の1つがカルボカチオンに直接電子求引基が結合しており，著しく不安定になっている．しかし，メタ位での反応では生じるアレニウムイオンには，不安定な配置をした共鳴混成体が存在しない．このため，電子求引基をもつベンゼン誘導体はメタ配向性となる．

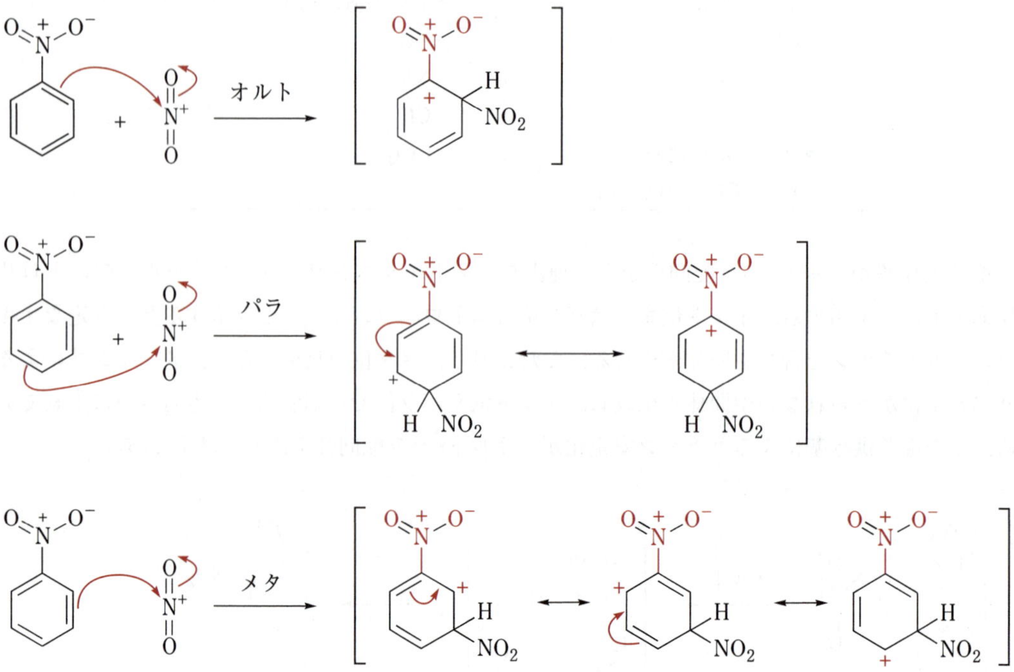

[ニトロベンゼンのオルト・パラ・メタ反応機構の図]

しかし，電子求引基には1つだけ例外が存在する．それはハロゲン原子である．ブロモベンゼンを例にとると，オルト位またはパラ位で反応した場合，臭素原子の非共有電子対により共鳴安定化されたアレニウムイオンが生成する．このため，ハロゲン原子は，電子求引基であるがオルト-パラ配向性を示す．

[オルト中間体とパラ中間体の反応機構図]

ハロニウムイオン中間体

ハロニウムイオン中間体

　反応性に及ぼす置換基の効果は，ベンゼン環の電子密度と比例する．すべての芳香族求電子置換反応において求電子試薬 E$^+$ と反応することから，ベンゼン環の電子密度が大きければ，反応性は高くなると理解できる．したがって，**電子供与性の置換基ほど反応性を上げる**ことになる．逆に**電子求引性の置換基ほど，反応性を低下させる**ことになる．

　ここで，有機合成における反応性の重要性を強調しておきたい．反応性が低下する電子求引基をもつベンゼンの場合，反応速度が遅いため，より高い反応温度が必要となる．また，高温での条件を用いても反応が進行しないこともある．したがって，電子供与基をもつベンゼン誘導体の反応例は数多くあるのに対し，電子求引基をもつベンゼンの反応例はわずかである．メタ配向性が標的の合成に好都合であっても，反応性を考慮すると合成法として成り立たない場合があることを念頭に置くべきである．

　ニトロ化を用いた医薬品合成例として，アミノ安息香酸エチルおよびプロカイン塩酸塩の合成を示す．

[トルエン → HNO$_3$/H$_2$SO$_4$ → p-ニトロトルエン（オルト体と分離）→ KMnO$_4$ → p-ニトロ安息香酸 → Zn/HCl →]

[p-アミノ安息香酸 → i) EtOH, HCl　ii) Na$_2$CO$_3$ → アミノ安息香酸エチル【局】（局所麻酔薬）→ i) HOCH$_2$CH$_2$N(Et)$_2$　ii) HCl → プロカイン塩酸塩・2 HCl【局】（局所麻酔薬）]

3.2.2 スルホン化

ベンゼンやその他の芳香族化合物は，濃硫酸や発煙硫酸（濃硫酸とSO$_3$の混合物）と反応して，スルホン酸を生じる．この反応をスルホン化という．

この反応は，硫酸一分子がもう一分子の硫酸によりプロトン化され，脱水反応を起こす．このとき生じるのは，プロトン化された三酸化硫黄［SO$_3$H］$^+$である．これは，先に説明したニトロ化反応における第一段階目のニトロニウムイオンの生成とよく似ている．生成したカチオン種［SO$_3$H］$^+$は反応性が高く，ニトロ化同様に反応が進行しスルホン酸を与える．また，反応機構については，［SO$_3$H］$^+$が求電子試薬E$^+$に，［SO$_4$H］$^-$がA$^-$に対応する，芳香族求電子置換反応である．

スルホン化は可逆反応である．そのため，いったん導入したスルホン酸基を，希硫酸中加熱することにより除去することができる．この性質を利用して，別の求電子置換反応の位置選択性を制御することができる．アセトアニリドからo-ニトロアニリンの合成を例にとる．アセトアニリドを直接ニトロ化すると，パラ体が主生成物であり，目的とするオルト体はほんの数%しか得られない．しかし，アセトアニリドをいったんスルホン化した後ニトロ化を行えば，パラ位はスルホン酸によって「保護」されているので，オルト位でニトロ化が起こる．その後スルホン酸基をはずすと，目的とするo-ニトロアニリンが得られる．

[化学反応式: アセトアニリドのニトロ化によるp-ニトロアニリンの合成]

[化学反応式: アセトアニリドのスルホン化後ニトロ化によるo-ニトロアニリンの合成]

フェノールの製法の1つとして，ベンゼンスルホン酸ナトリウムのアルカリ融解法（硫酸化法）がある．

[化学反応式: ベンゼン → ベンゼンスルホン酸 → ナトリウムフェノキシド → フェノール]

フェノール【局】
（殺菌剤・消毒薬）

3.2.3 ハロゲン化

この章の冒頭で述べたように，ベンゼンに臭素をそのまま作用させても何の反応も起こらない．しかし，$FeBr_3$ のような Lewis 酸を加えると臭素化が進行する．ここで反応が起こる仕組みを考えてみる．

[反応機構図: Br_2 と $FeBr_3$ の反応による Br^+ と $[FeBr_4]^-$ の生成]

[反応機構図: ベンゼンへの Br^+ 求電子攻撃によるブロモベンゼンと HBr の生成]

FeBr₃ は，臭素分子と反応して Lewis 酸-塩基の複合体を形成する．ここから，反応性の高い臭素カチオン Br⁺ が生成する．このカチオンがベンゼンと反応し，アレニウムイオン中間体を与える．次いで Br⁻ によるプロトンの引き抜きにより，ベンゼン環が再生して臭素化が完了する．Lewis 酸は，臭素分子からより求電子性の強い Br⁺ を発生させる役割を果たしている．塩化第二鉄（FeCl₃）存在下の塩素によるベンゼンの塩素化も同様の反応機構で進行する．

一方，フェノールやアニリンなどの強い電子供与基をもつベンゼン誘導体では，触媒がなくてもハロゲン化が進行する．常温で 3 回のハロゲン化が起こり，オルト，パラ位に置換したトリハロゲン体を生成する．フェノールと臭素の反応を低温で行うと，1 回の置換反応で止めることができ，*p*-ブロモフェノールが得られる．アニリンの場合，低温条件でも反応を止めることはできない．そのため，モノブロム体を合成するためには，電子供与性を落としたアセトアニリドを用いる必要がある．

フッ素はベンゼンと激しく反応する．フッ素自体は毒性が強く，その取り扱いには特殊な条件と装置が必要であるため，通常の実験室では，この反応を行うことはできない．そのため，フルオロベンゼンの合成には，ジアゾニウム塩を経由する間接的な方法（3.3 節）が用いられる．

ヨウ素は，塩素や臭素と違い反応性が低い．さらに，生成する HI の還元性により，目的物のヨウ素化物が還元されてもとの原料に戻ってしまう．このため，ヨウ素を用いるヨウ素化には，酸化剤を共存させて行う．また，塩化ヨウ素（ICl）を試薬として用いることもある．以下に，X 線造影剤ヨーダミドの合成例を示す．

3.2.4　Friedel-Crafts アルキル化反応

　これまで例示した芳香族求電子置換反応からわかるように，反応の成否は「いかに効率よく，求電子性の高いカチオン E⁺ を発生させるか」にかかっている．もし，芳香族化合物が存在する中でカルボカチオンを発生させることができれば，芳香族求電子置換反応が起こり，芳香環に炭素鎖を導入できるはずである．実際，Lewis 酸存在下，ハロゲン化アルキルはベンゼンと反応して，アルキル化が起こる．この反応を，発見者に因み Friedel-Crafts アルキル化という．Lewis 酸として最もよく用いられるのは，AlCl₃ である．その他，BF₃・OEt₂, ZnCl₂, SnCl₄ など多くの Lewis 酸が使用可能である．

　AlCl₃ 存在下，塩化 t-ブチルとベンゼンの反応を示した．これまで示してきた反応機構と同じ形式で反応が進行していることがわかる．求電子剤としてカルボカチオンを用いているため，炭素-炭素結合が生じている．

$$CH_3-\underset{CH_3}{\underset{|}{\overset{CH_3}{\overset{|}{C}}}}-\ddot{C}l\colon + AlCl_3 \rightleftarrows CH_3-\underset{CH_3}{\underset{|}{\overset{CH_3}{\overset{|}{C}}}}-\overset{+}{C}l-\bar{A}lCl_3 \rightleftarrows CH_3-\underset{CH_3}{\underset{|}{\overset{CH_3}{\overset{|}{C^+}}}} + \bar{A}lCl_4$$

$$\text{C}_6\text{H}_6 + \overset{+}{C}(CH_3)_3 \longrightarrow [\text{arenium}] \xrightarrow{Cl-AlCl_3^-} \text{C}_6\text{H}_5-C(CH_3)_3 + HCl + AlCl_3$$

しかし，Friedel-Craftsアルキル化には実用上の欠点がある．それは，反応基質であるベンゼンよりも，生成したアルキルベンゼンの反応性が高いため，モノアルキル化で反応を止めることができず，2回，3回と続けて反応してしまうことである．例えば，過剰量の臭化エチルとベンゼンとの反応では，エチルベンゼンではなく，1,3,5-トリエチルベンゼンが生成する．このように，モノアルキル体だけをつくることが困難な場合が多い．

$$\text{C}_6\text{H}_6 + CH_3CH_2Br \xrightarrow{AlCl_3} \text{1,3,5-(CH}_3\text{CH}_2)_3\text{C}_6\text{H}_3$$

Friedel-Craftsアルキル化反応は，Lewis酸を用いるカルボカチオン発生だけに限定されるものではない．アルケンやアルコールに酸を作用させて生ずるカルボカチオンも，同じように芳香族化合物と反応する．例えば，先に示したAlCl$_3$触媒下塩化t-ブチルによるt-ブチルベンゼンへの反応を，硫酸存在下t-ブタノールで同様に行うことができる．

$$\text{C}_6\text{H}_6 + CH_3-\underset{CH_3}{\underset{|}{\overset{CH_3}{\overset{|}{C}}}}-OH \xrightarrow{H_2SO_4} \text{C}_6\text{H}_5-C(CH_3)_3$$

その他，分子内Friedel-Craftsアルキル化反応の応用例として，ジクロフェナクナトリウムの合成を示す．分子内反応の場合，先にあげた多置換体生成の問題は存在しない．

第 3 章 芳香族置換反応

[反応スキーム: p-アミノベンゼンスルホンアミド → HCl, H₂O₂ (位置選択的塩素化) → 3,5-ジクロロ-4-アミノベンゼンスルホンアミド → H₂SO₄ (スルホンアミドの加水分解と脱スルホン化) → 2,6-ジクロロアニリン → CH₃COCl → N-アセチル-2,6-ジクロロアニリン → PhBr, Cu, K₂CO₃ (Ullmann 反応) → N-フェニル-2,6-ジクロロアニリン → ClCH₂COCl → クロロアセチル体 → AlCl₃ (分子内 Friedel-Crafts アルキル化反応) → オキシインドール体 → NaOH, EtOH → ジクロフェナクナトリウム【局】(解熱鎮痛薬, 抗リウマチ薬, 非ステロイド系抗炎症薬)]

t-ブチル基は，Lewis 酸触媒により逆 Friedel–Crafts アルキル化反応を起こす．すなわち，Friedel–Crafts アルキル化反応により t-ブチル基を導入できるし，また，はずすこともできる．この性質を利用し，スルホン酸と同じように別の求電子置換反応の位置選択性を制御できる．スルホン酸と違い，t-ブチル基は電子供与性基であるため反応性を落とすことはない．しかも空間的に大きい置換基であるため，反応制御の観点から利用価値が高い．2,3-ジヒドロキシ安息香酸の合成例を示す．

[反応スキーム: 4-t-ブチルカテコール → K₂CO₃, CO₂ (90 bar, 200℃) (Kolbe–Schmitt 反応) → 5-t-ブチル-2,3-ジヒドロキシ安息香酸 → AlCl₃ (>80%) → 2,3-ジヒドロキシ安息香酸]

3.2.5 Friedel–Crafts アシル化反応

ハロゲン化アシル（酸塩化物，酸クロリド）を Lewis 酸である AlCl₃ 存在下，ベンゼンと反応させると，アシルベンゼンが生成する．反応機構は，これまでの芳香族求電子置換反応と同様である．一般式中の求電子試薬 E⁺ は，この場合アシリウムイオン（R–C≡O⁺）である．アシ

ル化剤として酸塩化物のほかに，酸無水物も利用できる．アルキル化反応同様，触媒として種々のLewis酸を使うことができる．

$$R-\overset{O}{\underset{}{C}}-\ddot{\underset{}{Cl}}: + AlCl_3 \rightleftharpoons R-\overset{O}{\underset{}{C}}-\overset{+}{Cl}-\overset{-}{AlCl_3} \rightleftharpoons R-\overset{O}{\underset{}{C}}^+ \longleftrightarrow R-C\equiv \overset{+}{O} + AlCl_4^-$$

Friedel-Craftsアルキル化反応は，多置換反応の問題等により応用範囲が限られていた．これに対し，アシル化反応は次に述べる2つの利点により，芳香族化合物に炭素官能基を導入する最も汎用性の高い方法論の1つとなっている．第一の利点は，アシリウムイオン（R-C≡O$^+$）が，アルキルカチオンと比べ反応性が高いことである．第二は，アルキル化反応と違い，反応がモノアシル化の段階で確実に止まることである．理由は，反応により導入された官能基アシル基は電子求引基であるため，生成物は原料である芳香族化合物より反応性が大きく低下するからである．ただし，生成したケトンの酸素原子とLewis酸が1：1の錯体を形成するため，Lewis酸を触媒量ではなく1当量以上用いる必要がある．

以下，Friedel-Craftsアシル化反応の医薬品合成への応用例を示す．

◆リスペリドンの合成◆

◆クロルタリドンの合成◆

クロルタリドン
(利尿薬)

3.2.6 Friedel-Crafts 類似反応（カルボカチオンと芳香族化合物との反応）

Friedel-Crafts アルキル化反応およびアシル化反応は，いずれもカルボカチオンと芳香族化合物との反応である．これらの反応と同様に，カルボカチオンと芳香族化合物との類似反応がある．以下，代表的な反応を解説する．

芳香族化合物に $AlCl_3$ と CuCl 存在下，一酸化炭素と塩化水素を反応させると，常圧でもホルミル化が進行し芳香族アルデヒドが生じる．この反応を **Gattermann-Koch 反応**という．この反応はアシリニウムイオン（$H-C\equiv O^+$）が反応活性種である Friedel-Crafts アシル化反応の一種と考えることができる．

オキシ塩化リン存在下，電子供与性置換基によって活性化された芳香族化合物と N,N-ジ置換ホルムアミドを反応させると，ホルミル化が進行し芳香族アルデヒドが生成する．この反応を **Vilsmeier-Haack 反応**という．

第3章 芳香族置換反応

乾燥したナトリウムフェノキシドと高圧二酸化炭素を封入し，100℃以上で加熱すると，ほぼ定量的にサリチル酸が得られる．この反応を **Kolbe-Schmitt 反応**という．この反応機構の詳細は，いまだ不明であるが，フェノキシドが直接二酸化炭素を求核攻撃していると考えられている．

3.3 芳香族求核置換反応

ブロモベンゼンに NaCN を作用させても置換反応は起こらない．これに対し，飽和化合物であるブロモシクロヘキサンの場合，S_N2 反応により置換反応が進行する．一般に sp^2 炭素上では，

S_N2 反応, S_N1 反応のどちらであっても置換反応は起こらない．ここでは，付加-脱離機構で進行する芳香族求核置換反応について解説する．

3.3.1 付加-脱離反応

アジ化ナトリウム NaN_3 と 3-クロロ-2-メチル-シクロペンテンの反応を例にとる．まずアジ化物イオン（N_3^-）共役付加し，エノラートアニオン中間体を生じる．負電荷が戻り，Cl^- が脱離してエノンが再生することにより，sp^2 炭素上での置換反応が完結する．この反応をベンゼン誘導体であるクロロテトラロンに当てはめてみると，求核剤である N_3^- が塩素原子が結合した炭素原子を攻撃して付加し，エノラートアニオン中間体を生じる．負電荷が戻り，Cl^- が脱離してベンゼン環を再生する．この二段階の反応により，ベンゼン環上で置換反応が起こっている．単なるブロモベンゼンなどでは置換反応は起こらないが，電子求引基と脱離基がパラまたはオルトの位置関係で存在しているベンゼン誘導体では，**付加-脱離機構**によりベンゼン環上で置換反応が進行するようになる．

ニトロ基が置換したクロロベンゼンと水酸化ナトリウムとの反応について説明する．ニトロ基がオルト位に置換しているとき，求核剤である，水酸化物イオン ^-OH が塩素原子が結合した炭素原子を攻撃して付加反応が進行すると，ニトロ基が結合した炭素原子がアニオンとなる．この

アニオンはニトロ基の共鳴により安定化を受けると考えられる．このアニオン中間体から塩化物イオンが脱離することによりベンゼン環が再生する．このように付加-脱離機構によりニトロフェノールが生成する．パラ位にニトロ基が置換した場合にも，OH⁻の付加により生じるアニオン中間体はニトロ基による共鳴安定化を受けることになる．一方，メタ-ニトロ体では，付加後に生じるアニオン中間体の安定化にニトロ基の関与はない．

脱離基のハロゲン原子の反応性は，フッ素＞塩素＞臭素＞ヨウ素の順であり，フッ素化合物が最も大きな反応性を示す．これは，S_N2反応における脱離基としての反応性と逆である．

芳香族求核置換反応が含まれる医薬品合成例として，2つの抗菌剤の合成を見てみよう．抗菌

薬であるリネゾリドの合成は，3,4-ジフルオロニトロベンゼンのパラ選択的置換反応が第一段階目である．ここで，置換反応の起こる位置は，付加反応が進行し安定な中間体を与えるパラ位である．

抗菌薬オフロキサシンの合成では，2,3,4-トリフルオロニトロベンゼンを原料とし，2回の付加-脱離機構による置換反応を巧みに利用している．

◆リネゾリドの合成◆

◆オフロキサシンの合成◆

3.4 ジアゾニウム塩の反応

3.4.1 Sandmeyer反応と関連反応

　亜硝酸（HNO₂）は不安定な化合物であるが，その中性塩である亜硝酸ナトリウム（NaNO₂）は安定に存在する．市販の亜硝酸ナトリウムに酸，例えば塩酸を作用させると，系中で亜硝酸を発生させることができる．芳香族第一級アミンを亜硝酸と反応させると，比較的安定なジアゾニウム塩が生成する．ジアゾニウム塩が生じる反応機構を示す．まず，酸性条件下で亜硝酸を経てニトロソニウムイオン（⁺N=O）が生じる．このイオンが芳香族第一級アミンと反応し，脱水反応によりジアゾニウム塩が生成する．

$$Ar-NH_2 + NaNO_2 + 2\ HX \longrightarrow Ar-\overset{+}{N}\equiv N\ X^- + NaX + H_2O$$

芳香族ジアゾニウム塩

ほとんどの芳香族ジアゾニウム塩は10℃以上で不安定であり，乾燥すると爆発する．しかし，ジアゾニウム塩の置換反応を行う場合，単離せず，そのまま次の試薬を加えるのが一般的である．必要であれば，反応液を加温して置換反応を行う．置換反応が起これば，窒素が発生する．

芳香族ジアゾニウム塩の代表的な置換反応をまとめた．芳香族ジアゾニウム塩は，塩化第一銅（CuCl），臭化第一銅（CuBr），シアン化第一銅（CuCN）と反応し，ジアゾ基が，それぞれ塩素，臭素，シアノ基に置換した化合物が生じる．これらの反応を **Sandmeyer 反応** という．また，同様の反応を金属銅存在下，塩化水素や臭化水素で行うことができる．この反応は，**Gattermann 反応** と呼ばれる．ほとんどの反応では，ジアゾニウム塩を単離する必要がないが，フッ素化の場合のみが例外である．HBF$_4$ を反応液に加え，水に溶けにくいジアゾニウムテトラフルオロホウ素塩（Ar-N$_2^+$BF$_4^-$）を沈殿させ，単離し利用する．

第3章　芳香族置換反応

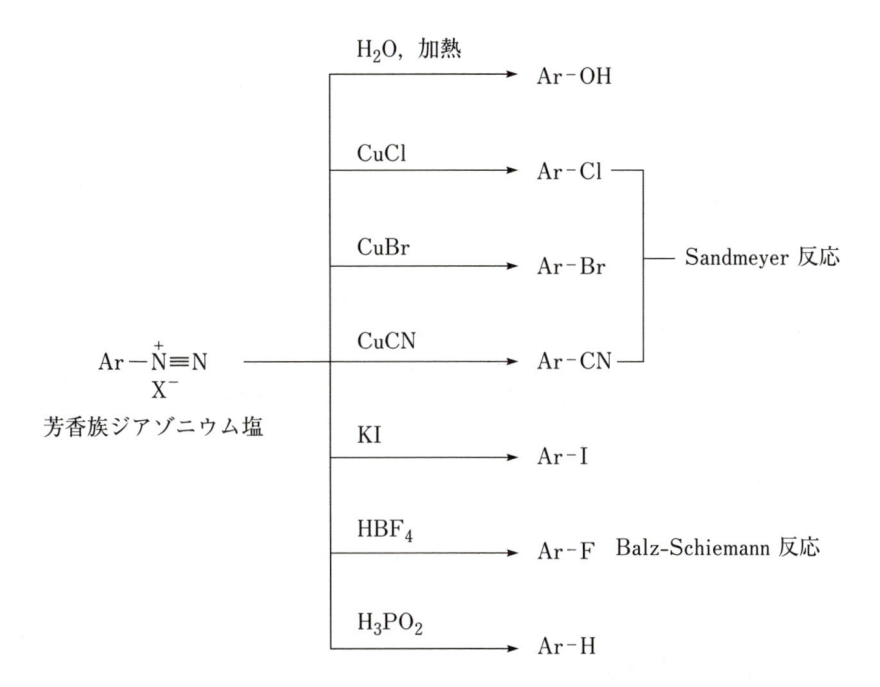

$$Ar-\overset{+}{N}\equiv N \; X^-$$
芳香族ジアゾニウム塩

- H₂O, 加熱 → Ar−OH
- CuCl → Ar−Cl ⎫
- CuBr → Ar−Br ⎬ Sandmeyer 反応
- CuCN → Ar−CN ⎭
- KI → Ar−I
- HBF₄ → Ar−F　Balz-Schiemann 反応
- H₃PO₂ → Ar−H

医薬品合成への応用例として抗結核薬パラアミノサリチル酸カルシウム塩水和物の2つの合成を示す．

◆パラアミノサリチル酸の合成◆

3-ニトロアニリン　—NaNO₂, H₂SO₄（ジアゾ化）→　3-ニトロベンゼンジアゾニウム塩　—H₂O, 加熱→　3-ニトロフェノール

—H₂, 触媒→　3-アミノフェノール　—CO₂, KHCO₃ 加熱（Kolbe-Schmitt 反応）→　パラアミノサリチル酸（カルシウム塩水和物）【局】

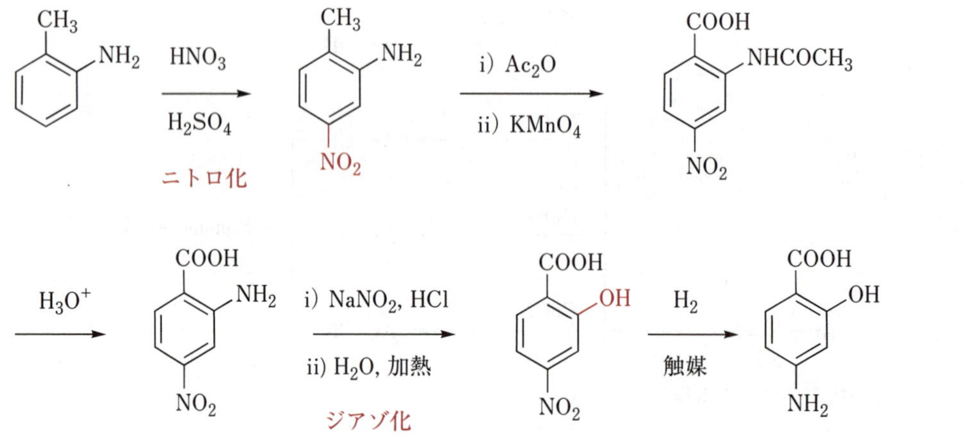

パラアミノサリチル酸
（カルシウム塩水和物）【局】

3.4.2 ジアゾカップリング

芳香族ジアゾニウム塩は，フェノールや芳香族第三級アミンのように反応性の高い芳香族化合物と反応してアゾ化合物を生じる．この反応を**ジアゾカップリング反応**という．

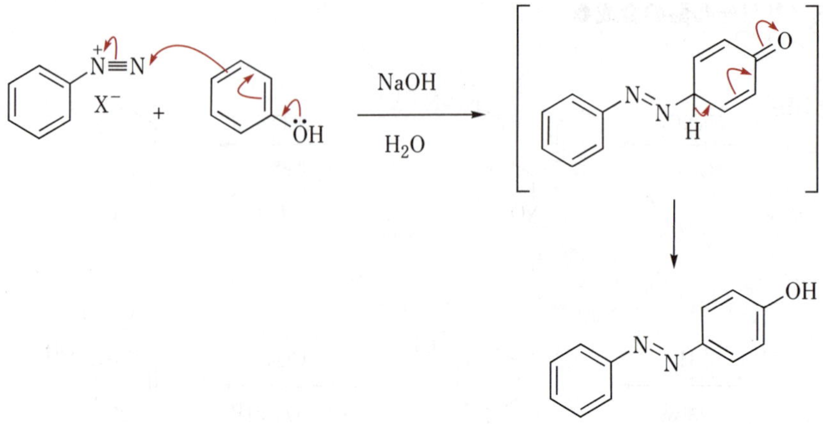

アゾ化合物は，強く着色している．アゾ基（−N＝N−）によって2つの芳香環が共役しており，可視光を吸収できるためである．アゾ化合物は強い色をもち，安価にしかも大量に合成できるため，染料として利用されてきた．これら染料の化学が，近代化学工業の礎を作った．また，G. Domagk によるサルファ剤の発見の契機となった化合物プロントジル prontosil も染料として合成されたジアゾ化合物であった．

潰瘍性大腸炎治療薬サラゾスルファピリジンの合成を示す．

3.5 ベンザイン

クロロベンゼンやブロモベンゼンは，通常の条件下，sp^2 炭素上で求核試薬と反応しない．しかし，強い条件を用いると反応する場合がある．例えば，Dow 社によって開発されたクロロベンゼンからフェノールの合成である．

ブロモベンゼンやクロロベンゼンは，液体アンモニア中，カリウムアミド（KNH$_2$）のアミドアニオン（H$_2$N$^-$）と反応し，アニリンを与える．フェノールおよびアニリンを生じたこれらの反応は，形式的にはベンゼン環上の置換反応であるが，反応は**ベンザイン benzyne** を中間体としている．ブロモベンゼンからアニリンへの反応では，はじめに塩基によるプロトンの引き抜きに始まる臭化水素の脱離反応を起こす．生じる中間体が，反応性の高い**ベンザイン**である．次にアミドアニオンがベンザインに付加してアニリンを生成する．つまり，この反応は，**脱離-付加**

機構により進行している．

$$\text{PhBr} \xrightarrow[\text{液体NH}_3, -33℃]{\text{KNH}_2} \text{PhNH}_2$$

反応機構：
C₆H₅Br + K⁺⁻NH₂ → [ベンザイン] + KBr + NH₃（脱離反応）
[ベンザイン] + K⁺⁻NH₂ → [C₆H₄(NH₂)⁻ K⁺]（付加反応）
→ C₆H₅NH₂ + KNH₂（NH₃）

ベンザインは，不安定で単離することはできない．しかし，反応系にフランを共存させると，フランはベンザインと Diels-Alder 反応を起こす．これを利用し，ベンザインを Diels-Alder 付加体として捉えることができる．

$$\text{PhBr} \xrightarrow[\text{液体NH}_3, -33℃]{\text{KNH}_2} [\text{ベンザイン}] \xrightarrow{\text{フラン}} \text{(Diels-Alder 付加体)}$$

3.6 クロスカップリング

　クロスカップリングは，学部学生が学ぶべき基礎的なレベルを超えている．しかし，この分野の発展は目覚しく，現代有機合成に必要不可欠な反応である．学部学生であっても，「クロスカップリングでこういうことが可能だ」という程度の知識は必要であろう．ここでは，簡単な反応の紹介にとどめるが，反応の詳細に興味をもつ学生は，ぜひ有機金属反応の専門書にあたってほしい．

$$R_1-M \ + \ R_2-X \xrightarrow{\text{遷移金属触媒}} R_1-R_2$$

第3章　芳香族置換反応

有機金属試薬（R₁-M）と有機ハロゲン試薬（R₂-X）が，R₁とR₂間に共有結合を生じ結合する反応を一般にクロスカップリングという．1970年代に本反応に有効なニッケルやパラジウムなど遷移金属触媒の発見を契機として，クロスカップリングは飛躍的に発展した．有機金属として，有機マグネシウム化合物（Grignard試薬），有機亜鉛化合物，有機ホウ素化合物などが用いられる．この分野に貢献した根岸英一教授および鈴木章教授に，2010年のノーベル化学賞が贈られた．

有機ホウ素化合物を用いるクロスカップリングを鈴木-宮浦カップリングという．この反応は基質適応範囲が広く，汎用性に優れており，幅広い誘導体の合成を可能にする．そのため，新しい医薬品の探索研究における必要不可欠な反応となっている．さらに，この反応は大量合成にも適している．高収率，高選択性，経済性，環境への負荷の低さ，安全性などに優れているためである．多くの医薬品や液晶材料などの工業化に応用されている．例として，高血圧症治療薬アンギオテンシンⅡ受容体拮抗薬（ARB）ロサルタンのMerck社によるプロセス合成を示す．

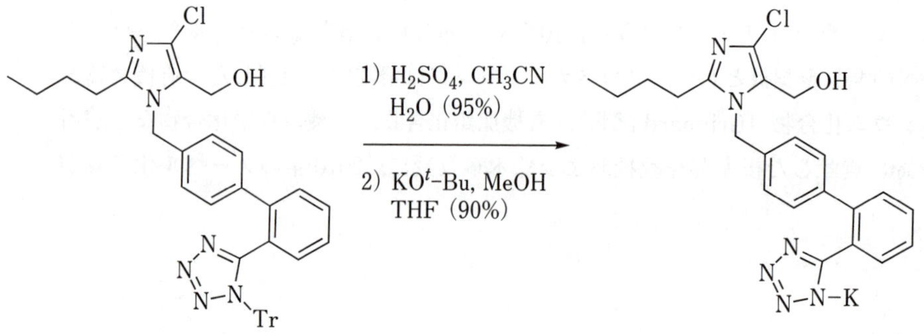

> 1) H₂SO₄, CH₃CN
>   H₂O (95%)
> 2) KO^t-Bu, MeOH
>   THF (90%)

ロサルタン
（カリウム）【局】
（高血圧症治療薬；
アンギオテンシンⅡ
受容体拮抗薬（ARB））

　1990年代に入り，クロスカップリング反応はC-N結合やC-O結合生成に拡張された．芳香族アミンや芳香族エーテルの合成を効率よく行うことができる．また，これらの反応は，形式的には sp² 炭素上の置換反応である．遷移金属触媒を用いるクロスカップリングは，先に述べた付加-脱離機構による置換反応（3.3節）やベンザインを経由する反応（3.4節）よりも，はるかに一般性の高い sp² 炭素上の形式的置換反応を可能にしている．

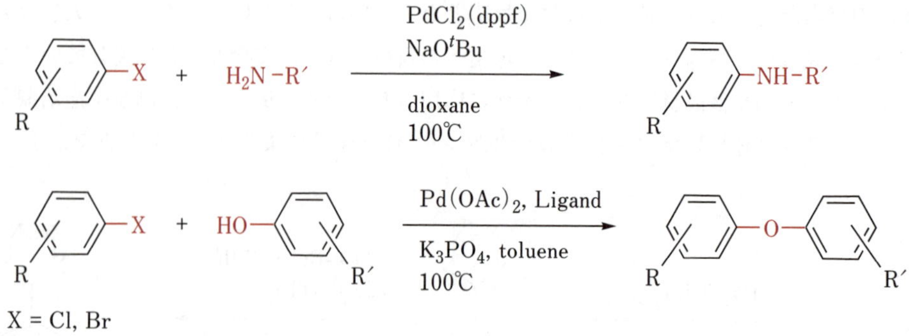

X = Cl, Br

3.7 演習問題

問1 それぞれの反応に必要な試薬を答えなさい．

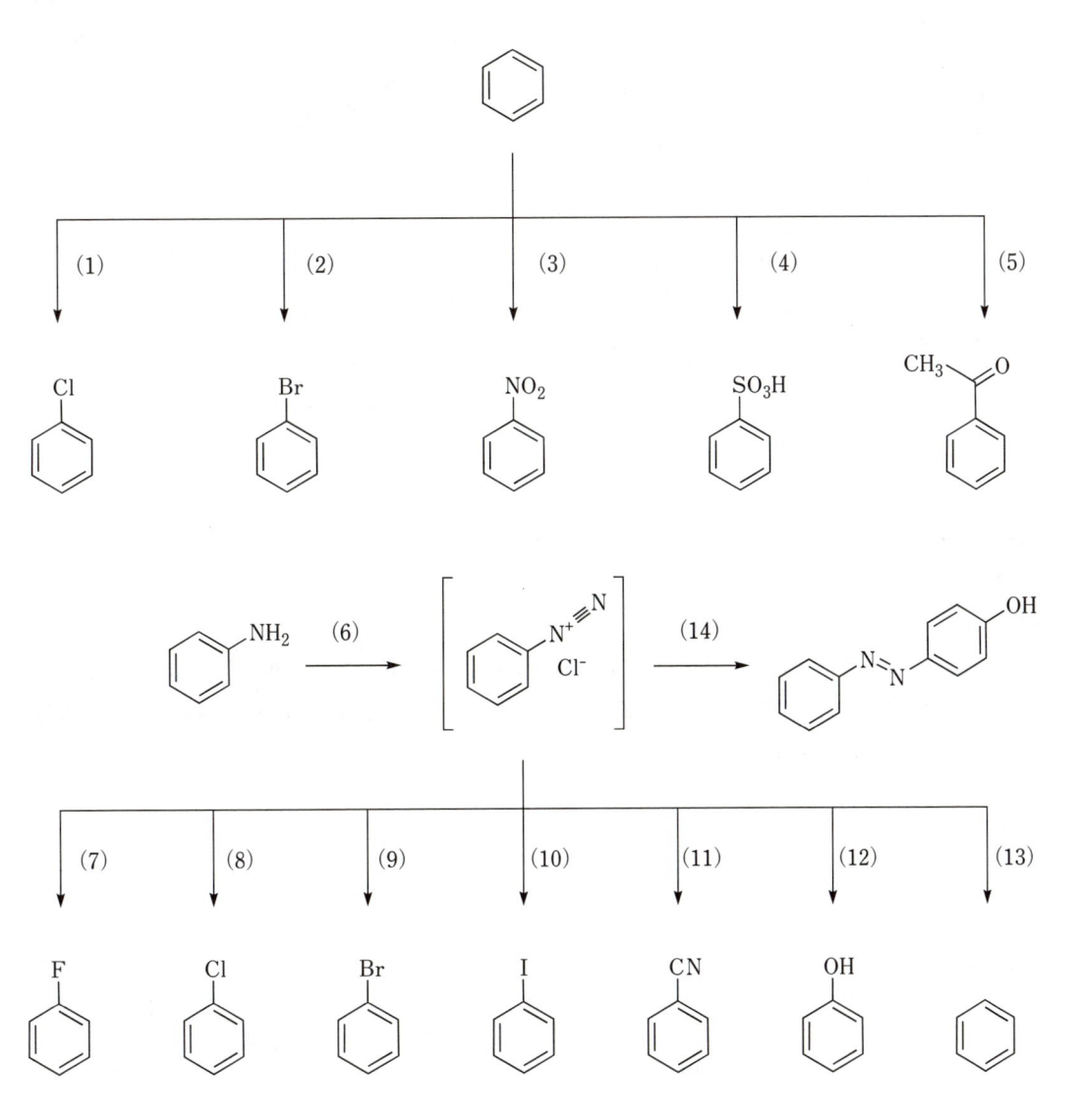

問 2 ベンゼンを出発物質として次の化合物の合成法を考え，各ステップに必要な試薬と生成物を記せ．

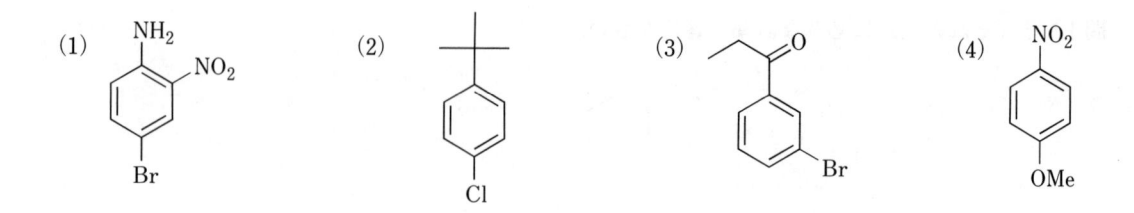

(1) 2-ニトロ-4-ブロモアニリン
(2) 4-tert-ブチルクロロベンゼン
(3) 3'-ブロモプロピオフェノン
(4) 4-ニトロアニソール
(5) 2,6-ジクロロアニリン
(6) 4-クロロフェノール
(7) 2,6-ジブロモ-4-ニトロ安息香酸
(8) 4-ブロモベンゾフェノン

解答と解説

問 1

(1) Cl$_2$, FeCl$_3$, (2) Br$_2$, FeBr$_3$, (3) HNO$_3$, H$_2$SO$_4$, (4) H$_2$SO$_4$, 加熱, (5) AcCl, AlCl$_3$, (6) NaNO$_2$, HCl, (7) HBF$_4$, (8) CuCl, (9) CuBr, (10) KI, (11) CuCN, (12) H$_2$O, 加熱, (13) H$_3$PO$_2$, (14) PhOH

問 2

(1) ベンゼン →[Br$_2$ / FeBr$_3$] 1,4-ジブロモベンゼン →[HNO$_3$ / H$_2$SO$_4$] 1,4-ジブロモ-2-ニトロベンゼン →[NH$_3$ / 加熱] 4-ブロモ-2-ニトロアニリン

(2) ベンゼン →[Cl$_2$ / FeCl$_3$] クロロベンゼン →[(CH$_3$)$_3$CCl / AlCl$_3$] 4-tert-ブチルクロロベンゼン

(3) – (6) 芳香族置換反応の合成スキーム

(7) Benzene → (HNO₃, H₂SO₄) → nitrobenzene → (1) Fe, HCl; 2) NaOH) → aniline → (AcCl) → acetanilide → (HNO₃, H₂SO₄) → 4-nitroacetanilide → (H₂SO₄, H₂O) → 4-nitroaniline → (Br₂, FeBr₃) → 2,6-dibromo-4-nitroaniline → (NaNO₂, HCl) → diazonium salt → (CuCN) → 2,6-dibromo-4-nitrobenzonitrile → (H₂SO₄, H₂O) → 2,6-dibromo-4-nitrobenzoic acid

(8) Benzene → (Br₂, FeBr₃) → bromobenzene → (PhCOCl, AlCl₃) → 4-bromobenzophenone

第 4 章

炭素−炭素結合形成反応

　水素原子をアルキル基で置換することをアルキル化という．この中には C−H 結合の水素原子あるいは，アルコール，カルボン酸，アミン，チオールなどの水素原子をアルキル基で置換する反応が含まれる．これらはそれぞれ C-アルキル化，O-アルキル化，N-アルキル化，S-アルキル化と呼ばれる．有機分子は炭素骨格で構築されているので，新しい炭素−炭素結合を形成する C-アルキル化は特に重要な反応である．一方，ケトン，アルデヒド，カルボン酸誘導体のカルボニル炭素に炭素求核体が反応する縮合反応なども官能基を導入しながら炭素−炭素結合を形成するので重要な反応である．本章では，これらの炭素−炭素結合形成反応について学ぶ．

4.1 活性メチレン化合物のアルキル化およびカルボニル基の α-位の C-アルキル化

4.1.1 活性メチレン化合物の α-位の C-アルキル化

　カルボニル基など電子求引性基の α-位の水素は酸性度が高く，塩基によって引き抜かれカルバニオンとなる．例えばケトンからは**エノラートアニオン**が生成する．これらのアニオンは求核性があり，様々な求電子剤と反応する．

ここで，電子求引性基が2つ結合した化合物のα-位水素はさらに酸性度が高く，**活性メチレン化合物**と呼ばれる．活性メチレン化合物のプロトンはNaOEtなどの塩基で容易に引き抜かれる．電子求引性基としては，ニトロ基，カルボニル基，スルホン基，メトキシカルボニル基（エステル），シアノ基などが代表的な例で，電子求引性の強さは大体この順番となっている（序章p.3〜5参照）．

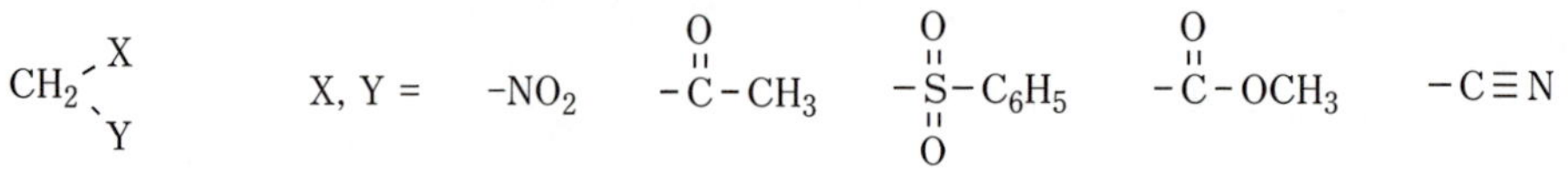

$$CH_2\begin{matrix}X\\Y\end{matrix} \qquad X, Y = \quad -NO_2 \quad -\overset{O}{\underset{}{C}}-CH_3 \quad -\overset{O}{\underset{O}{S}}-C_6H_5 \quad -\overset{O}{\underset{}{C}}-OCH_3 \quad -C\equiv N$$

活性メチレン化合物

アセト酢酸メチルを例にとり，カルバニオンの生成とアルキル化について考えてみる．アセト酢酸メチルにメタノール中でナトリウムメトキシドを作用させると，容易にカルバニオンが生成する．この反応は酸と塩基の考え方で容易に理解できる．すなわち，アセト酢酸メチルのpK_aは約11で，メタノールのpK_aは約16である．アセト酢酸メチルのほうがメタノールよりも強酸である．したがって平衡は，弱酸であるメタノールの共役塩基（メトキシドイオン）と強酸であるアセト酢酸メチルから，強酸の共役塩基であるアセト酢酸メチルのカルバニオンと弱酸のメタノールに大きく片寄っている．

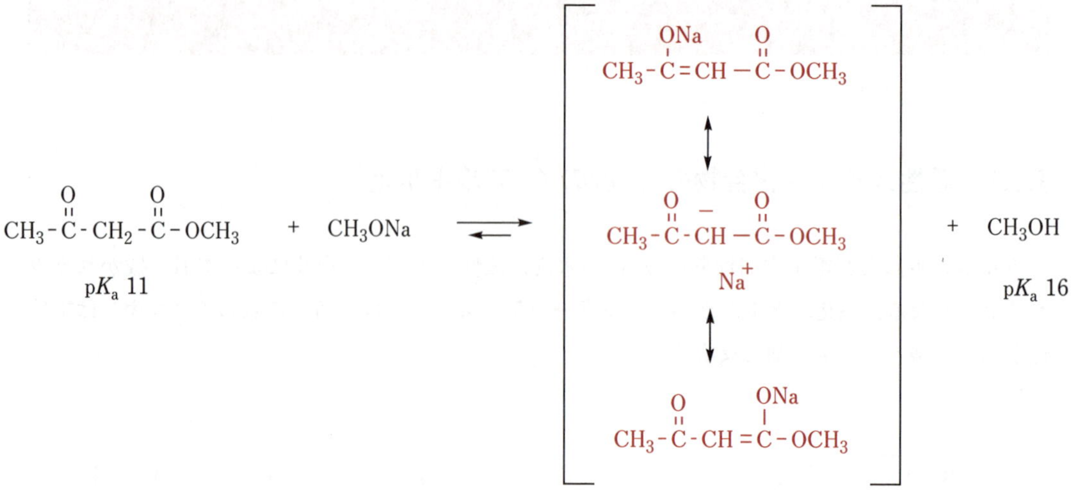

$$CH_3-\overset{O}{\underset{}{C}}-CH_2-\overset{O}{\underset{}{C}}-OCH_3 + CH_3ONa \rightleftarrows \left[\begin{matrix}CH_3-\overset{ONa}{\underset{}{C}}=CH-\overset{O}{\underset{}{C}}-OCH_3\\ \updownarrow \\ CH_3-\overset{O}{\underset{}{C}}-\overset{-}{CH}-\overset{O}{\underset{}{C}}-OCH_3 \quad Na^+ \\ \updownarrow \\ CH_3-\overset{O}{\underset{}{C}}-CH=\overset{ONa}{\underset{}{C}}-OCH_3\end{matrix}\right] + CH_3OH$$

pK_a 11 　　　　　　　　　　　　　　　　　　　　　　　　　　　　　　　　　pK_a 16

さらに，このようにして生成したアセト酢酸メチルのカルバニオンは上の図に示すような様々な**共鳴構造式**を考えることができる．すなわち，カルバニオンはカルボニル基，メトキシカルボニル基にまたがって**非局在化**して安定化される．

以下にアセト酢酸メチルのα位でのアルキル化反応とその後の変換反応を示す．臭化ブチルを用いてアルキル化後，エステル部分をアルカリ加水分解し，さらに硫酸で酸性として加熱するとカッコ内の矢印に示したように二酸化炭素の脱離とともにエノールを生成する．最後に**ケト-エノール互変異性**によってケトンを与える．

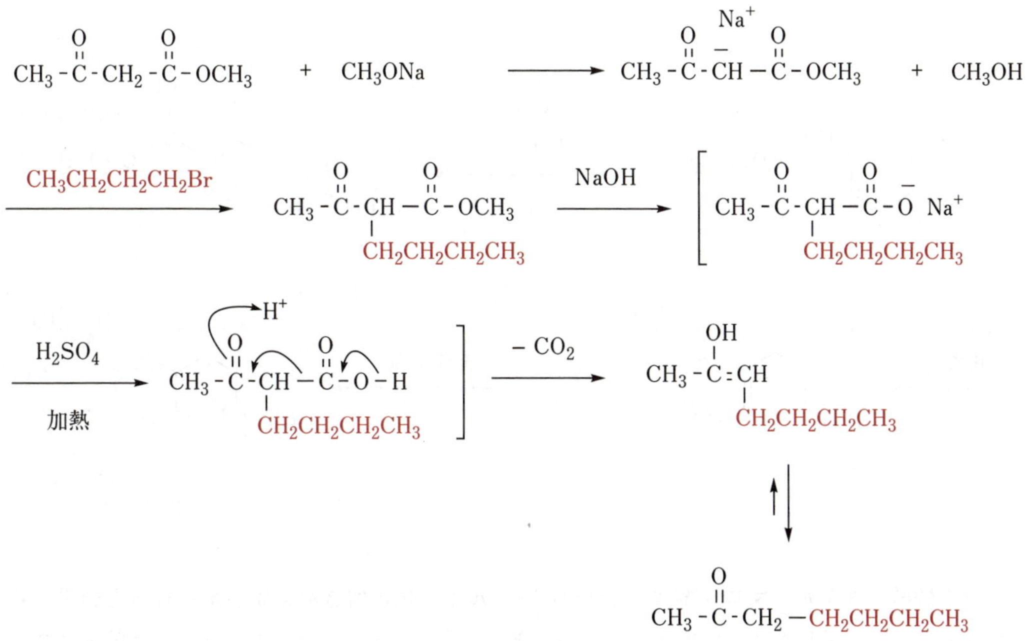

第4章 炭素-炭素結合形成反応

$$CH_3-\overset{O}{\overset{\|}{C}}-CH_2-\overset{O}{\overset{\|}{C}}-OCH_3 + CH_3ONa \longrightarrow CH_3-\overset{O}{\overset{\|}{C}}-\overset{Na^+}{\overset{-}{CH}}-\overset{O}{\overset{\|}{C}}-OCH_3 + CH_3OH$$

$$\xrightarrow{CH_3CH_2CH_2CH_2Br} CH_3-\overset{O}{\overset{\|}{C}}-\underset{CH_2CH_2CH_2CH_3}{CH}-\overset{O}{\overset{\|}{C}}-OCH_3 \xrightarrow{NaOH} \left[CH_3-\overset{O}{\overset{\|}{C}}-\underset{CH_2CH_2CH_2CH_3}{CH}-\overset{O}{\overset{\|}{C}}-O^-\ Na^+\right]$$

$$\xrightarrow[加熱]{H_2SO_4} CH_3-\overset{O}{\overset{\|}{C}}-\underset{CH_2CH_2CH_2CH_3}{CH}-\overset{O}{\overset{\|}{C}}-O-H \xrightarrow{-CO_2} CH_3-\overset{OH}{\overset{|}{C}}=\underset{CH_2CH_2CH_2CH_3}{CH}$$

$$\updownarrow$$

$$CH_3-\overset{O}{\overset{\|}{C}}-CH_2-CH_2CH_2CH_2CH_3$$

同様に**マロン酸ジエチル**をエタノール中でナトリウムエトキシドを塩基とし，臭化ベンジルとのアルキル化反応を行う例を以下の図に示す．マロン酸ジエチルの pK_a は約 13.5 で，アセト酢酸メチルと同様にアルコール中でカルバニオンが生成し，アルキル化剤と反応する．アルカリ加水分解後，酸性にして加熱すると脱炭酸が進行し，アルキル化された酢酸を与える．

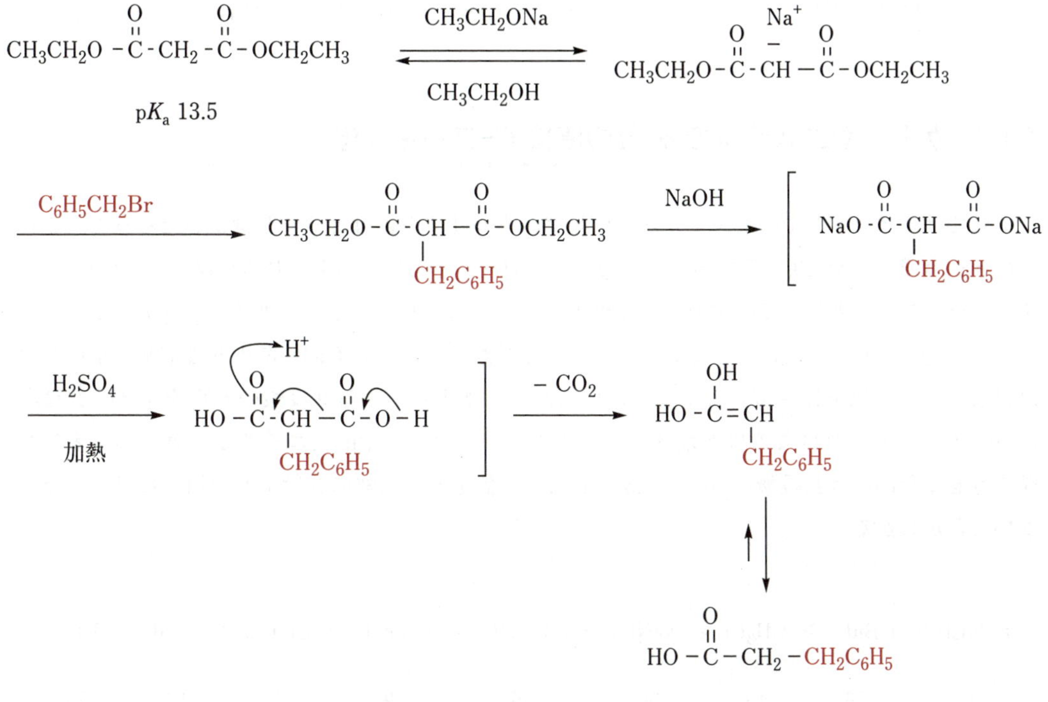

$$CH_3CH_2O-\overset{O}{\overset{\|}{C}}-CH_2-\overset{O}{\overset{\|}{C}}-OCH_2CH_3 \underset{CH_3CH_2OH}{\overset{CH_3CH_2ONa}{\rightleftharpoons}} CH_3CH_2O-\overset{O}{\overset{\|}{C}}-\overset{Na^+}{\overset{-}{CH}}-\overset{O}{\overset{\|}{C}}-OCH_2CH_3$$

pK_a 13.5

$$\xrightarrow{C_6H_5CH_2Br} CH_3CH_2O-\overset{O}{\overset{\|}{C}}-\underset{CH_2C_6H_5}{CH}-\overset{O}{\overset{\|}{C}}-OCH_2CH_3 \xrightarrow{NaOH} \left[NaO-\overset{O}{\overset{\|}{C}}-\underset{CH_2C_6H_5}{CH}-\overset{O}{\overset{\|}{C}}-ONa\right]$$

$$\xrightarrow[加熱]{H_2SO_4} HO-\overset{O}{\overset{\|}{C}}-\underset{CH_2C_6H_5}{CH}-\overset{O}{\overset{\|}{C}}-O-H \xrightarrow{-CO_2} HO-\overset{OH}{\overset{|}{C}}=\underset{CH_2C_6H_5}{CH}$$

$$\updownarrow$$

$$HO-\overset{O}{\overset{\|}{C}}-CH_2-CH_2C_6H_5$$

マロン酸エステルの C-アルキル化はナプロキセン（抗炎症薬）の合成に利用されている．

(+)-Naproxen【局】
（抗炎症薬）

アセト酢酸エステル，マロン酸エステルの **C-アルキル化**と引き続く脱炭酸を行った結果を考えてみると，下に示したように考えることができる．すなわち，アセトン，あるいは酢酸エステルの α 位にカルバニオンを発生させて **C-アルキル化**を行ったことと同じことになる．

$$CH_3-\overset{O}{\overset{\|}{C}}-CH_2^- + R-X \longrightarrow CH_3-\overset{O}{\overset{\|}{C}}-CH_2-R + X^-$$

$$CH_3CH_2O-\overset{O}{\overset{\|}{C}}-CH_2^- + R-X \longrightarrow CH_3CH_2O-\overset{O}{\overset{\|}{C}}-CH_2-R + X^-$$

4.1.2 ケトンやエステルの α-位の直接 C-アルキル化

それでは，アセトンや酢酸エチルから直接アルキル化するにはどうすればよいだろうか．これらの pK_a はそれぞれ 20，25 である．一方，アルコールの pK_a は 16 ～ 18 である．したがって，ナトリウムアルコキシドではアセトンや酢酸エチルからカルバニオン（エノラートアニオン）を効率よく発生させることはできない．アセトンや酢酸エチルよりも弱い酸の共役塩基を用いなければならない．以下に有機合成でよく用いられる塩基と対応する共役酸の pK_a を示す．共役酸の pK_a が大きくなればなるほど塩基性は強くなる．アセトンや酢酸エチルからカルバニオンを発生させるためには共役酸の pK_a が 25 より大きな値をもつ弱酸の共役塩基を用いなければならないことがわかる．

t-BuLi > n-BuLi > CH_3Li > $NaNH_2$ > i-Pr_2NLi > t-BuOK > EtONa > NaOH > Et_3N

50　　～50　　49　　36　　35　　19　　18　　16　　10

これらのうち，*i*-Pr₂NH と *n*-BuLi から調製される **LDA**（lithium diisopropylamide）は求核性の弱い強塩基として有機合成でよく用いられる．例えば THF（テトラヒドロフラン：エーテル系溶媒の一種）中，アセトンに LDA を作用させると，アセトンのα位のプロトンが引き抜かれて，エノラートアニオン（この場合はリチウムエノラート）が生成する．ジイソプロピルアミンとアセトンの pK_a を比べると，ジイソプロピルアミンが弱い酸である．弱い酸の共役塩基である LDA を作用させるので，強い酸のアセトンはその共役塩基（アセトンのエノレートアニオン）になり，LDA はジイソプロピルアミンになる．続いて臭化ベンジルを加えるとα位でアルキル化が進行して 4-フェニル-2-ブタノンを与える．LDA より *n*-BuLi のほうが強塩基であるが，*n*-BuLi は求核性が高いためカルボニル化合物への付加が進行する．したがって，このような場合には *n*-BuLi を塩基として直接用いることはできない．

$$n\text{-BuLi} + i\text{-Pr}_2\text{NH} \longrightarrow i\text{-Pr}_2\text{NLi} + n\text{Bu-H}$$

pK_a 35　　　　　　　　　LDA　　　pK_a 50

（アセトン + *i*-Pr₂NLi → リチウムエノラート + *i*-Pr₂NH）
pK_a 20　　　　　　　　　　　　　　　　　　　　pK_a 35

↓ C₆H₅CH₂Br

CH₃-CO-CH₂-CH₂C₆H₅

$$n\text{-BuLi} + \text{CH}_3\text{-CO-CH}_3 \longrightarrow \text{CH}_3\text{-C(OLi)(CH}_3\text{)-CH}_2\text{CH}_2\text{CH}_2\text{CH}_3$$

同様に酢酸エチルに LDA を作用させ，臭化ベンジルを反応させるとα位でアルキル化された 2-フェニルプロピオン酸エチルを与える．

CH₃-CO-OCH₂CH₃ + *i*-Pr₂NLi ⟶ CH₂=C(OLi)-OCH₂CH₃ + *i*-Pr₂NH

↓ C₆H₅CH₂Br

C₆H₅CH₂CH₂-CO-OCH₂CH₃

LDA などの強塩基を用いてアセトンや酢酸エチルのα位をアルキル化する方法は，脱炭酸の工程を必要とするアセト酢酸エステル，マロン酸ジエチルを用いる方法に比べて一段階で目的化

合物を得ることができる．しかし，以下の図に示すように，用いる n-BuLi, LDA, リチウムエノラートは水と瞬時に反応し，それぞれ n-BuH, i-Pr₂NH, アセトンに変換される．これらの pK_a を水の pK_a と比べると容易に理解できると思う．したがって，このような反応は，できる限り水分を含まない無水溶媒を用い，また湿気が入らないようにアルゴンや窒素などの不活性ガスの雰囲気下で行われる．一方，アセト酢酸エステルなどの活性メチレン化合物を用いる方法は，加水分解と脱炭酸の工程を必要とするが，水を含む溶媒中でも行うことができるのが利点である．目的に応じてこれらの方法を使い分けることが多い．

$$n\text{-BuLi} + H_2O \longrightarrow n\text{Bu-H} + \text{LiOH}$$

$$i\text{-Pr}_2\text{NLi} + H_2O \longrightarrow i\text{-Pr}_2\text{NH} + \text{LiOH}$$

$$CH_3-\underset{\underset{\text{OLi}}{|}}{C}=CH_2 + H_2O \longrightarrow CH_3-\underset{\underset{\text{O}}{\|}}{C}-CH_3 + \text{LiOH}$$

$$CH_2=\underset{\underset{\text{OLi}}{|}}{C}-OCH_2CH_3 + H_2O \longrightarrow CH_3-\underset{\underset{\text{O}}{\|}}{C}-OCH_2CH_3 + \text{LiOH}$$

上述のアセトンや酢酸エチルの場合，引き抜かれるプロトンは一ヶ所だけである．しかし**非対称ケトン**の場合，どちらのプロトンが引き抜かれるかによって異なる生成物を与える．2-メチルシクロヘキサノンを例にとると，2種類のエノラートアニオン A, B の生成が可能である．続いてアルキル化剤を作用させると，それぞれエノラートアニオンのオレフィン部分で反応し，対応するアルキル化生成物 C, D を与える．

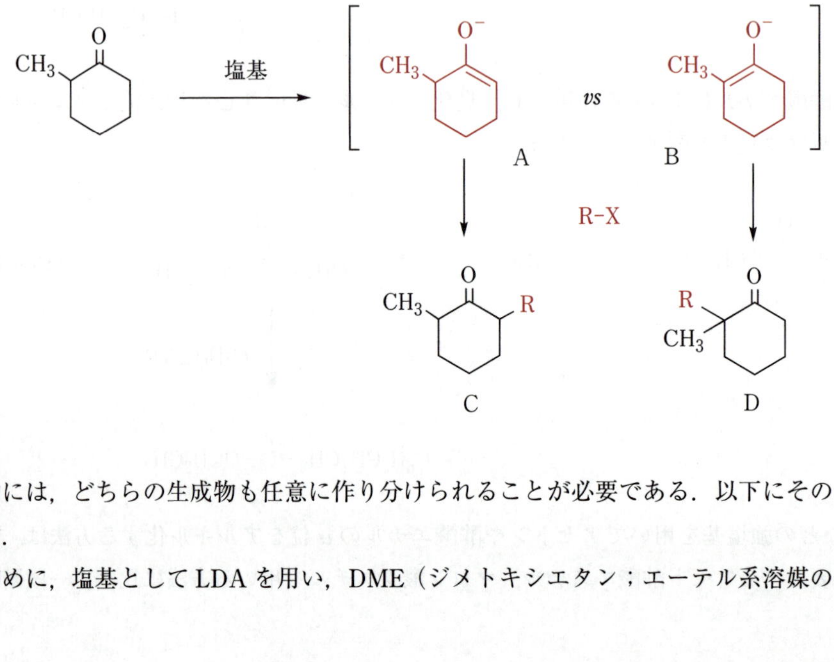

合成的には，どちらの生成物も任意に作り分けられることが必要である．以下にそのための方法を記す．

まず初めに，塩基として LDA を用い，DME（ジメトキシエタン；エーテル系溶媒の一種）中

で反応させる方法について説明する．LDA を作用させてエノラートアニオン（A と B）としたのちに臭化ベンジルを加えると，メチル基のついていない α 位でアルキル化された化合物（C に対応）とメチル基のついた位置でアルキル化された化合物（D に対応）が約 10：1 の比率で得られた．

何故，このような差が生じるのだろうか．アルキル化反応はエノラートアニオンが生成した位置で進行するので，生成物 C と D の比率はエノラートアニオン A と B の比率，すなわち，エノラートアニオンが生成する反応速度 k_1, k_2 に対応する．すなわち，置換基の少ない側の方からプロトンが約 10 倍速く引き抜かれていることを意味している．これは，置換基のより少ない側のほうが，酸性度が高く，立体障害も少ないからである．このように，最初の反応速度（この場合はプロトンを引き抜く速度）の違いによって生成物が決まることを**速度論支配** kinetic control という．

速度論支配

一方，逆に置換基の多いエノラートアニオンを優先的に生成することも可能である．すなわち，t-ブタノール中で 2-メチルシクロヘキサノンに t-ブトキシカリウム（t-BuOK）を作用させ，ヨウ化メチルを反応させると約 5：1 の比率で置換基の多い側でメチル化が進行する．この場合は，プロトン源として t-ブタノールが存在するためエノラートアニオン A と B の間で原料の 2-

メチルシクロヘキサノンを介した平衡が存在する．その結果，熱力学的により安定な置換基の多いエノラートアニオン B に平衡が片寄り，置換基の多い側でメチル化が進行する．このように熱力学的により安定な生成物を与えることを**熱力学支配** thermodynamic control という．

熱力学支配

別な例を以下に示す．アルキル化剤として塩化トリメチルシリルを用いてエノラートアニオンの酸素原子上にシリル基を導入する反応（O-アルキル化反応：後述）である．ここで得られるシリルエノールエーテルは後述する位置選択的なアルキル化反応，アルドール反応において有用な反応剤となる．最初の例は，THF 中，低温で塩基として LDA を用いるシリルエノールエーテル化である．この場合は速度論支配の反応であるから，先のアルキル化の場合と同様に，プロトンの引き抜きの速度比によって生成物の比率が決まる．その結果，置換基のより少ないシリルエノールエーテルが優先的に得られる．一方，DMF（ジメチルホルムアミド：非プロトン性極性溶媒）中で，塩化トリメチルシリルと塩基としてトリエチルアミンを加えて加熱すると，この場合は逆に置換基の多いシリルエノールエーテルが優先して生成する．

第4章 炭素-炭素結合形成反応

反応条件	比	
LDA, (CH₃)₃SiCl THF, −78°C	99 : 1	(速度論支配)
Et₃N, (CH₃)₃SiCl DMF, 100°C	22 : 78	(熱力学支配)

この場合は反応温度が高く，生成したシリルエノールエーテルとトリエチルアミン塩酸塩から原料のケトンに戻る逆反応も起こる．原料を介して生成物の間で平衡が存在するので，熱力学支配の反応となる．したがって，熱力学的により安定な生成物，すなわち，より置換基の多いシリルエノールエーテルが主生成物となる．

このようにして調製されるシリルエノールエーテルは蒸留などの操作によって分離精製が可能である．そして，シリルエノールエーテルに MeLi あるいはフッ化物イオンを作用させると，もとのエノールの位置でエノラートアニオンが生成し，位置選択的にアルキル化を行うことができる．この他，ルイス酸存在下にアルデヒドを反応させるとアルドール反応（縮合反応で述べる）が進行するなど，シリルエノールエーテルはエノラートアニオンの等価体として有機合成で大変有用な合成中間体となっている．

4.1.3 双性求核体

求電子剤が臭化ベンジルの場合はエノラートアニオンの炭素原子上で，塩化トリメチルシリルの場合は酸素原子上でアルキル化が進行する例を先に示した．アニオンは炭素原子から酸素原子にかけて非局在化して安定化されているので，どちらの位置でも求電子剤との反応が起こる可能性がある．このようなアニオンのことを**アンビデントアニオン（双性求核体）**という．代表的なアンビデントアニオンの例を以下に示す．

どちらで反応するかは求電子剤の種類，溶媒，カウンターカチオンなどによって影響を受ける．

求電子剤の影響：エノラートアニオンの場合，一般に S_N1 的な反応をする求電子剤は，電気陰性度のより大きい酸素原子上で反応が優先して起こる．S_N1 的な性質を有する求電子剤はカチオン性が高く，アンビデントアニオンと反応するときは電荷が一番多く存在する酸素原子上で反応する．イオン反応のように考えることができる．一方，S_N2 的な反応をする求電子剤はHOMO（highest occupied molecular orbital：最高被占軌道）の係数の大きな炭素原子上で進行する傾向がある．一般的に，求核置換反応では求核剤の HOMO と求電子剤の LUMO が相互作

用することで反応が進行する．S_N2 反応で中心炭素が反転するのも求核剤の HOMO が求電子剤の LUMO の反結合性軌道を攻撃するからである．アンビデントアニオンのどちらで反応するかは，以下に述べるように，溶媒やカウンターカチオンによっても影響を受けるが，求電子剤の種類による影響が最も大きい．

溶媒の影響：エタノール，水などの**プロトン性溶媒**中では，溶媒のプロトンとの水素結合により酸素原子上の電子密度は減少する．その結果，HOMO の係数の大きい炭素原子上での反応の割合が増える．これに対し，ジメチルホルムアミド（DMF）など**非プロトン性極性溶媒**を用いると，カチオンが溶媒和され，エノラートアニオンは裸のアニオンとなる．その結果，酸素原子上で反応する割合が増える．

プロトン性溶媒　　　　　　　　　　非プロトン性極性溶媒

カウンターカチオンの影響：エノラートアニオンのカウンターカチオンがナトリウムやカリウムの場合は，酸素−金属イオンは**イオン結合性**が高いのでイオン対のように表すことができる．そして電荷が最も高い酸素原子上での反応が増える．これに対してカウンターカチオンがリチウムの場合，酸素−リチウム結合は**共有結合性**があるため，HOMO の係数の大きい炭素原子上での反応が増える傾向がある．

4.1.4　その他の *C*-アルキル化

ケトンやエステルなどカルボニル化合物以外にも合成上有用な *C*-アルキル化の例を以下に示す．

A　1,3-ジチアンやシアンヒドリンの *C*-アルキル化

ハロゲン化アルキルに NaCN や KCN を作用させると求核置換反応が進行し，**ニトリル**を与える．ニトリルを加水分解するとカルボン酸やアミドに変換できる．また，還元するとアルデヒドやアミンに変換できる．したがって，**シアニドイオン**は有用な **C_1 ユニット**として広く利用され

ている.

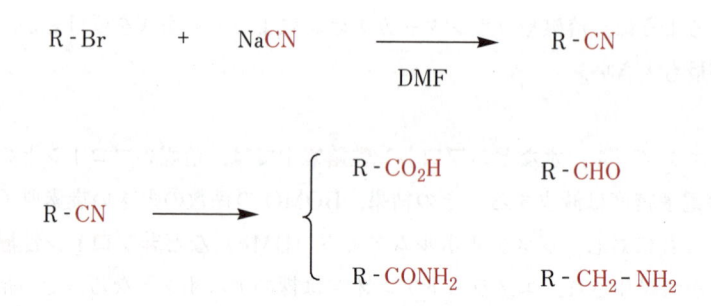

$$R\text{-}Br + NaCN \xrightarrow{DMF} R\text{-}CN$$

$$R\text{-}CN \longrightarrow \begin{cases} R\text{-}CO_2H & R\text{-}CHO \\ R\text{-}CONH_2 & R\text{-}CH_2\text{-}NH_2 \end{cases}$$

　同様に1,3-ジチアンやシアンヒドリンに強塩基を作用させて調製されるカルバニオンにアルキル化剤を反応させる方法は，炭素数を一つ増やす有力な方法としてよく用いられている.

　1,3-ジチアンの2位炭素に結合したプロトンは酸性度が高く，n-BuLiなどの強塩基を作用させると引き抜かれカルバニオンとなる．このカルバニオンは隣接するイオウ原子の空のd軌道と相互作用することで安定化されている．このようにして調製されるカルバニオンにアルキル化剤としてR^1-Xを反応させるとC-アルキル化が進行し，2-置換1,3-ジチアンを与える．このものに再びn-BuLiを作用させカルバニオンとしR^2-Xを反応させると，2,2-二置換1,3-ジチアンが得られる．2-置換1,3-ジチアンや2,2-二置換1,3-ジチアンのチオアセタール部分を加水分解すると，アルデヒド（R^1-CHO），ケトン（R^1-CO-R^2）をそれぞれ与える.

　シアンヒドリンのトリメチルシリルエーテルも強塩基LDAを作用させるとカルバニオンが生成し，アルキル化した後に加水分解するとアルデヒドが得られる.

　1,3-ジチアンやシアンヒドリンはホルムアルデヒドと同じなので，これらのアニオンはホルムアルデヒドの**アシルアニオン等価体**とみなすことができる．また，2-置換1,3-ジチアンのカルバニオンはアルデヒドのアシルアニオンとみなすことができる．すなわち，これらのカルバニオンはC^-として反応している.

　ハロゲン化アルキル（R-Br）を一炭素増やしたアルデヒド（R-CHO）やアルコール（R-CH$_2$OH）に変換するとき，グリニャール試薬（R-MgBr）に変換し，ホルムアルデヒドを反応させることで行うこともできる．これらの場合，ホルムアルデヒドやアルデヒドのカルボニル基はC^+として反応している．アシルアニオンを用いる方法は，このような方法と相補的で合成ルートの幅を広げるだけでなく，「**極性転換**」（Umpolung）として概念的にも重要である.

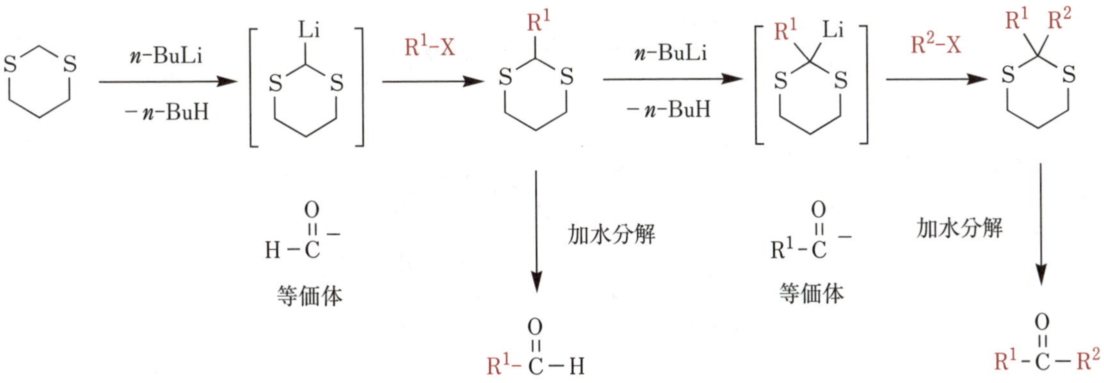

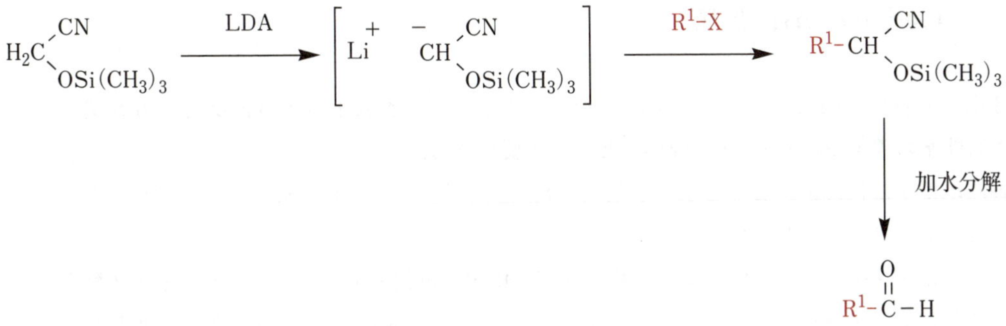

[反応スキーム: 1,3-ジチアンのアルキル化]

[反応スキーム: α-シリルオキシニトリルのアルキル化]

B アセチレンの C-アルキル化

　アセチレンの水素の pK_a は 25 で，強塩基を作用させるとアセチリドが生成する．**アセチリド**に求電子剤を作用させると **C$_2$ ユニット**を導入できることになる．トリメチルシリルアセチレンに対して順次アルキル化を行えば二つのユニットをアセチレンの両端に導入できる．アセチレンは **Birch 還元**によりトランスオレフィンに，**Lindlar 触媒**存在下に水素添加を行えばシスオレフィンに変換できる．アセチレンのアルキル化は炭素骨格を構築するうえで有用な手法である．

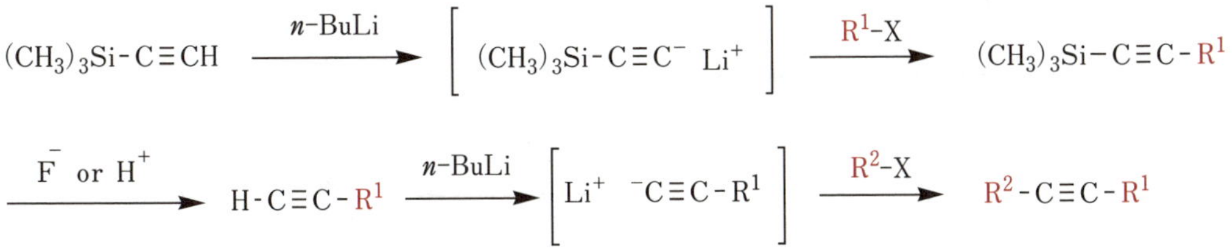

[反応スキーム: トリメチルシリルアセチレンの順次アルキル化]

$R^2-C\equiv C-R^1$
- H₂, Pd/C → $R^2-CH_2CH_2-R^1$
- H₂, Lindlar触媒 → (cis) R^2, R^1 on same side, C=C with H, H
- Na, NH₃ / Birch還元 → (trans) C=C

4.1.5 Friedel-Crafts 反応

第3章で芳香族置換反応について解説した．この中で，芳香族求電子置換反応は芳香環への種々の官能基の導入や炭素–炭素結合形成として重要である．

芳香族求電子置換反応における求電子剤 X⁺ は，窒素原子やハロゲン原子に限定されるものでなく，炭素原子であっても進行する．

特に，ハロゲン化アルキルやカルボン酸ハロゲン化物に塩化アルミニウムなどのルイス酸を作用させて芳香環に炭素鎖を導入する反応を **Friedel-Crafts 反応**という．導入される基がアルキル基，アシル基に応じて **Friedel-Crafts アルキル化反応**，**Friedel-Crafts アシル化反応**と呼ばれる．Friedel-Crafts 反応および関連する反応は，芳香環に炭素側鎖を導入する重要な方法である．

ここでは炭素–炭素結合形成反応として Friedel-Crafts 反応を概説する．

Friedel-Craftsアルキル化反応

ベンゼン(大過剰) + R-Cl →(AlCl₃)→ Ph-R

Friedel-Craftsアシル化反応

ベンゼン + R-C(=O)-Cl →(AlCl₃)→ Ph-C(=O)-R

A Friedel-Crafts アルキル化反応

ハロゲン化アルキルと電子供与性基をもつベンゼンを混合しても，それだけでは置換反応は進行しない．Friedel-Crafts アルキル化反応に必要な "**カルボカチオン**" は，ハロゲン化アルキル

にルイス酸を作用させることによって発生させることができる．ルイス酸として最もよく用いられているのは **AlCl₃** である．その他，FeCl₃，BF₃エーテル錯体，SnCl₄なども使われる．

臭化エチルと塩化 *tert*-ブチルをハロゲン化アルキルとして用いた例を以下に示した．臭化エチルのように第一級アルキルのハロゲン化物の場合，カルボカチオンは生成せず，ハロゲン化アルキルと塩化アルミニウムの複合体にベンゼンが攻撃する．一方，第三級アルキルの場合は，安定なカルボカチオンとなってからベンゼンと反応する．

$$\text{C}_6\text{H}_6 + \text{CH}_3\text{CH}_2\text{Br} \xrightarrow{\text{AlCl}_3} \text{C}_6\text{H}_5\text{CH}_2\text{CH}_3 + \text{HBr}$$
83%

$$\text{C}_6\text{H}_6 + (\text{CH}_3)_3\text{CCl} \xrightarrow{\text{AlCl}_3} \text{C}_6\text{H}_5\text{C}(\text{CH}_3)_3 + \text{HCl}$$
~80%

$$\text{CH}_3\text{CH}_2\text{Br} + \text{AlCl}_3 \rightleftharpoons \text{CH}_3\text{CH}_2-\text{Br}-\text{AlCl}_3$$

$$(\text{CH}_3)_3\text{CCl} + \text{AlCl}_3 \rightleftharpoons [(\text{CH}_3)_3\text{C}-\text{Cl}-\text{AlCl}_3] \longrightarrow (\text{CH}_3)_3\text{C}^+ \text{AlCl}_4^-$$

芳香族化合物の求核性はニトロ化やハロゲン化と同様である．電子供与性基がつくと反応性は高くなり，電子求引性基がつくと低下する．置換基の影響はおよそ次のような順序となる．

$$\text{OCH}_3 > \text{N}(\text{CH}_3)_2 > \text{アルキル基} > \text{H} > \text{COCH}_3 > \text{NO}_2$$

エチルベンゼン，あるいは *tert*-ブチルベンゼンはベンゼンよりも反応性が高いことがわかる．したがって，上に示したベンゼンと臭化エチル，あるいは塩化 *tert*-ブチルの反応で生成するモノアルキル化体はさらに次々とアルキル化が進行してする．例えば，ベンゼンと臭化エチルの Friedel-Crafts 反応では 1,3,5-トリエチルベンゼンを与える．なお，アルキル基はオルト-パラ配向性であるが，Friedel-Crafts 反応の条件下ではアルキル化と同時に脱アルキル化も進行するため，最終的には熱力学的に最も安定な 1,3,5-トリエチルベンゼンを与える．大過剰のベンゼンを用いれば，モノ置換体だけを収率よく得ることができるが，モノアルキル化体だけを選択的に得ることが困難な点が Friedel-Crafts アルキル化反応の欠点である．

[反応式: ベンゼン + CH₃CH₂Br (大過剰) — AlCl₃ → エチルベンゼン]

[反応式: AlCl₃, CH₃CH₂Br → 1,3,5-トリエチルベンゼン]

　もう1つの欠点は，転位反応が起こることである．例えば，ベンゼンと塩化プロピルのFriedel-Craftsアルキル化反応を行うと，イソプロピルベンゼンが主生成物となり，n-プロピルベンゼンは副生成物となる．塩化プロピルと塩化アルミニウムの複合体からヒドリドが転位し，より安定な2級カルボカチオンとなってベンゼンと反応する．

[反応式: ベンゼン + CH₃CH₂CH₂-Cl — AlCl₃ → イソプロピルベンゼン（主生成物） + n-プロピルベンゼン]

[機構: CH₂CH₂CH₃-Cl-AlCl₃ → n-プロピルベンゼン；CH₃-CH⁺-CH₃ AlCl₄⁻ → イソプロピルベンゼン（主生成物）]

　上述したFriedel-Craftsアルキル化反応ではハロゲン化アルキルにルイス酸を作用させて"カルボカチオン"を発生させている．"カルボカチオン"の発生法は様々である．オレフィンやアルコールに酸を作用させても"カルボカチオン"が生成し，芳香環と反応する．このようなFriedel-Craftsアルキル化反応の類似反応を以下に示した．クメン（イソプロピルベンゼン）の酸素酸化反応を経由するフェノールの工業的製造法は**クメン法**と呼ばれ，実用化されている．

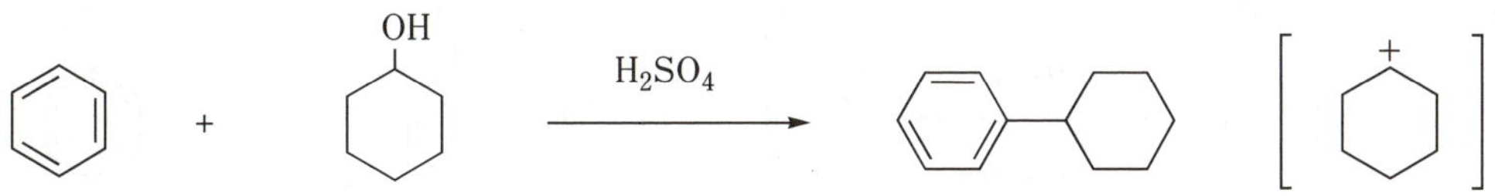

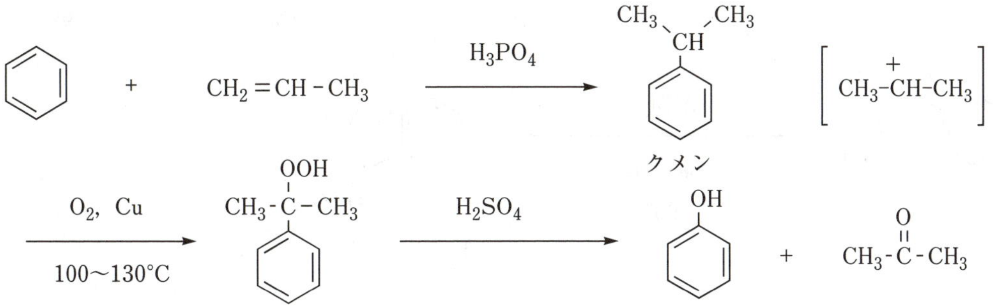

[反応スキーム図]

B Friedel-Crafts アシル化反応

　前節の Friedel-Crafts アルキル化反応は生成物が原料よりも反応性が高くなるため，反応条件の選択が困難な場合が多く，適用範囲が限られている．これに対し，Friedel-Crafts アシル化反応は芳香族アシル化合物を合成する有用な方法論である．

　第一の理由は，アシル化剤の方がアルキル化剤よりも一般的に反応性が高く，アシル化反応が容易に進行する．以下の図に示した**アシルカチオン**が活性な中間体として芳香環と反応する．第二に，新たに導入されたアシル基は電子求引性基なので，生成物は原料の芳香環よりも反応性が大きく低下する．したがって，アシル化反応はモノアシル化生成物の段階で止まり，これ以上のアシル化が進行しない．この点がアルキル化の場合と大きく異なる点である．

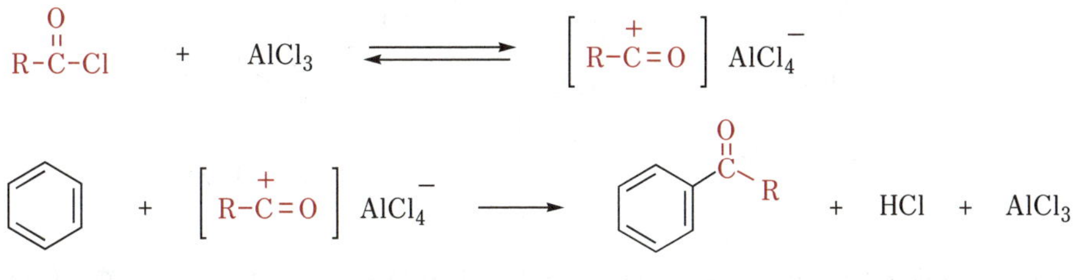

[反応機構図]

　トルエンと塩化ベンゾイルの反応では，トルエンのメチル基のオルト-パラ配向性のためパラ位がベンゾイル化された化合物を主生成物として与える．また，分子内アシル化反応も容易に進行し多環性化合物を合成することができる．

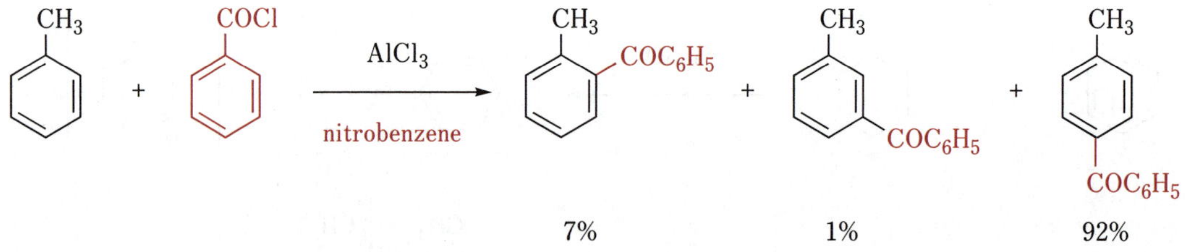

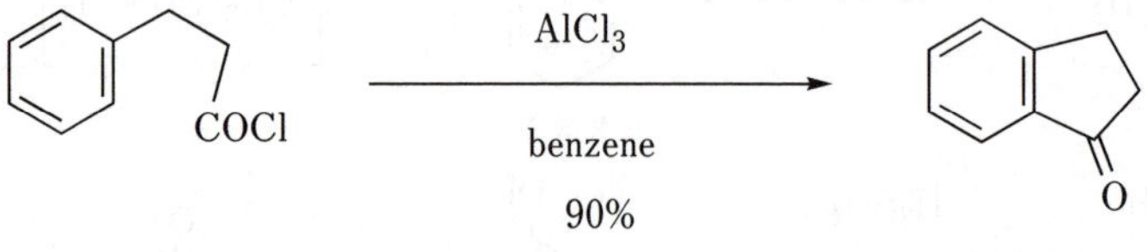

[反応式: トルエン + ベンゾイルクロリド, AlCl₃/nitrobenzene → o-体 7%, m-体 1%, p-体 92%]

[反応式: 3-フェニルプロパノイルクロリド, AlCl₃/benzene, 90% → 1-インダノン]

　Friedel-Crafts アシル化反応は酸塩化物だけでなく，酸無水物，あるいはカルボン酸を用いる場合もある．以下の図は，ベンゼンとコハク酸無水物から α-テトラロンを合成する例である．Friedel-Crafts アシル化反応でできるアシル基は還元（この場合は Clemmensen 還元）によってメチレンとすることができ，さらに得られるカルボン酸にリン酸を作用させると Friedel-Crafts 型のアシル化反応が進行して α-テトラロンに環化する．

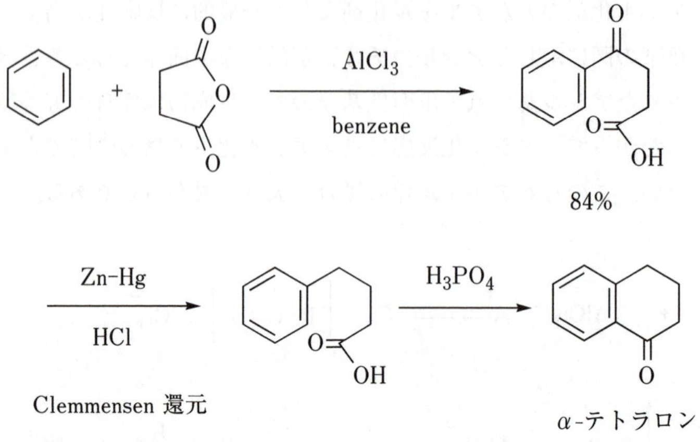

[反応式: ベンゼン + コハク酸無水物, AlCl₃/benzene → 4-オキソ-4-フェニルブタン酸 84% → Zn-Hg/HCl (Clemmensen 還元) → 4-フェニルブタン酸 → H₃PO₄ → α-テトラロン]

　このように，Friedel-Crafts アシル化反応における活性種アシルカチオンは，酸塩化物-AlCl₃ だけでなく，酸無水物，カルボン酸などにルイス酸，プロトン酸を作用させる様々な方法で発生させることができる．

　医薬品への応用例として交感神経興奮薬エピネフリンの合成を以下に示す．

4.2 アルドール反応

アセトアルデヒドに水酸化ナトリウムを水溶液中で作用させると，2分子のアセトアルデヒドが縮合して**アルドール**を生成する．生成物はβ-ヒドロキシアルデヒド構造を有し，aldehyde と alcohol を分子に含むので，aldol と総称する．この反応は，塩基として用いた水酸化ナトリウムの作用によって生成した**エノレートアニオン**が，もう1分子のアセトアルデヒドを攻撃して進行する．水酸化ナトリウムは強塩基でないので，アセトアルデヒドのエノレートアニオンはごくわずかしか生成していないが，反応性が高くアルドールを生成することで絶えずエノレートアニオンが生成し，平衡がアルドール生成物にずれる．

$$2\ CH_3-\underset{\underset{H}{|}}{\overset{\overset{O}{\|}}{C}}-H \xrightarrow{NaOH} CH_3-\underset{\underset{}{|}}{\overset{\overset{OH}{|}}{C}}-CH_2-\overset{\overset{O}{\|}}{C}-H$$

アルドール

$$CH_3-\overset{\overset{O}{\|}}{C}-H + NaOH \rightleftarrows CH_2=\overset{\overset{O^-\ Na^+}{|}}{C}-H + H_2O$$

$$CH_3-\overset{\overset{O}{\|}}{C}-H + CH_2=\overset{\overset{O^-\ Na^+}{|}}{C}-H \rightleftarrows CH_3-\overset{\overset{O^-\ Na^+}{|}}{CH}-CH_2-\overset{\overset{O}{\|}}{C}-H$$

$$\updownarrow {\scriptsize NaOH\ \ H_2O}$$

$$CH_3-\overset{\overset{OH}{|}}{CH}-CH_2-\overset{\overset{O}{\|}}{C}-H$$

　一方，アセトンを酸で処理するとメシチルオキシドが生成する．これは2分子のアセトンが酸性条件下でアルドール縮合，脱水した化合物である．この反応は，酸性条件下でアセトンのカルボニル酸素にプロトン化が起こることでカルボニル基が活性化され，これに**エノール**が求核的に攻撃することによって進行する．

$$2\ CH_3-\overset{\overset{O}{\|}}{C}-CH_3 \xrightarrow{H^+} CH_3-\overset{\overset{O}{\|}}{C}-CH=C\overset{CH_3}{\underset{CH_3}{\diagdown}} + H_2O$$

$$CH_3-\overset{\overset{H-O}{|}}{C}=CH_2 + CH_3-\overset{\overset{{}^+OH}{\|}}{C}-CH_3 \rightleftarrows CH_3-\overset{\overset{O}{\|}}{C}-CH_2-\overset{\overset{OH}{|}}{\underset{\underset{CH_3}{|}}{C}}-CH_3 + H^+$$

$$\updownarrow H^+$$

$$CH_3-\overset{\overset{O}{\|}}{C}-CH=C\overset{CH_3}{\underset{CH_3}{\diagdown}} \xleftarrow{-H_2O} CH_3-\overset{\overset{O}{\|}}{C}-\underset{\underset{H}{|}}{CH}-\overset{\overset{{}^+OH_2}{|}}{\underset{\underset{CH_3}{|}}{C}}-CH_3$$

　アルドール縮合はこのように塩基性でも酸性条件下でも進行する．アセトアルデヒド，アセトンのアルドール反応の全ての段階は可逆的である．アルドールを塩基性条件下に賦すと，**逆反応**によってアセトアルデヒドに戻る．一方，酸性条件下で生成するアセトンのアルドール付加体は，さらに脱水してメシチルオキシドとなり，平衡は起こらなくなり不可逆的な反応となる．

上の2つの例はともに同一のカルボニル化合物同士の反応例である．これに対し，異なるカルボニル化合物を反応させると異性体を含む複数のアルドール生成物が生成する可能性がある．例えば，以下のような2種類のアルデヒドのアルドール反応を行うと，2種類のエノレートアニオンが生成し，それぞれが2種類のアルデヒドを攻撃する可能性があり，合計で4種類のアルドールが生成する可能性がある．立体異性体も考慮すると最大8種類のアルドールが生成することになる．ケトン同士の場合は位置異性体も加わるので8種類の異性体（立体異性体も考慮するとさらに2倍となる）が生成することになる．

$$R^1 CH_2-CHO + R^2 CH_2-CHO \longrightarrow$$

{ 生成物4種 }

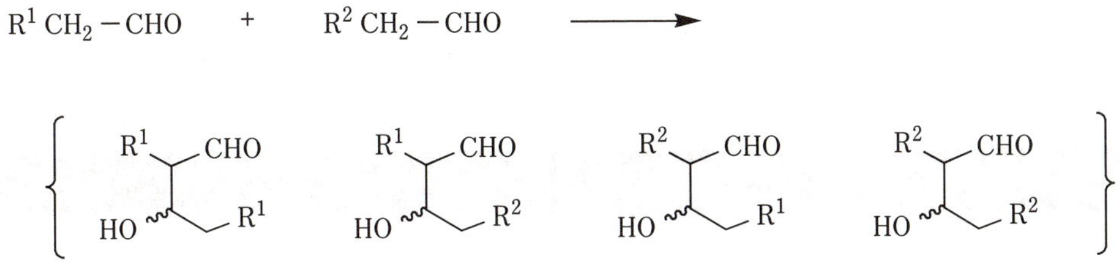

しかし，ケトンとアルデヒドの組合せの場合は，ケトン由来のエノレートアニオンがアルデヒドを攻撃した生成物を優先して与える．これは，一般的にケトン由来のエノレートアニオンの方がアルデヒド由来のエノレートアニオンよりも反応性が高く，さらにアルデヒドの方が求核剤の攻撃を受けやすいためである．

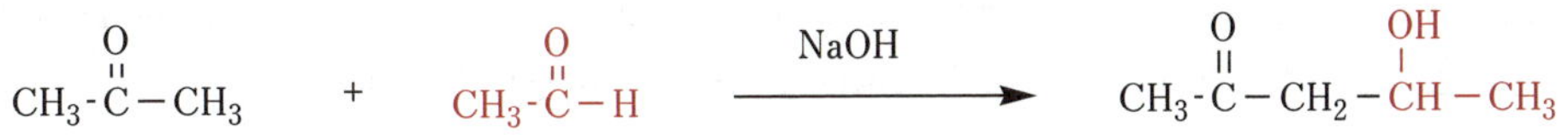

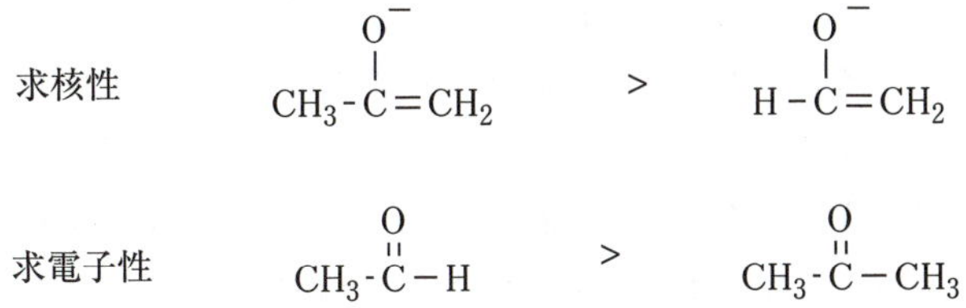

$$CH_3-\overset{O}{\underset{}{C}}-CH_3 + CH_3-\overset{O}{\underset{}{C}}-H \xrightarrow{NaOH} CH_3-\overset{O}{\underset{}{C}}-CH_2-\overset{OH}{\underset{}{CH}}-CH_3$$

求核性　　$CH_3-\overset{O^-}{\underset{}{C}}=CH_2$ > $H-\overset{O^-}{\underset{}{C}}=CH_2$

求電子性　$CH_3-\overset{O}{\underset{}{C}}-H$ > $CH_3-\overset{O}{\underset{}{C}}-CH_3$

特に，α位に水素を持たない芳香族アルデヒドと，脂肪族ケトンやアルデヒドの塩基性条件下での脱水縮合反応は **Claisen-Schmidt 反応** と呼ばれ，α,β-不飽和ケトンや不飽和アルデヒドの合成法として有用である．下図のベンズアルデヒドとアセトンの場合，エノレートアニオンはアセトン由来の1種類しか生成しない．一方，ベンズアルデヒドとアセトンのカルボニル基の反応性を比べると，ベンズアルデヒドのほうが求核剤の攻撃を受けやすい．したがって，1種類の生成物しか与えないことになる．

[反応式: C6H5CHO + CH3-CO-CH3 → (NaOH, H2O-EtOH) → PhCH=CH-COCH3 (78%)]

これらのアルドール反応が選択的に進行するのは，2種類のカルボニル化合物の構造と組合せに大きく依存している．より一般性をもった選択的なアルドール反応については次節で詳しく説明する．

4.3 選択的アルドール反応

異なるアルデヒドを用いてアルドール反応を行うと，多くの生成物を与える可能性があることを先に述べた．アルデヒドやケトンの組合せによっては，何も工夫しなくても1種類の生成物を与える場合についても先に述べた．しかし，炭素–炭素結合を形成するアルドール反応は利用価値の高い反応なので，ケトンやアルデヒドの構造的な特徴に依存せず，2種類のカルボニル化合物のうち一方から選択的に，かつ任意の位置でエノレートアニオンを発生させ，もう一方のカルボニル化合物と立体選択的にアルドール反応を行うことができればアルドール反応の価値はさらに高まる．このような試みのうち，最も基本的な二つの方法を以下に示す．

第一の方法は，強塩基を用いて一方のカルボニル化合物からエノレートアニオンを最初に発生させ，ついで求電子剤となるもう一方のカルボニル化合物を後から加える方法である．すなわち，2-ペンタノンに速度論支配条件下でLDAを作用させると，より置換基の少ないリチウムエノレートが生成する．引き続きベンズアルデヒドを反応させると位置選択的にアルドールを与える．低温で強塩基を作用させることにより，生成するエノレートアニオンが同じカルボニル化合物とアルドール反応を起こさないようにすることが可能となる．また，速度論支配の条件なので，置換基のより少ない位置でエノレートアニオンを発生させることができる．

[反応式: 2-ペンタノン → (i-Pr2NLi (LDA), THF, -78°C) → [リチウムエノレート OLi] → (C6H5CHO, -78°C) → アルドール生成物 (OH, C6H5)]

もう1つの例は，**シリルエノールエーテル**をエノレートアニオン等価体として利用する方法である．シリルエノールエーテルの求核性は高くなく，カルボニル化合物を加えただけではアルドール反応は進行しない．しかし，反応系にルイス酸が存在すると，ルイス酸はカルボニル酸素に配位し，カルボニル基は活性化される．その結果，求核性の低いシリルエノールエーテルもカルボニル基に付加することが可能となり，アルドール反応が進行する．

このルイス酸の存在下にアルデヒドを反応させるアルドール反応は**向山アルドール反応**と呼ばれる．この場合，一方のカルボニル化合物をあらかじめシリルエノールエーテルにすることで，求核剤となるカルボニル化合物と求電子剤となるカルボニル化合物を区別して反応させることができる．また，アルキル化の項で述べたように，シリルエノールエーテルは速度論支配条件下，あるいは熱力学支配条件下で位置選択的に作り分けることができ，向山アルドール反応と組み合わせることで，任意の位置で選択的にカルボニル化合物と反応させることができる．

　LDA を塩基として用いるアルドール反応は塩基性条件下で進行し，一方，ルイス酸を用いる向山アルドール反応は酸性条件下で進行する．別な見方をすると，塩基性条件下のアルドール反応は求核剤となるエノレートアニオンを活性化しているのに対し，酸性条件下では求電子剤となるカルボニル化合物を活性化している．このようにこれらのアルドール反応は相補的な関係にあり概念的にも重要である．

　アルドール反応では**位置選択性**に加え**立体選択性**も重要な点である．以下に示したケトンとアルデヒドの反応によって2つの不斉炭素が新たに生じる．したがって，光学異性体も含めると全部で4種類の立体異性体ができることになる．アルドール付加体の構造を主鎖がジグザグになるように書いた時（次図），側鎖となる R^2 と OH が同じ側になるものを**シン体**（*syn* 体），反対側になるものを**アンチ体**（*anti* 体）と呼ぶ．

[アルドール反応の生成物の図: syn体とanti体、およびそれぞれのエナンチオマー]

ケトンとアルデヒドの塩基性条件下でのアルドール反応によって，シン体とアンチ体のどちらの異性体が主生成物となるかは，アルドール付加中間体の熱力学的安定性に支配される．アルドール反応は平衡反応なので，逆反応（逆アルドール反応）が進行する．これにより，原料を介してシン体とアンチ体との間で平衡が存在する．図に示すように，アンチ体ではR^2が擬エカトリアルとなりR^1との立体反発が少ないのでシン体よりも通常は安定である．したがって，室温など平衡が起こる条件下でアルドール反応を行うと，アンチ体が優先して生成する．しかし，選択性は高くはない．

[エノレートとアルデヒドからの遷移状態の図: anti体（主生成物）とsyn体]

アルドール反応で高い選択性を達成するためには，LDA などの強塩基を用い，低温，短時間で反応を行うか，あるいは，アルドール付加中間体の金属キレート構造が安定となるような金属イオンを用いればよい．このような条件下では，アルドール付加中間体の金属キレート構造が保たれ，逆反応は起こらない．その結果，この種のアルドール反応は速度論支配の反応となり，遷移状態の安定性によって主生成物，生成比が決まる．また，重要なことは，エノレートの立体化学（E-エノレート，Z-エノレート）によってアルドール付加体の立体化学（syn, anti）が決まる．すなわち，E-エノレートからはアンチ体を，Z-エノレートからはシン体が優先して得られ

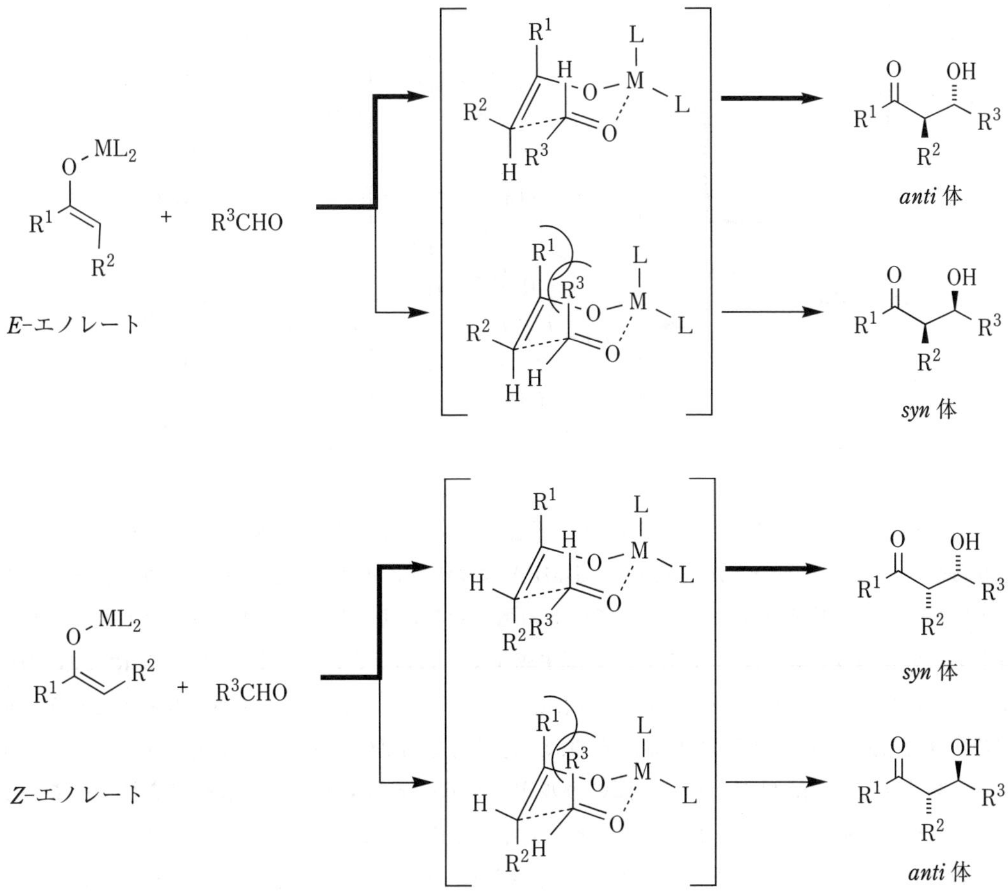

る.

　これは，以下に示した金属イオンを含む 6 員環の遷移状態を経由する機構で説明できる．E-エノレート，Z-エノレートともに遷移状態では，アルデヒドの置換基 R^2 は擬エカトリアル位を占めるほうが安定で，それぞれ太線で示した経路が優先する．この速度論支配の反応の選択性は熱力学支配の場合に比べて一般的に高い．

　特に，ホウ素エノレート（図で，M が B，L がアルキル基）を用いると，選択性は極めて高い．これは，B–C 結合（1.56 Å）は C–C 結合（1.54 Å）とほぼ同じで，B–O 結合（1.36 Å）は C–O 結合（1.43 Å）に比べて短かく，よりコンパクトな 6 員環キレートが形成されるためである．そして，ホウ素原子に結合した L による 1,3-ジアキシャル反発も効果的に作用するためである．

　このようにして，エノレートの立体化学がアルドール付加体の立体化学に反映される．すると次に，エノレートをいかにして選択的に合成するかが重要となる．非対称ケトンから位置選択的に，また E-エノレート，Z-エノレートを立体選択的に調製する方法は，課題が残されているものの，いくつか知られている．

　ケトンに LDA を THF 中，低温下で作用させると，図のような 6 員環遷移状態 T_1 を経てプロトンの引き抜きが起こり，E-エノレートが優先して生成する．もう一方の遷移状態 T_2 では R^2 と嵩高いイソプロピル基との 1,3-ジアキシャル反発が生じるためエネルギー的に不利となる．

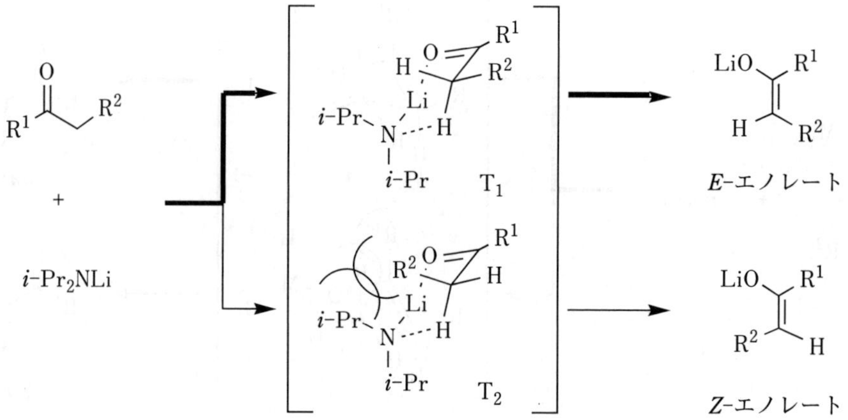

一方，同様にケトンに LDA を THF 中，低温下で作用させる時，極性の高い HMPA を共存させると逆に Z-エノレートが優先する．HMPA はリチウムイオンに配位するため，Li を介した 6 員環キレートを形成できない．そして以下の図に示したように，C＝O 二重結合と直交したプロトンが引き抜かれエノレートアニオンが生成する．このとき，遷移状態 T_4 では R^1 と R^2 の反発があるので，T_3 の方が有利であるためと説明されている．また，カルボニル基の C＝O 二重結合と直交したプロトンが引き抜かれるのは，電子的な効果による．すなわち，エノレートイオンの α 炭素原子は sp^2 混成となり，隣のカルボニル基の p 軌道と重なる p 軌道を持つ．このようにして負の電荷がエノレートアニオンとして非局在化することによって安定化される．引き抜かれるプロトンが C＝O 二重結合と直交していると，ねじれることなく，そのまま p 軌道となるので電子的に有利となる．

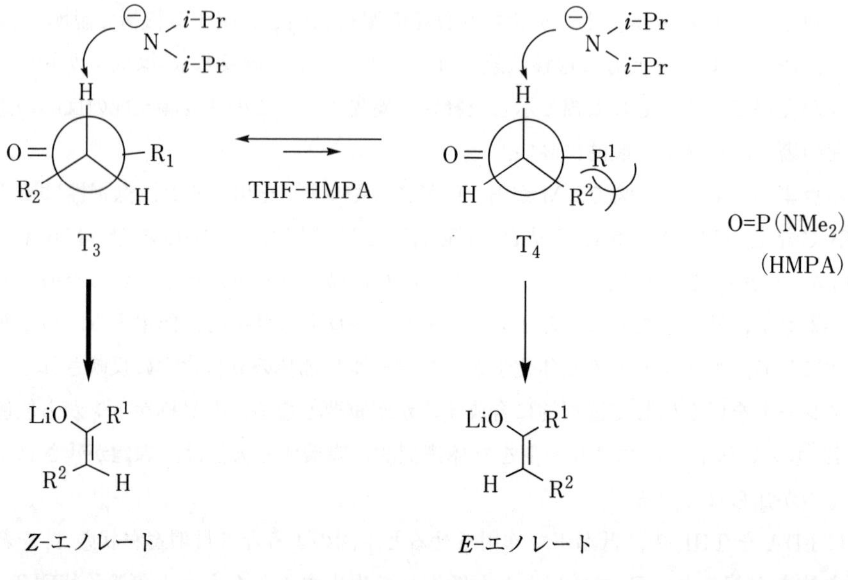

次に，エノレートアニオンの立体選択的な調製を含めたアルドール反応例を示す．Z-エノレートからシン体が，E-エノレートからアンチ体が生成しており，いずれも環状遷移状態を経由する機構で説明されている．

[反応スキーム: シクロヘキサノン + i-Pr₂NLi / THF, −78°C → E-エノレート (OLi) + C₆H₅CHO → anti 体 + syn 体

anti : syn = 75 : 25]

[反応スキーム: t-Bu-CO-CH₂CH₃ + i-Pr₂NLi / THF, −78°C → Z-エノレート >98% (t-Bu, OLi, CH₃) + C₆H₅CHO → syn >98%]

4.4 アルドール関連反応

　炭素−炭素結合を形成するアルドール反応は有機化合物を合成するうえで極めて重要な反応である．また，アルドール反応は最も基本的な反応なので，関連する様々な反応が見出されている．ここでは，アルドール関連反応としていくつかの代表的な反応を示す．

A Knoevenagel 反応

　Knoevenagel 反応は**活性メチレン化合物**とアルデヒドやケトンをピペリジンなどのアミンの存在下で反応させるもので，脱水縮合生成物を与える．以下の例はマロン酸ジエチルとベンズアルデヒドの Knoevenagel 反応の例である．この反応は，活性メチレン化合物とアルデヒドが直接反応するのではない．まず初めにアルデヒドとピペリジンから活性なイミニウム塩が生成し，これに活性メチレン化合物のカルバニオンが攻撃する．引き続いて，ピペリジン窒素にプロトン化が起こり，アンモニウム塩となると容易に脱離して不飽和化合物を与える．

抗てんかん薬のエトスクシミドの合成例を以下に示す．

B Doebner 反応

活性メチレン化合物として**マロン酸**を用い，ピリジン中，触媒量のピペリジンの存在下に芳香族アルデヒドと反応させると，最初に生成するイミニウム塩に対するマロン酸の付加が進行する．この場合は，中間体の β-アミノ酸から図に示すような反応機構で脱炭酸が進行し，α,β-不飽和

カルボン酸が得られる．この反応は **Doebner 反応** と呼ばれる．

C　Perkin 反応

　Perkin 反応 は，カルボン酸の無水物に塩基（通常は対応するカルボン酸の Na 塩など）の存在下，高温で芳香族アルデヒドを作用させるもので，不飽和カルボン酸を与える．以下の例は，ベンズアルデヒドと無水酢酸からケイヒ酸を与える反応である．無水酢酸からエノレートアニオンが生成し，ベンズアルデヒドを攻撃するところから反応が始まる．中間に生成する付加体のアルコキシドが分子内的に酸無水物を攻撃しアシル基が転移する．これにより，容易に脱アセトキシ化が進行してケイヒ酸を与える．

D Darzens 反応

α-ハロエステルに強塩基を作用させるとα位のプロトンが引き抜かれ，エノレートアニオンとなる．このアニオンがケトンや芳香族アルデヒドに攻撃すると，クロロヒドリン中間体が生じ，分子内エポキシ化が進行してエポキシエステルを与える．この反応は **Darzens 反応** と呼ばれる．

Darzens 反応によって得られるエポキシエステルを加水分解すると，脱炭酸を伴い，出発のアルデヒドより一炭素増炭したアルデヒド，ケトンを与える．

E Mannich 反応

弱酸性条件下，ケトンあるいはアルデヒドにホルムアルデヒドとアミン（通常は第二級アミン）を作用させると，カルボニル基のα位がアミノメチル化される（**Mannich 反応**）．反応機構的には上述の Knoevenagel 反応に類似し，ホルムアルデヒドと第二級アミンからイミニウム塩がまず生成し，これに対してエノールが攻撃する．酸触媒はケトンのエノール化とイミニウム塩の生成を促進する．非対称ケトンでは，エノールの安定性の大きい多置換側での反応が優先する．このようにして得られるβ-アミノカルボニル化合物は **Mannich 塩基** と呼ばれ，α,β-不飽和ケトンの合成中間体として有用である．

[反応式: アセトン + HCHO + (CH₃)₂NH·HCl → CH₃-CO-CH₂-CH₂-N⁺H(CH₃)₂ Cl⁻]

[反応式: (CH₃)₂NH + HCHO --HCl--> (CH₃)₂N⁺H-CH₂OH Cl⁻ --−H₂O--> (CH₃)₂N⁺=CH₂ Cl⁻ (イミニウム塩)]

[反応式: CH₃-C(OH)=CH₂ + CH₂=N⁺(CH₃)₂ Cl⁻ → CH₃-CO-CH₂-CH₂-N⁺H(CH₃)₂ Cl⁻]

--塩基(中和)--> CH₃-CO-CH₂-CH₂-N(CH₃)₂
Mannich 塩基

[反応式: 2-メチルシクロペンタノン + HCHO + (CH₃)₂NH·HCl --C₂H₅OH 還流--> 2-メチル-2-(ジメチルアミノメチル)シクロペンタノン 89%]

医薬品合成への応用例として抗パーキンソン病薬の塩酸トリヘキシフェニジルの合成を以下に示した．アセトフェノン，ピペリジン，ホルムアルデヒドの Mannich 反応の次に，Grignard 反応によって合成される．

[反応式: C₆H₅-CO-CH₃ --ピペリジンNH, HCHO--> C₆H₅-CO-CH₂CH₂-N(ピペリジン) --1) シクロヘキシル-MgBr, 2) HCl--> 塩酸トリヘキシフェニジル【局】(抗パーキンソン病薬)]

4.5 エステル縮合

前節でケトンや活性メチレン化合物由来のエノレートアニオンが求核的にケトン，アルデヒドを攻撃するアルドール反応および関連反応について学んだ．本節では，エステル由来のエノレートアニオンがエステルを攻撃するエステル縮合について紹介する．特に代表的な反応は **Claisen 縮合**，**Dieckmann 縮合**，**アシロイン縮合**である．

A Claisen 縮合

Claisen 縮合として最も典型的なのは，酢酸エチルにエタノール中で EtONa を作用させ，**アセト酢酸エチル**へ縮合する反応である．

$$2\ \ CH_3-\underset{\underset{O}{\|}}{C}-OCH_2CH_3 \quad \xrightarrow[\text{2) } H_3O^+]{\text{1) } CH_3CH_2ONa\ /\ CH_3CH_2OH} \quad CH_3-\underset{\underset{O}{\|}}{C}-CH_2-\underset{\underset{O}{\|}}{C}-OCH_2CH_3$$

酢酸エチルの α 位のプロトンが引き抜かれて生成するエノレートアニオンが，もう 1 分子の酢酸エチルを攻撃し，エトキシドイオンの脱離によってアセト酢酸エチルが生成する．ここで生成するアセト酢酸エチルは直ちに EtONa と反応してアセト酢酸エチルのナトリウム塩と EtOH となる．この反応はすべての段階が**可逆的**であるが，生成するアセト酢酸エチルのナトリウム塩が安定（アセト酢酸エチルの pK_a：〜11）なので，平衡が原系からアセト酢酸エチルのナトリウム塩の方にずれる．反応後，酸で処理することでアセト酢酸エチルが得られる．

酢酸エチルと EtOH の pK_a はそれぞれ 25 と 16 なので，酢酸エチルの Na 塩はごくわずかしか生成していない．しかし，安定なアセト酢酸エチルのエノレートアニオンが生成することが Claisen 縮合の促進力となっている．一方，イソ酪酸エチルエステルを同様にエタノール中で

EtONa を作用させた場合，生成物のケトエステルはエノレートアニオンとして安定化することができないので Claisen 縮合は進行しない．また，別の方法で合成したイソ酪酸由来の縮合物を Claisen 縮合の反応条件下で処理すると，図のような機構で 2 分子のイソ酪酸エチルエステルに解離する．このことからも，Claisen 縮合が平衡反応であること，および活性メチレン化合物のエノレートアニオンとして安定化されることが重要であることがわかる．

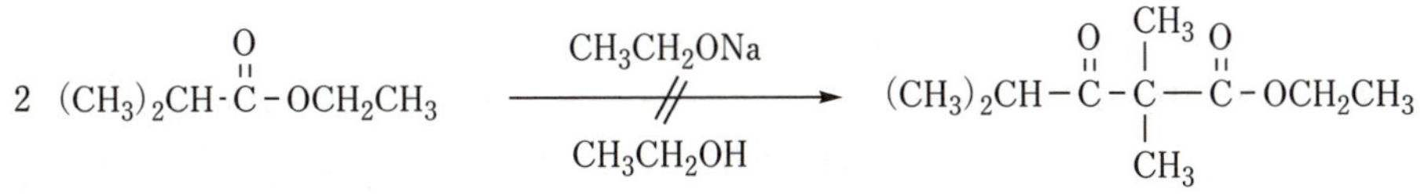

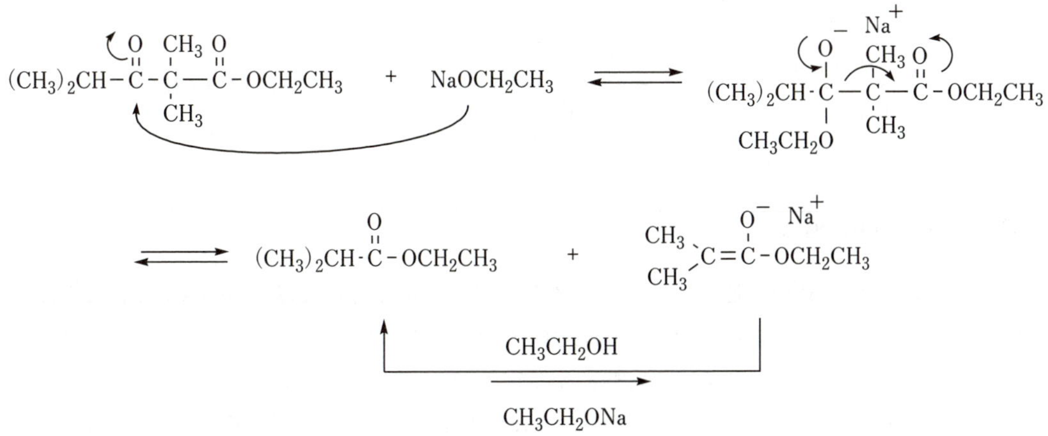

異なったエステル間の Claisen 縮合は，多くの生成物を与えるが，炭酸ジエチル，ギ酸エチル，シュウ酸ジエチルなどの縮合は選択的に進行し，合成的に有用である．これらのエステルは α 位に水素を持たないので，エノレートアニオンになり得ず，反応性の高い求電子剤として作用する．このため，Claisen 型の縮合反応が選択的に進行する．

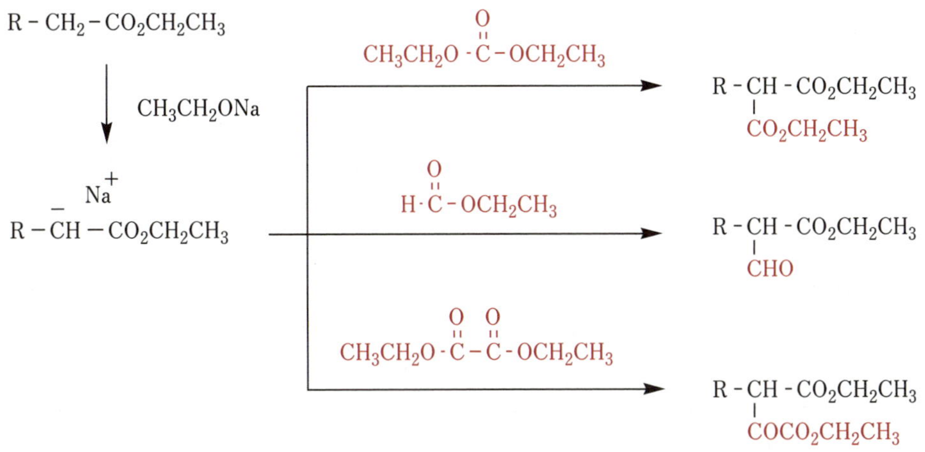

エステルのα位でアルキル化を行う時，LDAなどの強塩基を用いると一段階の反応で合成できるが，このような反応は無水条件下で行わなければならない．一方，上述の方法でいったんα位に電子求引性基を導入すると，活性メチレン化合物のアルキル化となり，無水条件を必要としない．NaOEtなどの塩基でアルキル化を行うことができ，最後に活性化のための補助基を除くことで同様の化合物を合成できる．

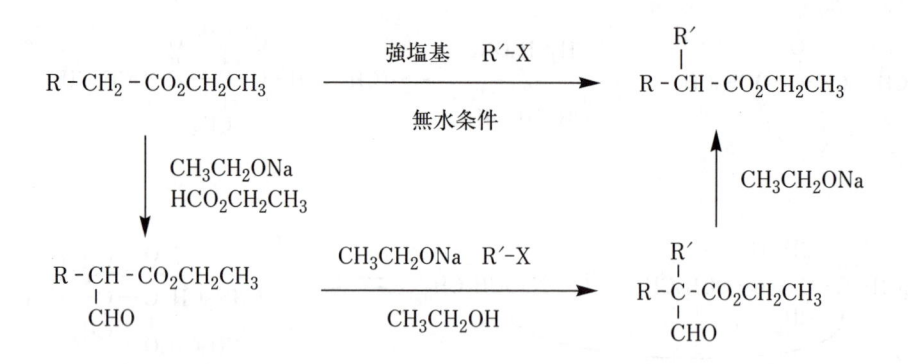

$$R-CH_2-CO_2CH_2CH_3 \xrightarrow[\text{無水条件}]{\text{強塩基} \quad R'-X} R-\underset{R'}{\overset{R'}{CH}}-CO_2CH_2CH_3$$

$$\downarrow CH_3CH_2ONa, HCO_2CH_2CH_3 \qquad \uparrow CH_3CH_2ONa$$

$$R-\underset{CHO}{CH}-CO_2CH_2CH_3 \xrightarrow[CH_3CH_2OH]{CH_3CH_2ONa \quad R'-X} R-\underset{CHO}{\overset{R'}{C}}-CO_2CH_2CH_3$$

B Dieckmann 縮合

分子内で Claisen 縮合が進行し，環状 β-ケトエステルを与える反応を **Dieckmann 縮合** という．反応機構は Claisen 縮合と同じで，NaOEt などの塩基の作用でエノレートアニオンが生成し，分子内のもう一方のエステルを攻撃することで進行する．アジピン酸ジエチルからはシクロペンタノン環が，ピメリン酸ジエチルからは6員環のシクロヘキサノン誘導体が得られる．このように5員環，6員環を形成する系では収率よく目的の環化体が生成するが，メチレン鎖がさらに長くなると，エントロピー的に不利となり，環化生成物の収率は低下する．

第4章 炭素-炭素結合形成反応

[アジピン酸ジエチルとピメリン酸ジエチルのDieckmann縮合反応スキーム]

アジピン酸ジエチル → (CH₃CH₂ONa / CH₃CH₂OH) → エノレート中間体 → (H⁺) → 2-エトキシカルボニルシクロペンタノン

ピメリン酸ジエチル → (CH₃CH₂ONa / CH₃CH₂OH) → エノレート中間体 → (H⁺) → 2-エトキシカルボニルシクロヘキサノン

　上に示したジエステルは対称なので，どちらのエステルからエノレートアニオンが生成しても同じ生成物を与える．エステルの α 位にメチル基が結合した非対称なジエステルの場合はどうなるであろうか．メチル基のついていないエステルのエノレートアニオンが一方のエステルを攻撃する a の経路で反応して生成する β-ケトエステルは，エノレートアニオン(A)となって安定化できる．一方，メチル基のついたエステル側がエノレートアニオンとなって攻撃する b の経路では β-ケトエステル(B)を生じる．B の2つのカルボニル基の間にはプロトンがないのでエノレートアニオンとなって安定化できない．B は EtONa の攻撃を受けてもとのジエステルに戻る．このような平衡によって，A の Dieckmann 縮合生成物しか得られないことになる．上述したように，β-ケトエステルの安定なエノレートアニオンが生成することが Claisen 縮合，Dieckmann 縮合が進行する促進力になっている．

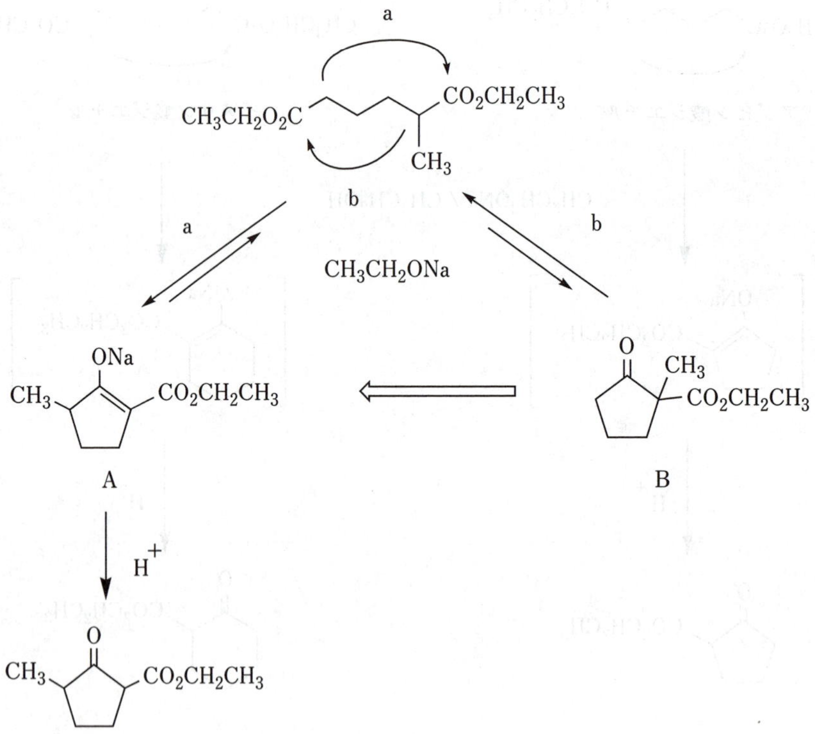

C アシロイン縮合

非プロトン性溶媒中，エステルに金属ナトリウムを作用させると二量化が起こり，アシロイン（α-ヒドロキシケトン）が得られる．この反応を**アシロイン縮合**という．

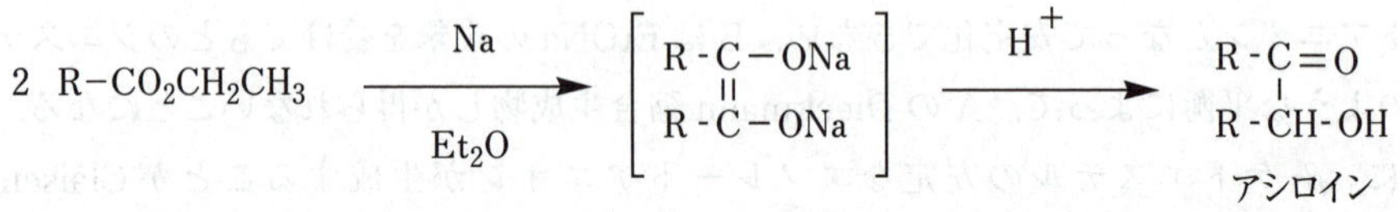

この反応は金属ナトリウムからエステルへの**一電子還元**から開始する．すなわち，以下の図に示すように，エステルが一電子還元を受け，**アニオンラジカル**となり，これが二量化してα-ジケトンとなる．α-ジケトンは金属ナトリウムによりさらに還元を受けエンジオラートを生成する．最後に水で処理するとアシロインが得られる．

$$R\text{-}CO_2CH_2CH_3 \xrightarrow[\text{Et}_2\text{O}]{\text{Na}} \underset{\text{アニオンラジカル}}{R\text{-}\overset{O^- \ Na^+}{\underset{\cdot}{\overset{|}{C}}}\text{-}OCH_2CH_3} \xrightarrow{\text{二量化}} \begin{array}{c} O^- \ Na^+ \\ R\text{-}C\text{-}OCH_2CH_3 \\ | \\ R\text{-}C\text{-}OCH_2CH_3 \\ O^- \ Na^+ \end{array}$$

$$\longrightarrow \begin{array}{c} R\text{-}C=O \\ | \\ R\text{-}C=O \end{array} \xrightarrow{2\ \text{Na}} \begin{array}{c} R\text{-}\overset{\cdot}{C}\text{-}O^- \ Na^+ \\ | \\ R\text{-}\overset{\cdot}{C}\text{-}O^- \ Na^+ \end{array} \longrightarrow \begin{array}{c} R\text{-}C\text{-}O^- \ Na^+ \\ \| \\ R\text{-}C\text{-}O^- \ Na^+ \end{array}$$

$$\xrightarrow{\text{H}^+} \begin{array}{c} R\text{-}C\text{-}OH \\ \| \\ R\text{-}C\text{-}OH \end{array} \longrightarrow \begin{array}{c} R\text{-}C=O \\ | \\ R\text{-}CH\text{-}OH \end{array}$$

4.6 共役付加反応

A Michael 反応

メチルビニルケトンなど α,β-不飽和カルボニル化合物は以下のような共鳴構造式を書くことができ，オレフィンは分極化し，β-位は求電子的となっている．

$$CH_3\text{-}\overset{\overset{O}{\|}}{C}\text{-}CH=CH_2 \longleftrightarrow CH_3\text{-}\overset{\overset{O^-}{|}}{C}=CH\text{-}\overset{+}{C}H_2$$

このように二重結合が電子求引性基に共役しているとき，求核剤がオレフィンの β-位を攻撃する反応を**共役付加**，あるいは **1,4-付加** と呼ぶ．特に活性メチレン化合物などエノレートアニオンが求核攻撃する反応は **Michael 反応** と呼ばれる．

$$CH_3\text{-}\overset{\overset{O}{\|}}{C}\text{-}CH=CH_2 \ + \ ^-CH(CO_2CH_2CH_3)_2 \longrightarrow CH_3\text{-}\overset{\overset{OH}{|}}{C}=CH\text{-}CH_2\text{-}CH(CO_2CH_2CH_3)_2$$

$$\rightleftharpoons CH_3\text{-}\overset{\overset{O}{\|}}{C}\text{-}CH_2\text{-}CH_2\text{-}CH(CO_2CH_2CH_3)_2$$

メチルビニルケトンのようなアシル基以外にもエステル基，スルホン基，シアノ基，ニトロ基など電子求引性基が結合すると共役付加が進行する．このような求核攻撃を受ける化合物を **Michael 受容体**，求核剤を **Michael 供与体** と呼ぶ．Michael 供与体としてはエノレートアニオ

ンだけでなく，その等価体のエナミンも反応する．

B Robinson 環化反応

　これまでに学んだカルボニル化合物の基本的な反応を組合せると複雑な分子の合成に利用できるようになる．**Robinson 環化反応**は，そのような例の1つで多環式化合物の合成に用いられる．活性メチレン化合物，あるいはケトンのエノレートアニオンが α,β-不飽和ケトンに Michael 付加し，ここで生成する 1,5-ジケトンが分子内でアルドール反応，引き続き脱水反応すると環化した化合物が得られる．

　2-メチル-シクロヘキサン-1,3-ジオンとメチルビニルケトンの Michael 反応付加体に，さらにピロリジンを作用させると**アルドール-脱水反応**が進行する．この反応で得られる二環性化合物は **Wieland-Miescher Ketone** と呼ばれ，ステロイドや環状テルペン化合物の合成に重要な中間体である．

4.7 リンイリドの反応

陽電荷をもったヘテロ原子（リン，イオウ，窒素など）に隣接する炭素原子が負電荷をもつものを**イリド**という．特に，リンイリドやイオウイリドのうちには特徴的な反応性を示し，合成化学的に有用なものがある．このような例について解説する．

A Wittig 反応

ハロゲン化アルキルとトリフェニルホスフィンとから容易に得られる**ホスホニウム塩**に n-BuLi，t-BuOK，NaNH$_2$ などの強塩基を作用させると，リン原子の α 位のプロトンが引き抜かれ，**ホスホニウムイリド**が生成する．イリドのカルバニオンは，リン原子の空の d 軌道と相互作用して安定化され，**イリド型**と**イレン型**あるいは**ホスホラン型**の極限構造式として表される．

イリドがアルデヒド，ケトンに付加し，さらに付加体（オキサホスフェタン）からホスフィンオキシドが脱離してオレフィンを与える反応を **Wittig 反応**という．ホスホニウムイリドが容易に調製できるので，Wittig 反応は最も重要な炭素–炭素結合反応の一つであり，オレフィンの合成法として有機合成でよく用いられる．

無置換のイリドとアルデヒドのWittig反応はモノ置換オレフィンを与える．一方，臭化エチルからホスホニウム塩を経由して調製したイリドとアルデヒドの反応では，得られるオレフィンは Z-体と E-体の混合物となる．一般的には Z-体が優先して生成する．

$$(C_6H_5)_3P \xrightarrow{CH_3-I} (C_6H_5)_3\overset{+}{P}-CH_3 \; I^- \xrightarrow{n\text{-BuLi}} [(C_6H_5)_3\overset{+}{P}-\overset{-}{C}H_2] \xrightarrow{R^1\text{-CHO}} \overset{R^1}{\underset{H}{>}}C=CH_2$$

$$(C_6H_5)_3P \xrightarrow{CH_3CH_2-Br} (C_6H_5)_3\overset{+}{P}-CH_2CH_3 \; Br^- \xrightarrow{KH} [(C_6H_5)_3\overset{+}{P}-\overset{-}{C}HCH_3]$$

$$\xrightarrow{R^1\text{-CHO}} \overset{R^1}{\underset{H}{>}}C=C\overset{CH_3}{\underset{H}{<}} \; + \; \overset{R^1}{\underset{H}{>}}C=C\overset{H}{\underset{CH_3}{<}}$$

Z-体（主生成物） $\qquad\qquad$ E-体

Z-選択性は次のように説明される．イリドがアルデヒドに付加するとき **cis-オキサホスフェタン** と **trans-オキサホスフェタン** の二種類のジアステレオマーが生成するが，この生成速度（k_A と k_B）は異なる．オキサホスフェタンを生成する段階の反応速度は cis 体を与える k_A の方が trans 体を与える k_B よりも大きいことが実験的に確かめられている．この cis 体の優先性については諸説があるが，trans 体ではイリドの置換基（メチル基）とリン上のフェニル基との立体反発が生じるため，cis 体の方がより安定と考えられている．このため，cis-オキサホスフェタンが優先して生成する．オキサホスフェタンからはそれぞれ立体特異的にシン脱離が進行して Z-オレフィンと E-オレフィン体となる．イリドとアルデヒドが付加する段階は不可逆的で，Z-オレフィンと E-オレフィンの生成比は，最初の付加の段階の反応速度（k_A と k_B の比）の比になる．したがって，Z-オレフィンが主生成物となる．このように反応速度の違いによって生成物が異なるので，このWittig反応は速度論支配の反応である．

R¹-CHO + (C₆H₅)₃P⁺-C⁻HCH₃（不安定イリド）

k_A → cis-オキサホスフェタン → シン脱離 → Z-体（主生成物）

k_B → trans-オキサホスフェタン → シン脱離 → E-体

なお，上述のイリドは水によって容易に分解し，ベンゼンの脱離を伴ってホスフィンオキシドを与える．したがって，このようなイリドを不安定イリドと呼ぶ．

$$(C_6H_5)_3\overset{+}{P}-\overset{-}{CH_2} + H_2O \longrightarrow \left[(C_6H_5)_3\underset{OH}{\overset{|}{P}}-CH_3\right] \longrightarrow (C_6H_5)_2\underset{O}{\overset{\parallel}{P}}-CH_3 + C_6H_6$$

ブロモ酢酸エチルエステルとトリフェニルホスフィンから調製したイリドは，2つの電子求引性基に直結しているので水溶液中でも分解しない．**安定イリド**と呼ばれ，上述のアルキル基が結合したイリド（**不安定イリド**と呼ばれる）と区別される．アルデヒドとの反応での立体選択性は逆転して E-オレフィンを優先して生成する．

$$(C_6H_5)_3P \xrightarrow{BrCH_2CO_2CH_2CH_3} (C_6H_5)_3\overset{+}{P}-CH_2CO_2CH_2CH_3 \xrightarrow{NaOH} (C_6H_5)_3\overset{+}{P}-\overset{-}{C}HCO_2CH_2CH_3$$
$$Br^-$$
融点 128〜129°C

$$\xrightarrow{R^1-CHO} \underset{H}{\overset{R^1}{\diagdown}}C=C\underset{CO_2CH_2CH_3}{\overset{H}{\diagup}} + \underset{H}{\overset{R^1}{\diagdown}}C=C\underset{H}{\overset{CO_2CH_2CH_3}{\diagup}}$$

E-体（主生成物）　　　　　Z-体

反応機構的に先の不安定イリドの Wittig 反応と最も異なるのは，イリドが安定なためイリドとアルデヒドの付加反応が可逆的な点である．イリド，すなわちカルバニオンは2つの電子求引性基が結合しているのでアニオンとして安定で，その結果，A，B から原系に戻る逆反応が起こる．したがって，たとえ k_A が k_B よりも大きくとも，平衡が存在するため E，Z の比は A′，B′ の熱力学的安定性（厳密には A′，B′ が生成する比率）によって決まる．すなわち，熱力学支配の反応である．A′ では R^1 と X（$CO_2CH_2CH_3$）がエクリプスの関係になるのでエネルギー的に不利で，したがって B′ を経由して E-オレフィンが優先的に生成する．

B Horner-Emmons 反応

電子求引性基が結合した安定なホスホニウムイリドは反応性が低く，一般的には加熱還流など厳しい反応条件を必要とする場合が多い．このような欠点を補う改良法として開発されたのがホスホネートを用いる **Horner-Emmons 反応** である．トリエチルホスホノアセテートに塩基を作用させるとカルバニオンが生成し，アルデヒド，ケトンと Wittig 反応と類似の反応経路でオレフィンを与える．反応条件が Wittig 反応に比べて緩和になるだけでなく，Horner-Emmons 反応で生じるリン酸ジエチルの Na 塩は水溶性なので水洗で除去できるなど操作的にも簡便な反応である．

$$(C_2H_5O)_2\overset{O}{\underset{\|}{P}}\text{-}CH_2CO_2CH_2CH_3 \xrightarrow{NaH} (C_2H_5O)_2\overset{O}{\underset{\|}{P}}\text{-}\overset{-}{C}H\text{-}CO_2CH_2CH_3 \quad Na^+$$

トリエチルホスホノアセテート　　　　　　　　　　　カルバニオン

$$(C_2H_5O)_2\overset{O}{\underset{\|}{P}}\text{-}\overset{-}{C}H\text{-}CO_2CH_2CH_3 \quad Na^+ \; + \; R\text{-}CHO \; \rightleftharpoons \; \underset{R\text{-}CH\text{-}CH\text{-}CO_2CH_2CH_3}{\overset{Na^+ \; \bar{O}}{|}} P(OCH_2CH_3)_2$$

$$\longrightarrow \; \underset{R\text{-}CH\text{-}CH\text{-}CO_2CH_2CH_3}{\overset{\bar{O} \quad Na^+}{|} \overset{|}{O\text{-}P(OCH_2CH_3)_2}} \; \longrightarrow \; R\text{-}CH=CH\text{-}CO_2CH_2CH_3 \; + \; NaO\text{-}\overset{O}{\underset{\|}{P}}(OCH_2CH_3)_2$$

水溶性

原料となるトリエチルホスホノアセテートは，**Arbuzov 反応** によってトリエチルホスファイトとブロモ酢酸エチルから合成できる．

$$(C_2H_5O)_3P \; + \; BrCH_2CO_2CH_2CH_3 \; \xrightarrow{-CH_3CH_2Br} \; (C_2H_5O)_2\overset{O}{\underset{\|}{P}}\text{-}CH_2CO_2CH_2CH_3$$

$$\left[\begin{array}{c} (C_2H_5O)_2\overset{+}{P}\text{-}CH_2CO_2CH_2CH_3 \\ | \\ O\text{-}CH_2CH_3 \quad Br^- \end{array} \right]$$

4.8 イオウイリドの反応

二価のスルフィドとハロゲン化アルキルから合成される**スルホニウム塩**に強塩基を作用させる

と，リンの場合（ホスホニウム塩）と同様に**スルホニウムイリド**が生成する．

　スルホニウムイリドもケトン，アルデヒドに対して求核付加するが，この場合はジメチルスルフィドの脱離を伴い，エポキシドを与える．この違いは，酸素-硫黄の結合エネルギーが，酸素-リンの結合エネルギーよりも小さくオキサホスフェタンのような四中心中間体をとれないため，およびスルホニウム部分がスルフィドとして脱離しやすいためと考えられている．

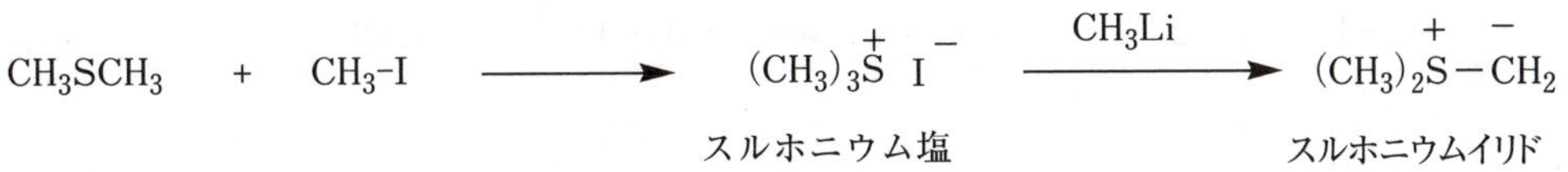

$$CH_3SCH_3 + CH_3\text{-}I \longrightarrow (CH_3)_3\overset{+}{S}\ I^- \xrightarrow{CH_3Li} (CH_3)_2\overset{+}{S}\text{---}\overset{-}{CH_2}$$

スルホニウム塩　　　　　　スルホニウムイリド

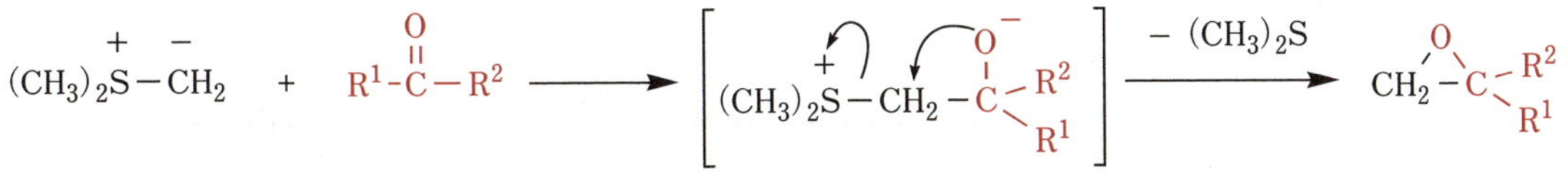

$$(CH_3)_2\overset{+}{S}\text{---}\overset{-}{CH_2} + R^1\text{-}\underset{\|}{\overset{O}{C}}\text{-}R^2 \longrightarrow \left[(CH_3)_2\overset{+}{S}\text{---}CH_2\text{---}\underset{R^1}{\overset{O^-}{\underset{|}{C}}}R^2\right] \xrightarrow{-(CH_3)_2S} CH_2\text{---}\underset{R^1}{\overset{O}{\underset{|}{C}}}R^2$$

4.9　有機金属試薬

　本節ではカルボニル基に対する有機金属化合物の付加について解説する．以下の図に，代表的な金属である Li, Na, Mg, Zn の電気陰性度，H, C, N, O の電気陰性度を示した．大雑把であるが，電気陰性度の差が 0.5 以下の原子間の結合は非極性の共有結合で，0.5〜2 の結合は極性の共有結合である．2 以上になるとイオン結合に分類される（序章，p.1〜3 参照）．C–H 結合の場合，その差は 0.4 で分極していない．一方，C＝O 結合では，その差は 1.0 なので極性の結合であることがわかる．Li–C, Mg–C では，電気陰性度の差はそれぞれ 1.5, 1.3 となり，極性の結合であることがわかる．炭素原子の方が金属原子よりも電気陰性度が大きいので，炭素原子が δ^-，金属原子が δ^+ となる．

電気陰性度	Li	Na	Mg	Zn	H	C	N	O
	1.0	0.9	1.2	1.6	2.1	2.5	3.0	3.5

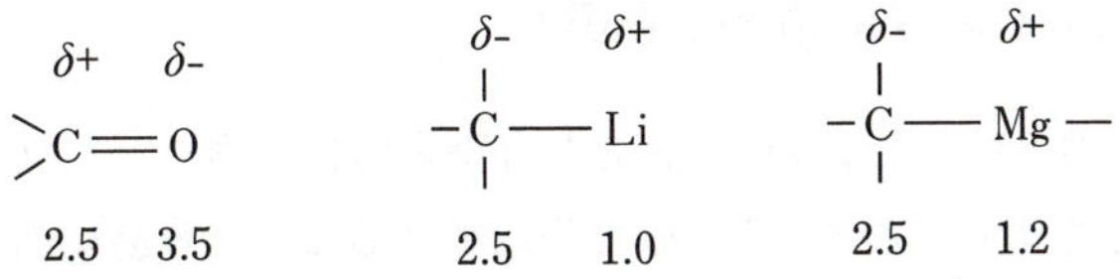

$$\overset{\delta+}{>}C=\overset{\delta-}{O} \qquad -\overset{\delta-}{C}-\overset{\delta+}{Li} \qquad -\overset{\delta-}{C}-\overset{\delta+}{Mg}-$$

$$\ \ 2.5\ \ \ 3.5 \qquad\qquad 2.5\ \ 1.0 \qquad\qquad 2.5\ \ 1.2$$

　したがって，これらの有機金属化合物はカルバニオンとしての求核性をもっている．有機金属には**典型金属**と**遷移金属**があるが，本節では，有機リチウム試薬，有機マグネシウム試薬（Grignard 試薬），有機亜鉛試薬，有機銅試薬について解説する．

A 有機リチウム試薬

有機リチウム試薬はハロゲン化アルキル，あるいはハロゲン化アリールに金属リチウムを作用させると調製できる．また，ビニルリチウム化合物は，臭化ビニルやヨウ化ビニルに n-BuLi や t-BuLi を作用させることで調製できる．

$$CH_3-I + 2\,Li \longrightarrow CH_3-Li + LiCl$$

$$PhBr + n\text{-BuLi} \longrightarrow PhLi + n\text{-BuBr}$$

$$\underset{Br}{\overset{R}{\diagup\!\!\!\diagdown}} + t\text{-BuLi} \longrightarrow \underset{Li}{\overset{R}{\diagup\!\!\!\diagdown}} + t\text{-BuBr}$$

$$\underset{Br}{\overset{R}{\diagdown\!\!\!\diagup}} + t\text{-BuLi} \longrightarrow \underset{Li}{\overset{R}{\diagdown\!\!\!\diagup}} + t\text{-BuBr}$$

これらの有機リチウム試薬は，極めて反応性の高い化学種で，カルボニル化合物に対して容易に付加する．水で反応を停止することで対応するアルコールが得られる．

$$n\text{-BuLi} + R^1-\underset{}{\overset{O}{C}}-R^2 \xrightarrow[\text{or THF}]{Et_2O} \left[R^1-\underset{n\text{-Bu}}{\overset{OLi}{C}}-R^2 \right] \xrightarrow{H_2O} R^1-\underset{n\text{-Bu}}{\overset{OH}{C}}-R^2$$

$$\underset{I}{\overset{R}{\diagup\!\!\!\diagdown}} \xrightarrow[\text{or THF}]{t\text{-BuLi},\; Et_2O} \left[\underset{Li}{\overset{R}{\diagup\!\!\!\diagdown}} \right] \xrightarrow[\text{2) } H_2O]{\text{1) } CH_3CHO} \underset{HO}{\overset{R}{\diagup\!\!\!\diagdown}}\!\!\diagdown CH_3$$

B 有機マグネシウム試薬（Grignard 試薬）

グリニャール試薬（R-MgX）は最も代表的な有機金属化合物で，ハロゲン化アルキルやハロゲン化アリールに Mg をエーテルや THF 中で作用させることで容易に調製できる．**グリニャール試薬**は R-MgX と示されるが，実際には 2 分子の $R_2Mg + MgX_2$ の平衡にあると考えられている．また，Mg(II) は 4 配位なので，溶媒のエーテルや THF の酸素原子の不対電子対が配位した構造を取っている．したがって，ベンゼンや塩化メチレンのような溶媒中ではグリニャール試薬を調製することができない．

グリニャール試薬はアルデヒド，ケトン，エステルなどのカルボニル基に付加し，対応するアルコールを与える．グリニャール試薬や有機リチウム試薬と α,β-不飽和カルボニル化合物との反応では，1,2-付加と 1,4-付加が競争的に起こる場合がある．グリニャール試薬のほうが 1,4-付加する割合が多いが，これは有機リチウム試薬に比べてよりソフトだからである．

$$R-Br + Mg \xrightarrow{Et_2O \text{ or } THF} R-MgBr$$

$$2\ R-Mg-X \rightleftharpoons R_2Mg + MgX_2$$

$$R-MgBr + R^1-\underset{\underset{R^2}{\|}}{\overset{O}{C}}-R^2 \xrightarrow{Et_2O \text{ or } THF} \left[R^1-\underset{R}{\overset{OMgBr}{C}}-R^2\right] \xrightarrow{H_2O} R^1-\underset{R}{\overset{OH}{C}}-R^2$$

$$C_6H_5MgBr + C_6H_5-CH=CH-CO-C_6H_5 \longrightarrow C_6H_5-CH(C_6H_5)-CH_2-CO-C_6H_5$$

C 有機亜鉛試薬

ジエチル亜鉛（Et_2Zn）は古くから知られた**有機亜鉛化合物**である．グリニャール試薬より反応性が弱くアルデヒドとのみ反応する．エステルとは反応しないので，ブロモ酢酸エチルと亜鉛から有機亜鉛試薬が調製できる．この試薬はアルデヒドやケトンと反応し，β-ヒドロキシエステルを与える．この反応は **Reformatsky 反応**と呼ばれている．

$$(CH_3CH_2)_2Zn + R-CHO \longrightarrow R-\underset{H}{\overset{OH}{C}}-CH_2CH_3$$

$$BrCH_2CO_2CH_2CH_3 + Zn \longrightarrow [Br-Zn-CH_2CO_2CH_2CH_3]$$

$$\xrightarrow[\text{2) }H_2O]{\text{1) }R-CHO} R-\underset{H}{\overset{OH}{C}}-CH_2CO_2CH_2CH_3$$

Reformatsky 反応

D 有機銅試薬

CuIなどの一価の銅塩にアルキルリチウムを反応させると**アルキル銅**が生成する．さらにもう1モルのアルキルリチウムを反応させると**ジアルキル銅リチウム**（R$_2$CuLi）が得られる．シアン化銅を用いるとアルキルリチウムのモル比によって他の有機銅試薬も得られる．

$$RLi + CuI \longrightarrow RCu + LiI$$

$$RCu + RLi \longrightarrow R_2CuLi$$

$$\begin{matrix}R\\R\end{matrix}\!\!>\!\!Cu^-\ Li^+ \qquad LiRCu(CN) \qquad Li_2R_2Cu(CN)$$

有機銅試薬はハロゲン化アルキル，アルキルトシラートなどと反応し，対応する置換生成物を与える．

$$R_2CuLi + R'X \longrightarrow R\text{-}R' + RCu + LiX$$
$$X = Br, I, OTs$$

また，有機銅試薬の最も特徴的な反応は，α,β-不飽和カルボニル化合物に対して選択的に共役付加する反応である．有機銅試薬は非常にソフトな反応剤なので，不飽和カルボニル基のカルボニル基に1,2-付加するよりも，よりソフトなβ位の炭素を攻撃する．

同様の共役付加はR$_2$CuLiだけでなく，Cu(I)塩の存在下，グリニャール試薬を反応させても進行する．

4.10 演習問題

問1 次の各反応の生成物を答えよ．複数の生成物を与える場合は，主生成物を記せ．

$$CH_3-\underset{O}{\overset{\|}{C}}-CH_2-\underset{O}{\overset{\|}{C}}-OCH_3 \xrightarrow[C_6H_5CH_2Br]{CH_3ONa} \boxed{1} \xrightarrow[CH_3I]{CH_3ONa} \boxed{2}$$

$$\xrightarrow[\text{2)}H^+,\text{加熱}]{\text{1)}NaOH} \boxed{3}$$

2-メチルシクロヘキサノン
$\xrightarrow[\text{2)}CH_3CH_2Br]{\text{1)}i\text{-}Pr_2NLi, DME} \boxed{4}$

$\xrightarrow[t\text{-BuOH}]{t\text{-BuOK}, CH_3CH_2Br} \boxed{5}$

$(CH_3)_3Si-C\equiv CH \xrightarrow[\text{2)}C_6H_5CH_2Br]{\text{1)}n\text{-BuLi}} \boxed{6} \xrightarrow{F^- \text{ or } H^+} \boxed{7}$

$\xrightarrow[\text{2)}CH_3I]{\text{1)}n\text{-BuLi}} \boxed{8}$

アニソール (OCH$_3$) + ベンゾイルクロリド (COCl) $\xrightarrow[\text{nitrobenzene}]{AlCl_3} \boxed{9}$

3-フェニルプロパノイルクロリド $\xrightarrow[\text{benzene}]{AlCl_3} \boxed{10}$

$2\ CH_3CH_2-\underset{O}{\overset{\|}{C}}-H \xrightarrow{NaOH} \boxed{11}$

$CH_3-\underset{O}{\overset{\|}{C}}-CH_3 + CH_3-\underset{O}{\overset{\|}{C}}-H \xrightarrow{NaOH} \boxed{12}$

解答と解説

問1

1. CH$_3$-C(O)-CH(CH$_2$C$_6$H$_5$)-C(O)-OCH$_3$

2. CH$_3$-C(O)-C(CH$_3$)(CH$_2$C$_6$H$_5$)-C(O)-OCH$_3$

3. CH$_3$-C(O)-CH(CH$_3$)CH$_2$C$_6$H$_5$

第 4 章　炭素-炭素結合形成反応

4. 2-メチル-6-エチルシクロヘキサノン構造: CH₃ と CH₂CH₃ が 2,6 位に置換したシクロヘキサノン

5. 2-メチル-2-エチルシクロヘキサノン構造: CH₃CH₂ と CH₃ が同一炭素に置換したシクロヘキサノン

6. $(CH_3)_3Si-C\equiv C-CH_2C_6H_5$

7. $H-C\equiv C-CH_2C_6H_5$

8. $CH_3-C\equiv C-CH_2C_6H_5$

9. 4-メトキシフェニル フェニル ケトン: p-$CH_3O-C_6H_4-COC_6H_5$

10. 2,3-ジヒドロ-1(4H)-ナフタレノン構造

11. $CH_3CH_2-\underset{OH}{CH}-\underset{CH_3}{CH}-\overset{O}{C}-H$

12. $CH_3-\overset{O}{C}-CH_2-\underset{OH}{CH}-CH_3$

13. 5-メチル-1-(トリメチルシリルオキシ)シクロペンテン

14. 3-メチル-2-(α-ヒドロキシベンジル)シクロペンタノン

15. 2-メチル-1-(トリメチルシリルオキシ)シクロペンテン

16. 2-メチル-2-(α-ヒドロキシベンジル)シクロペンタノン

17. $CH_3CH_2-\overset{O}{C}-\underset{CH_3}{CH}-\overset{O}{C}-OCH_2CH_3$

18. $CH_3CH_2-\overset{O}{C}-CH_2CH_3$

19. 2-(エトキシカルボニル)シクロペンタノン

20. 1-メチル-2-オキソシクロペンタン-1-カルボン酸エチル

21. 2-メチルシクロペンタノン

22. $\underset{H}{\overset{C_5H_{11}}{>}}C=C\underset{H}{\overset{CH_3}{<}}$ (Z)

23. $\underset{H}{\overset{C_5H_{11}}{>}}C=C\underset{CO_2CH_2CH_3}{\overset{H}{<}}$

第 5 章

ペリ環状反応

5.1 はじめに —— ペリ環状 pericyclic 反応とは

ペリ環状反応 pericyclic reaction（周辺環状反応）は，いわゆる通常の反応とは違うカテゴリーに属し，薬学部における低学年での有機化学の教育の中では，詳しくは扱われないことが多い．本書でははじめて学ぶ学生もいることを想定して，その位置付けや基本原理を少しだけ丁寧に解説する．まずは，ここでいう通常の反応とは何かを述べる．

はじめに，第 2 章で扱ったエステルの加水分解反応の反応機構をもう一度確認しよう．式 1 は酸触媒条件での反応，式 2 はアルカリ性条件での反応である．

$$\text{CH}_3\text{CH}_2\text{COOCH}_2\text{CH}_3 + \overset{..}{\text{O}}\text{H}^- \rightleftharpoons \cdots \rightleftharpoons \cdots \longrightarrow \text{CH}_3\text{CH}_2\text{COO}^- + \text{H-OCH}_2\text{CH}_3 \xrightarrow{\text{(酸処理)}} \text{CH}_3\text{CH}_2\text{COOH} \quad \text{(式2)}$$

　どちらについても，常に，電子豊富な原子の電子対が電子不足な原子に流れ，新たな結合の形成に使われる．そして，式1においてはカチオンが中間体となり（中間体はすべてカチオンである），式2においてはアニオンが中間体となる（中間体はすべてアニオンである）．多くの有機反応はこの例のように"イオン的"に進行する（「**極性反応**」という）．＋性を帯びた原子と－性を帯びた原子が電気的に引き付け合うところから反応が始まる．

　一方，反応物同士がそれぞれ1つずつの電子を出し合って結合形成に使う「**ラジカル反応**」もある．例としてメタンの塩素化反応と過酸化物共存下での臭化水素のアルケンへの付加反応を示す（式3および式4）．

(開始反応) $\text{Cl-Cl} \xrightarrow{h\nu} 2\,\text{Cl}\cdot$

(成長反応)

$$\text{CH}_4 + \text{Cl}\cdot \longrightarrow \text{CH}_3\cdot + \text{H-Cl}$$
$$\text{CH}_3\cdot + \text{Cl-Cl} \longrightarrow \text{CH}_3\text{-Cl} + \cdot\text{Cl} \quad \text{(式3)}$$

第 5 章 ペリ環状反応

(開始反応)

$$\text{Ph-C(=O)-O-O-C(=O)-Ph} \xrightarrow{70℃} 2 \times \text{Ph-C(=O)-O}\cdot$$

$$\text{Ph-C(=O)-O}\cdot + \text{H-Br} \longrightarrow \text{Ph-C(=O)-O-H} + \cdot\text{Br}$$

(成長反応)

(式4)

光やラジカル開始剤の作用（開始反応）ではじめに生成するラジカル種（式3，式4ではハロゲンラジカル）が，水素引き抜き反応や多重結合に対する付加反応を起こし，それによって新たに生成するラジカルが引き続き反応する（成長反応）．高反応性の（不安定な）ラジカルが，その不対電子と他の分子の1電子とから電子対を作り結合を形成することによって安定化されようとするわけである．すべての段階でラジカル種が中間体として存在していることがわかる．

さて，ここでpericyclic反応の代表例であるDiels-Alder反応を取り上げ，上記の通常の反応（「極性反応」，「ラジカル反応」）との違いについて述べる．

Diels-Alder反応はpericyclic反応の中でも「**環化付加反応**」に分類されるものであり（pericyclic反応の分類については，次ページの囲み部分を参照せよ），1,3-ブタジエン誘導体とエチレン誘導体とからシクロヘキセン誘導体が生成する反応である．さまざまな官能基，置換基をもつ炭素6員環が一挙に構築できるため，医薬品合成上もきわめて重要で，応用例も多い．

式5には，まずは反応の形式を理解するため，最も単純な1,3-ブタジエンとエチレンの反応を示した．この反応は両者を加圧条件で加熱すれば進行し，特別な試薬を必要としない．

(式5)

Diels-Alder 反応

反応が，仮に，この曲がり矢印の通りに起こるなら，確かにシクロヘキセンが生成することになる．しかし，きっと疑問をもつだろう．まず，この反応には，アニオンやカチオンやラジカル

のような，反応のきっかけとなる高反応性の化学種が存在しない．また，2つの出発物は，分子に極性をもたらすような官能基をもたず，分子中に電荷の偏りもない（電気的に陽性な部分も陰性な部分もない）．さらに，電子の流れ（曲がり矢印の動き）は「環」を描くように2つの分子の間で自己完結しており，アニオン，カチオン，ラジカルのような中間体の存在なしに進んでいる（「協奏的である」という）．このように大雑把に見ただけでも，上述の通常の反応とは随分と様相が異なる．こうなると，「いったい何故，このような反応が起こらなくてはならないのか？」がわからない．「理屈がない」のである．実際，以前は，「極性反応」および「ラジカル反応」との対比で"no-mechanism reaction"と呼ばれ，特別扱いされていた．Diels-Alder反応に限らず，この"no-mechanism reaction"に分類される反応がいくつもあり，それらがこれから紹介するpericyclic反応である．

さて，「何故，このような反応が起こるのか？」という疑問に明確に答えるのは容易でない．しかし，「反応が起こる以上は，少なくともこういうルール（要請）を満たさなければならない」という明確なルールがある．それらは，反応物が満たすべき構造上の要件であったり，立体選択性や位置選択性についてのルールである．まさに「反応の特徴」および「反応の有用性」そのものであるといってよい．もちろん，それぞれのルールは現在ではきちんと理論付けられている．No-mechanism reactionを何とか理解しようとする努力の中から，分子軌道法を基盤とする「Woodward-Hoffmann則（軌道対称理論）」や「フロンティア軌道理論」（1981年ノーベル化学賞）が生まれたのである．これは近代有機化学の最大の成果の1つである．しかし，本書では，これにはあまり深入りせず，最小限にとどめる．他に優れた成書が数多くあるので，詳細はそれらを参照されたい．一方，pericyclic反応の「ルール」，すなわち「特徴」，「有用性」をきちんと知り，使えるようにしておくことは，医薬品合成を考える上では必須である．ここではそのような観点で学ぶことにする．

> <Pericyclic反応の分類と本章の取扱い範囲>
> 　Pericyclic反応には，Diels-Alder反応の他，1,3-双極環化付加反応，光化学的に誘起される[2+2]環化付加反応，キレトロピー反応などの「環化付加反応 cycloaddition」，共役ポリエンが熱や光で閉環して環状化合物を生成する，または，環状化合物が開環して共役ポリエンを生成する「電子環状反応 electrocyclic reaction」，Claisen転位やCope転位などを含む「シグマトロピー転位 sigmatropic rearrangement」等がある．しかし，本書では，それらを網羅することはしない．おそらく不慣れであろう「分子軌道法の概念を使って反応を理解すること」に少しでも慣れることに主眼を置き，あえてDiels-Alder反応にこだわって，紙面のほとんどを割きたい．また，同じ理由で，反応例としてはあえて基本的なものばかりを取り上げる．電子環状反応については最小限度に扱うが，シグマトロピー転位については第6章で扱うので本章では扱わない．ここで学んだことが，他のpericyclic反応や医薬品合成への応用例を学ぶための基礎となり，きっかけとなることを期待したい．

5.2 環化付加反応 cycloaddition

2つの反応成分が接近し，それぞれの両端で2つの新たなσ結合ができ，環が形成される反応を環化付加反応という．Diels-Alder 反応の他，1,3-双極環化付加反応 1,3-dipolar cycloaddition やキレトロピー反応 cheletropic reaction などもこれに分類される．

ここでは，もっぱら Diels-Alder 反応を扱う．これを通じて，pericyclic 反応を理解する上で欠かせない分子軌道法の概念に慣れ，他の pericyclic 反応を学ぶための足掛かりとしてほしい．

5.2.1 Diels-Alder 反応の概要

Diels-Alder 反応は，ブタジエン誘導体（"ジエン"と称される）とエチレン誘導体［"親ジエン（ジエノフィル）"と称される］とからシクロヘキセン誘導体が生成する反応である．反応に関与する電子数にちなんで［4 + 2］環化付加反応とも呼ばれる．2つのπ結合をもつジエンと1つのπ結合をもつジエノフィルから，計2つのπ結合がなくなり，2つのσ結合が生成する．したがって，可逆反応ではあるが，シクロヘキセン誘導体が生成する方向に反応が進むことが多い．

（式5）

しかし，式6と式7を見ていただきたい．いずれも似たような反応でありながら，加熱しただけでは決して起こらない．2分子のブタジエンから生成するのは，1,5-シクロオクタジエンではなく，シクロヘキセン誘導体 **1** である（式8）．

（式6）

（式7）

（式8）

これをフロンティア軌道 frontier molecular orbital（FMO）理論（Woodward-Hoffmann 則よりも視覚的に理解しやすいので，こちらを使って説明する）で考えてみる．FMO 理論では，反応物の HOMO（highest occupied MO, 最高被占軌道）と LUMO（lowest unoccupied MO, 最低空軌道）に着目する．まず，分子中には多数の被占軌道と空軌道があるが，<u>2つの電子に占有された軌道（被占軌道）と空軌道の間の相互作用は安定化に寄与し</u>，そして<u>2つの軌道のエネル</u>

ギーが近いほど安定化の度合いが大きい．そして，2つの分子が相互作用する際，安定化に最も寄与するのは HOMO と LUMO の相互作用である．すなわち，被占軌道のうち最もエネルギーが高い軌道が HOMO であり，空軌道のうち最もエネルギーの低い軌道が LUMO だからである（図 5.1，右）．

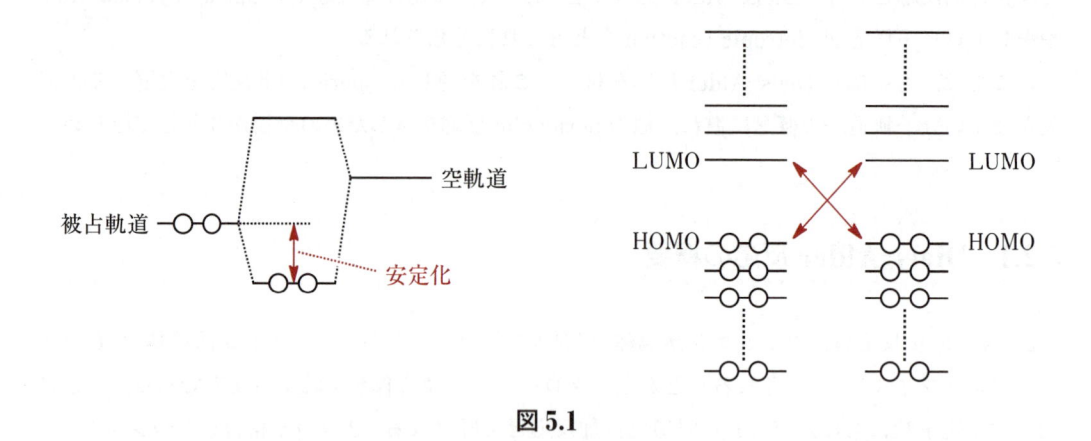

図 5.1

再び式 5 を見てほしい．Diels-Alder 反応においては，π 電子 2 個が 2 つの反応物の間に徐々に移行（非局在化）していき，最終的に σ 結合 1 個を形成する．そのような結合形成が 2 か所で同時に起こらなくてはならない．したがって，一方の反応物の HOMO と他方の反応物の LUMO（またはその逆）を考えるとき，2 つの反応点の両方で同時に結合性相互作用がなくてはならない（位相が一致していなければならない）．

図 5.2 にエチレンとブタジエンの π 分子軌道を示す（次ページの囲み部分を参照）．

エチレンの HOMO と LUMO　　ブタジエンの HOMO と LUMO

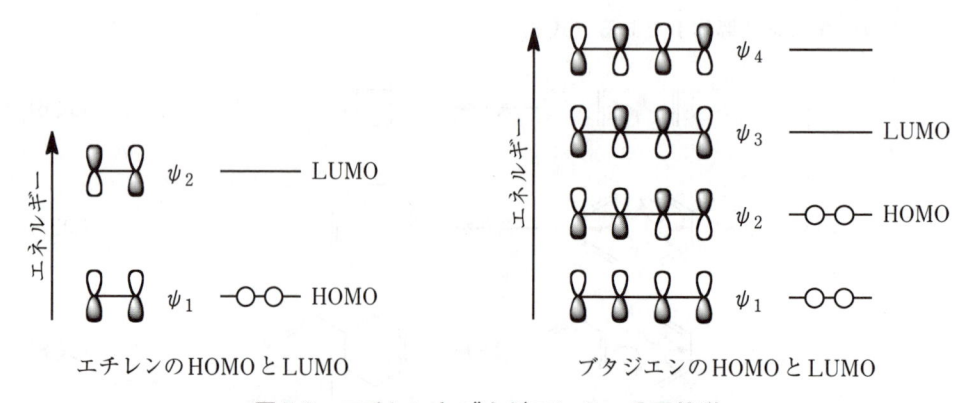

図 5.2　エチレンとブタジエンの π 分子軌道

<π共役系の分子軌道（復習）>

　まず，エチレンを例に復習しよう（図5.2，左）．分子軌道は原子軌道の組合せで作り上げられる．とりあえずすべての価電子とすべての最外殻原子軌道を考えに入れることにする．そうすると，水素原子4個の1s軌道および炭素原子2個それぞれの2s, $2p_x$, $2p_y$, $2p_z$軌道の計12個の原子軌道を組合せて，12個の分子軌道が作られることになる．そこに，エネルギーの低い方から順に2個ずつ計12個の価電子が収容されていく．したがって，エネルギーの低い方から6番目の分子軌道がHOMO，7番目がLUMOということになるが，それらは結果として，ほぼ各々の炭素原子の2p軌道だけから成る結合性π分子軌道と反結合性π分子軌道である．つまり，共役π系のフロンティア軌道について考えるときには，はじめから共役系を形成するp軌道とπ電子だけを考えればよいことになる．

　次に，ブタジエンで確認する（図5.2，右）．共役系を形成する4個のp軌道と4個のπ電子を考える．最もエネルギーの低い分子軌道は4個のp軌道がすべて同位相のψ_1である．2番目は，途中1か所で位相が変わる——すなわち1つの"節"をもつ——ψ_2である．続いて，節が2つのψ_3，節が3つのψ_4となる．π電子4個はψ_1から順に2個ずつ収容されていくので，ψ_2がHOMO，ψ_3がLUMOということになる．下に，1,3,5-ヘキサトリエンのπ分子軌道を示すので確認してほしい．

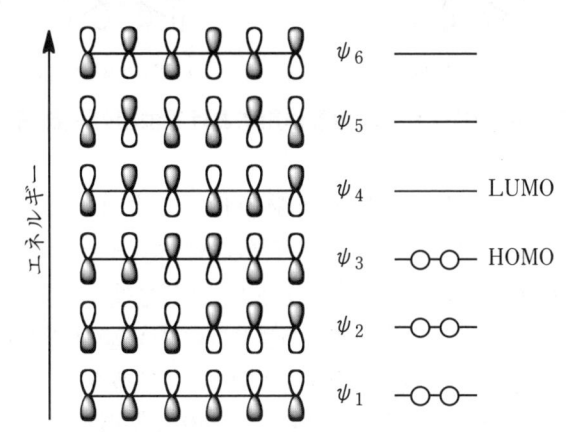

図5.3　1,3,5-ヘキサトリエンのπ分子軌道

　まずは，エチレンのHOMOとブタジエンのLUMOが相互作用する場合（a）を見てみよう（図5.4）．2つの反応点のどちらも結合性相互作用をもつことがわかる．エチレンのLUMOとブタジエンのHOMOが相互作用する場合（b）も同じである．すなわち，2つの結合が同時に形成される要件を満たしていることになる．

　比較のため，式8に示した2分子のブタジエンからの8員環形成反応（実際には起こらない）を（c）に示した．一方の分子のHOMO，他方の分子のLUMOを考え，反応点の1つで位相が一致するように分子を配置すると，もう一方の反応点では位相が一致しないことがわかる．2つの反応点で同時に位相を一致させるためには，どちらかの分子がπ平面をねじり，面の表と裏

を同時に相手の分子に向けなければならない（d）．このように2つの結合の形成が面の表と裏で起こる付加形式を"**アンタラ型** antarafacial（逆面型）"付加という．ただし，（d）のアンタラ型付加反応は空間的に無理があり，結局起こらない（アンタラ型の反応は，反応物の共役系がもっと長いときにだけ可能である）．一方，（a）や（b）で表される Diels-Alder 反応のように，2つの結合形成が面の同じ側で進行する形式を"**スプラ型** suprafacial（同面型）"付加という．

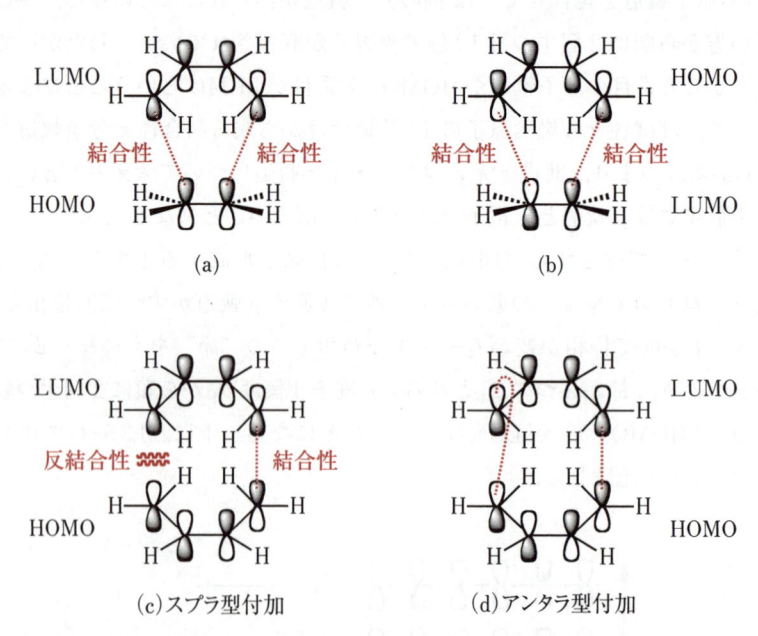

図 5.4　HOMO-LUMO 相互作用における位相の一致/不一致

要するに，Diels-Alder 反応では，一方の反応物の HOMO と他方の反応物の LUMO が，スプラ型の反応に適した位相をしている．そして，実際に熱エネルギーだけで進行する．しかし，2分子のブタジエンから8員環形成が起ころうとすると，スプラ型付加では2つの反応点のうちどちらかで位相が一致しない．アンタラ型付加ならば2つの反応点で同時に位相が一致するが，空間的に無理がある．実際，この反応は起こらないというわけである．

式6に示した，2分子のエチレンからのシクロブタンの生成が進行しない理由も，2つの反応点での位相の相関から理解できる（図 5.5）．

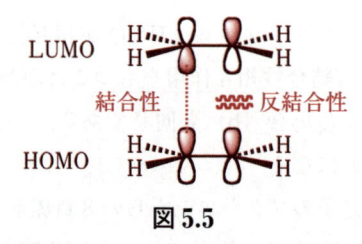

図 5.5

ところが，実は，2分子のエチレンからのシクロブタンの生成反応は，光照射下では進行する（式 9）．

$$\| + \| \xrightarrow{h\nu} \square \qquad (式9)$$

　これも FMO 理論できちんと説明できる．光照射により ψ_1 にある 1 電子が ψ_2 に遷移して励起状態となる（図 5.6）．基底状態では ψ_2（LUMO）であった軌道が SOMO（singly occupied MO, 半占軌道）となり，基底状態の分子の LUMO と相互作用し反応することが可能になる．すなわち，2 つの軌道の相互作用により 2 つの分子軌道が生じることになるが，電子はより安定な方の軌道に入るので安定化がもたらされる．そして，この相互作用は 2 つの反応点の両方で位相が合っていて，協奏的な付加環化反応が可能である（図 5.7, 左）．基底状態の分子の ψ_1（HOMO）と励起状態の分子の ψ_1 の相互作用でも反応が可能である（図 5.7, 右）．この場合には，3 個の電子のうち 2 個がより安定な方の軌道に，残りの 1 個がより不安定な方の軌道に入ることになるので，やはり安定化がもたらされる．そしてやはり 2 つの反応点の両方で位相が合っている．

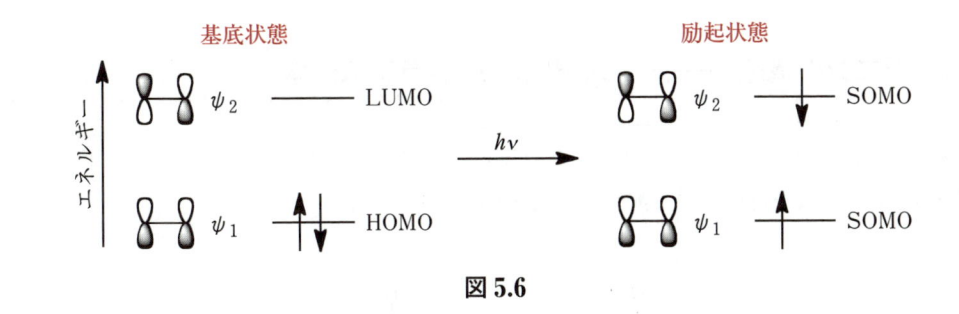

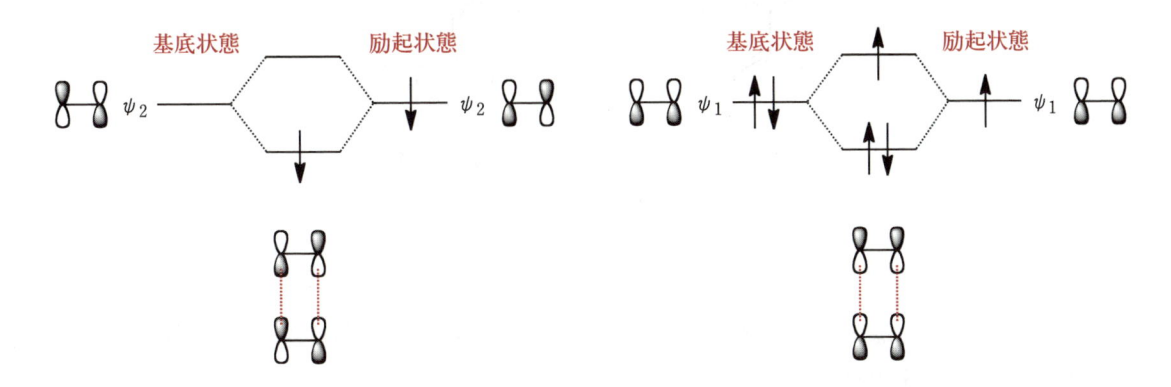

図 5.6

基底状態の ψ_2 と励起状態の ψ_2 の相互作用　　基底状態の ψ_1 と励起状態の ψ_1 の相互作用

図 5.7

　以上のように，環化付加反応が協奏的に起こりうるかどうかは，FMO 理論により予測できることになる．

　まとめると次のようになる．環化付加反応が他の試薬や光照射の助けを借りずに，熱エネルギーだけで協奏的に進行するためには，少なくとも「一方の反応物の HOMO, 他方の LUMO を想定したとき，2 つの反応点で同時に位相が合っている」という要請を満たさなくてはならない．

この要請を満たすものを「**熱的許容**である」といい，満たさないものを「**熱的禁制**である」という．

Diels-Alder 反応（[4 + 2]環化付加反応）は，スプラ型付加がこの要請を満たし，熱的許容である．スプラ型付加なので実際にスムーズに進行する場合が多い．一方，[2 + 2]環化付加反応のスプラ型付加はこの要請を満たさず，熱的禁制である．アンタラ型付加は熱的許容ではあるが空間的な無理がある．実際，[2 + 2]環化付加反応は協奏的には起こらない．その代わり，[2 + 2]環化付加反応のスプラ型付加は「**光化学的に許容**」となる．実際，光照射下で協奏的に進行する [2 + 2]環化付加反応の例が数多くある．

Diels-Alder 反応が，「熱エネルギーだけで協奏的に進行してもよさそうだ」ということがわかるようになったところで，次に，この反応の特徴を掘り下げていく（Diels-Alder 反応さえ理解してしまえば，他の pericyclic 反応の理解も容易となる）．

5.2.2　ジエンの構造——*s*-シス配座と *s*-トランス配座

ブタジエン誘導体の 2 つの二重結合が共役するためには，各々の π 平面が互いに平行でなければならない．それを可能にする配座は，図 5.8 の 2 つである．

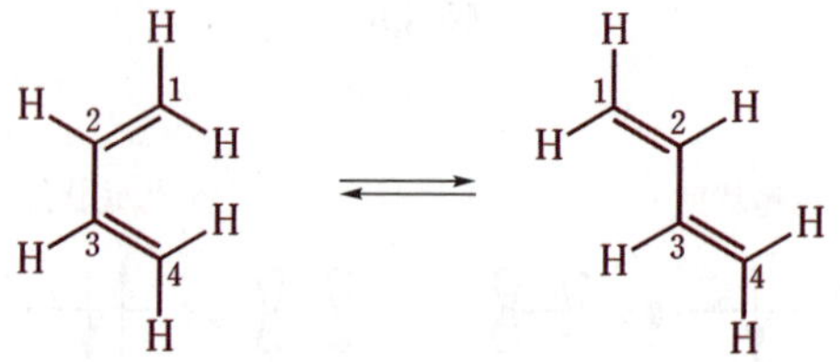

s-シス配座　　　　　*s*-トランス配座

図 5.8　*s*-シス配座，*s*-トランス配座

図の左側に示した配座を *s*-シス配座，右側を *s*-トランス配座という（"*s*" は 2 つの二重結合をつなぐ単結合 single bond を意味し，その single bond に対して 2 つの二重結合が同じ側ある配座が *s*-シス，反対側にある配座が *s*-トランスである）．

Diels-Alder 反応は，図 5.4(a) または (b) のように，ジエン成分が *s*-シス配座をとっているときに起こる．2 つの反応点で同時に結合形成が起こるためには，*s*-トランス配座の 1 位と 4 位は離れすぎている．また，すべての結合生成と結合開裂が協奏的に進行するのだから，仮に *s*-トランス配座から反応が起こると，生成物となるシクロヘキセン誘導体の二重結合はトランス配置になってしまう．これはエネルギー的に無理がある（図 5.9）．

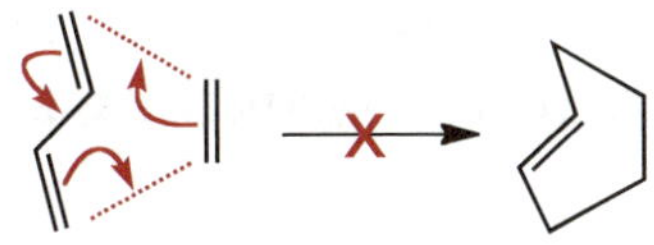

図 5.9

通常，ブタジエン誘導体の s-シス配座は s-トランス配座と比べてエネルギー的に不利であり，ブタジエンそのものでは，室温での s-シス配座の存在割合は 1% 程度にすぎない．しかし，2 つの配座の間には速い平衡があり，熱力学的に有利な s-トランス配座から不利な s-シス配座になって Diels–Alder 反応を起こす．

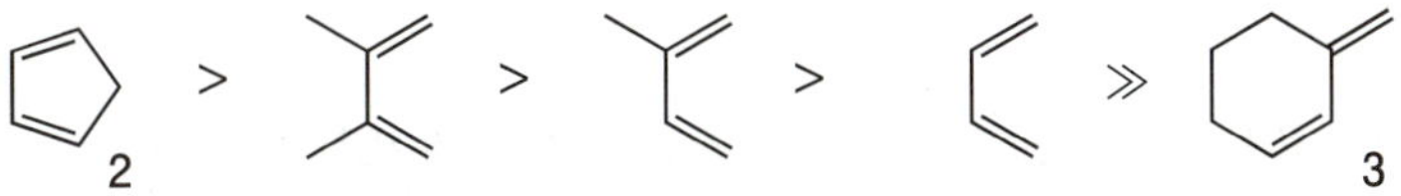

図 5.10 ジエンの反応性

したがって，例えばシクロペンタジエン（**2**）（図 5.10）のように，常に s-シス配座をとる環状ジエンは Diels–Alder 反応のジエン成分として優れた反応性をもつことになる．一方，化合物 **3** のように，s-トランス配座に固定されたジエンは Diels–Alder 反応の基質とはならない．

5.2.3 立体特異性

Diels–Alder 反応では，ジエノフィル成分に立体異性体（シス/トランス異性体）がある場合，その立体配置の違いが生成物の立体配置の違いに完全に反映される．つまり，反応は立体特異的に進行する．式 10，式 11 には，ブタジエンとマレイン酸ジメチルおよびフマル酸ジメチルとの反応を示した．

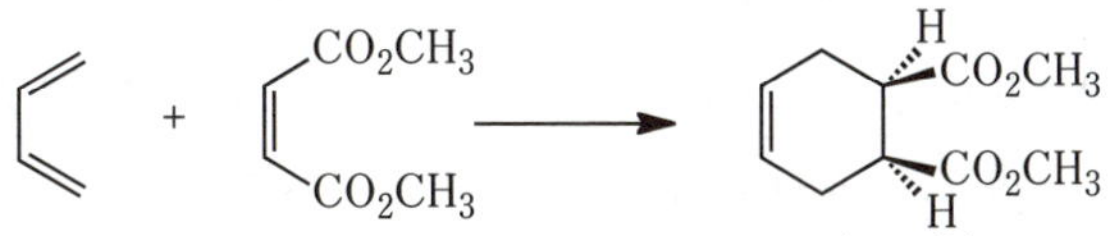

（式 10） マレイン酸ジメチル → **4**（シス体）

（式 11） フマル酸ジメチル → **5**（トランス体）

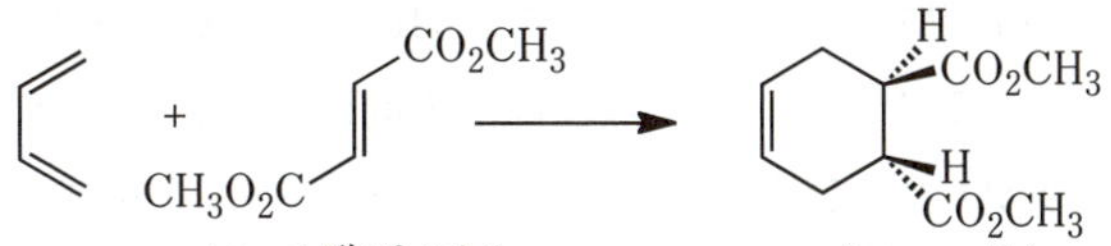

マレイン酸ジメチルをジエノフィルに用いると，2 つのエステル基が互いにシスに配置した生成物だけが得られる．一方，フマル酸ジメチルを用いると，2 つのエステル基が互いにトランスに配置した生成物だけが得られる．図 5.11 には，フマル酸ジメチルを用いた反応（式 11）の立

体化学を示した．式10，式11の結果は，反応がスプラ型（*syn* 付加）で，すべての結合生成と二重結合の消失が協奏的に起こることによる必然的帰結であることが理解できる．

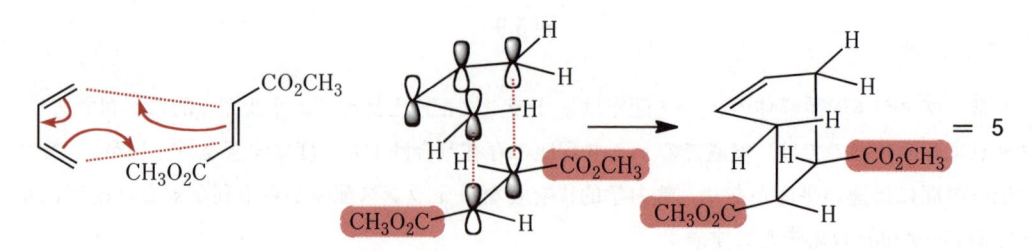

図 5.11 フマル酸ジメチルとブタジエンの反応の立体化学

　ジエノフィルの立体配置だけでなく，ジエンの立体配置も生成物の立体配置に厳密に反映される．式12には，*trans,trans*-配置をもつ2,4-ヘキサジエンの反応を示した．ジエノフィルはアセチレンの誘導体である．（このように三重結合も Diels-Alder 反応のジエノフィル成分となる．）この反応も立体特異的に進行し，2つのメチル基がシスに配置した生成物だけが得られる．図5.11 に相当する図を書き，この反応の立体化学を確認してほしい．

（式12）

5.2.4　正常電子要請型と逆電子要請型

　ところで，ここまでに紹介した反応例の中に出てきたジエノフィルは，エチレンそのものを除いては，どれも電子求引性基をもつものばかりであることに気付いているだろうか．それには，ちゃんとした理由がある．再び，FMO 理論に戻って考えてみよう．

　これまでの議論の中では，ジエンの HOMO とジエノフィルの LUMO の相互作用によって反応が起こるのか，ジエンの LUMO とジエノフィルの HOMO の相互作用によって反応が起こるのかを意識してこなかった．ここでは，その点に注意を向けてみよう．まず，図5.12(a) は，ブタジエンとエチレンの HOMO および LUMO のエネルギーレベルを模式的に書いたものである．ブタジエンの HOMO とエチレンの LUMO のエネルギーレベルの差と，ブタジエンの LUMO とエチレンの HOMO のエネルギーレベルの差には違いがない．

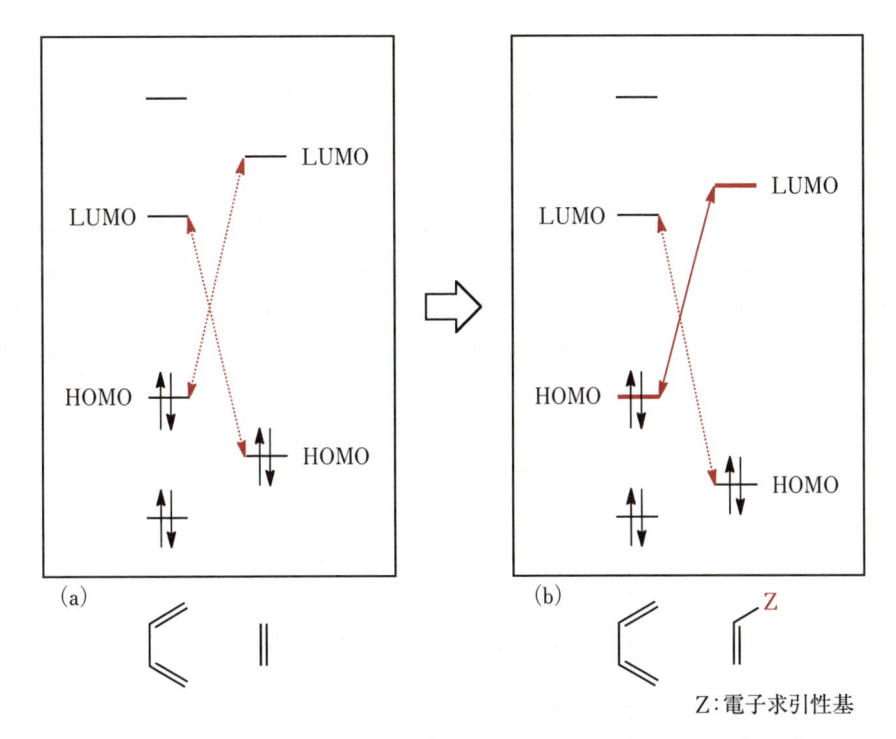

図 5.12　ジエノフィルのエネルギーレベルと HOMO-LUMO 相互作用

　ここで，エチレン（ジエノフィル）を電子求引性基で置換した場合を考えてみよう［図 5.12 (b)］．そうすると，ジエノフィルのエネルギーレベルは下がり，ジエンの HOMO とジエノフィルの LUMO のエネルギーレベルが近づき，より大きな HOMO-LUMO 相互作用が働くため反応が容易になる——反応速度が大きくなる．図には示していないが，仮に，この状況からさらにジエンの方に電子供与性基が置換したとすると，ジエンのエネルギーレベルが上がることになるので，ジエンの HOMO とジエノフィルの LUMO のエネルギーレベルはさらに近づき，反応はさらに起こりやすくなる．

　つまり，ジエノフィルの方には電子求引性基が置換してその LUMO のエネルギーレベルが低くなることが好ましく，ジエンの方には電子供与性基が置換して HOMO のエネルギーレベルが高くなることが好ましい．

　したがって，Diels-Alder 反応の実用的な反応例には，電子求引性基で置換されたジエノフィルを用いたケースが多いわけである．図 5.13 には，Diels-Alder 反応に用いられる代表的なジエノフィルの例を示す．

Z = -CHO, -COR, -CO₂H, -CO₂R
-CONR₂, -CN, -SO₂R

図 5.13　代表的なジエノフィル

もちろん，反応を容易にするための方法はもう1つある．ジエンのLUMOとジエノフィルのHOMOのエネルギーレベルが近づくように，ジエノフィルに電子供与性基を導入し，そのエネルギーレベルを上げる方法である（図5.14）．この状況からさらにジエンの方に電子求引性基が置換すれば，反応はより起こりやすくなる．しかし，実際には，このように「ジエンのLUMO-ジエノフィルのHOMO」の相互作用で進行する反応の例は，上述の「ジエンのHOMO-ジエノフィルのLUMO」の相互作用で進行する反応ほどは多くなく，"**逆電子要請型** inverse electron demand のDiels-Alder反応"と呼ばれる．なお，「ジエンのHOMO-ジエノフィルのLUMO」の相互作用で進行する反応は"**正常電子要請型** normal electron demand のDiels-Alder反応"と呼ばれることがある．

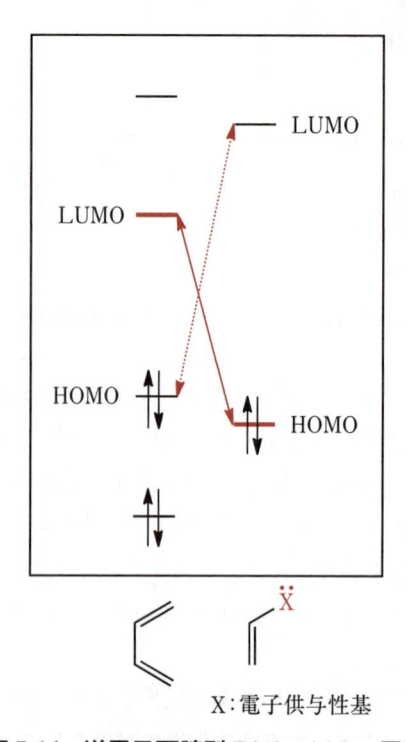

図5.14　逆電子要請型 Diels-Alder 反応

5.2.5　立体選択性——エンド則，軌道二次相互作用

式13はシクロペンタジエンと無水マレイン酸とのDiels-Alder反応である．ジエンの側はs-シス配座しかとり得ず，また，ジエノフィルは2つの電子求引性基をもちLUMOのエネルギーレベルが低く，反応しやすい組合せである．実際，この反応は室温でも進行する．

この反応も協奏的なスプラ型付加で進行するが，その要請を満たす反応生成物には2種の立体異性体がある．一方はエンド付加体と呼ばれ，もう一方はエキソ付加体と呼ばれるものである．"エンド"，"エキソ"は，ジエノフィル側に置換しているカルボニル基と新たに生成する二重結合の位置関係を表している．それらが同じ側にあればエンド*endo*（内側），反対側にあればエキ

第 5 章　ペリ環状反応　　181

ソ exo（外側）と名付ける．

　反応が，図 5.15 左に示す遷移状態を経て起これば エンド付加体が生成し，図 5.15 右に示す遷移状態を経て起これば エキソ付加体が生成することになる（どちらも，ジエンの HOMO とジエノフィルの LUMO の相互作用であることを確認せよ）．

（式 13）

図 5.15

　ところが，この反応を室温で行うとエンド付加体だけが生成し，エキソ付加体は生成しない．また，生成したエンド付加体を 190℃に加熱すると，エキソ付加体に異性化する（図 5.16）．

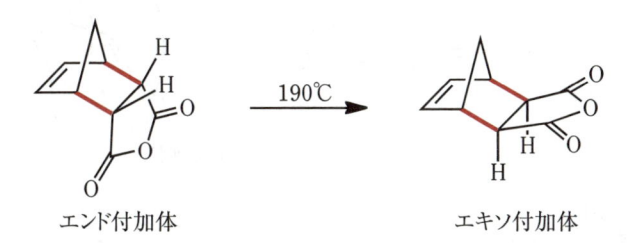

図 5.16　エンド付加体からエキソ付加体への熱異性化

　この異性化は，Diels-Alder 反応が可逆的であり，熱力学支配に従った結果であると理解できる．つまり，エンド付加体からの逆反応（逆 Diels-Alder 反応）と再度の環化付加反応のくり返

しの中で，熱力学的により安定なエキソ付加体が蓄積されたことを示している．そうだすると，低温（室温）での反応でエンド付加体だけが生成したのは，それを与える反応経路のほうが速度論的に有利であったから——速度論支配の反応が進行したから——ということになる．何故，エンド付加体を与える反応経路のほうが速度論的に有利なのであろうか？

これは"**軌道の二次相互作用**"によって説明される．図 5.17 は，図 5.15 に示したエンド付加の遷移状態図にカルボニル基の部分の軌道を書き加えたものである．無水マレイン酸の 2 つのカルボニル基は炭素-炭素二重結合と共役しており，酸素原子を含む 6 個の原子からなる共役系の LUMO は図 5.17 に示す通りの位相をもっている．そして，エンド付加の遷移状態においては，赤で示した部分で結合性相互作用が働く（位相が一致する）．これが軌道の二次相互作用である．これは反応点の間の直接の相互作用ではないが，被占軌道と空軌道の間で位相が一致しているので，安定化に寄与するはずである（図 5.1 参照）．つまり，この遷移状態の安定化に働き，この遷移状態を経る経路を有利にすることになる．

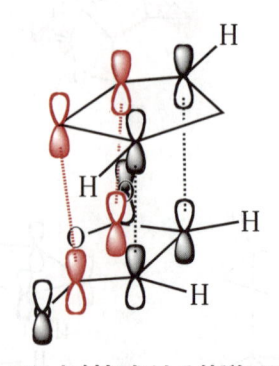

図 5.17　エンド付加おける軌道二次相互作用

すでに述べたように，Diels-Alder 反応では多くの場合，ジエンの HOMO とジエノフィルの LUMO が有効に相互作用するように，電子求引性基の置換（共役）したジエノフィルを用いる．それらの反応では通常，この軌道二次相互作用によって，速度論的にはエンド付加体が優先的に得られる（式 14 〜 15）．

（式 14）

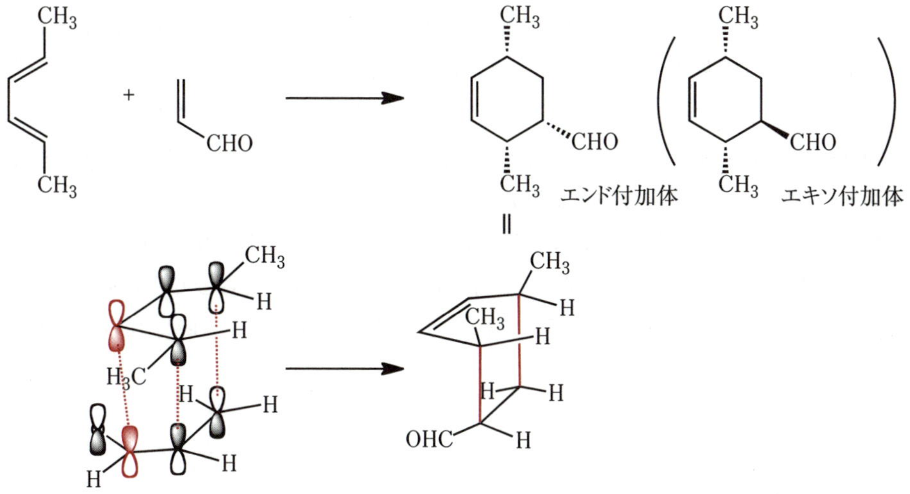

第5章　ペリ環状反応　　　183

(式15)

なお，エンド付加体からエキソ付加体への異性化は，いつも図5.16のようにうまく起こるとは限らない．化合物の構造によって異なる．また，速度論的に生成するエンド付加体がその反応条件の下でただちにエキソ付加体へと異性化してしまい，エンド付加体を得ることが難しい場合もある．式16はそのような例の1つであり，エンド付加体からエキソ付加体への異性化が室温でも進行する．

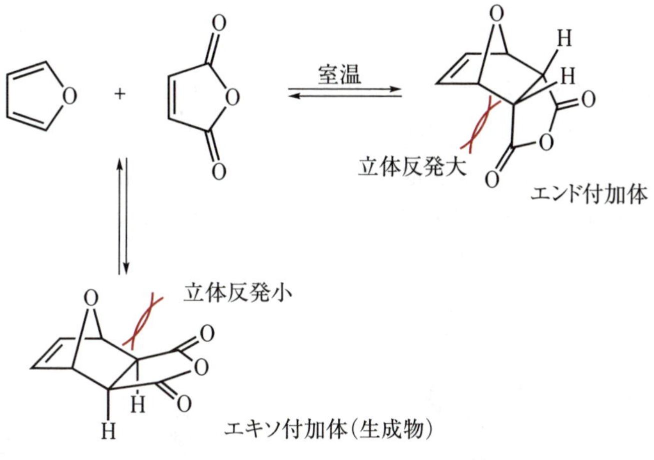

(式16)

5.2.6　位置選択性

ジエンおよびジエノフィルがどちらも非対称に置換されている場合，付加体として，置換基の位置関係の異なる2種の異性体が生じうる．しかし，Diels-Alder反応ではしばしば，その生成比が一方の異性体に大きく片寄る．すなわち，高い位置選択性を示す．

例えば，式 17 の反応では付加体として化合物 6 のみが生成し，式 18 の反応では化合物 8 だけが生成する．まずここで，どちらの反応も，電子供与性基をもつジエンと電子求引性基をもつジエノフィルを用いたものであり，Diels-Alder 反応が進行しやすいための要請を満たしていることを確認してほしい．また，付加体 6 は，軌道二次相互作用の介在で説明できる，速度論的に有利な生成物――エンド付加体――であることも確認してほしい．そのうえで，式 17 の反応では，同じエンド付加体として，化合物 7 が生成してもよいはずであること，また，式 18 の反応では化合物 9 が生成してもよいはずであることに気付いてほしい．なお，化合物 6 は，2 つの置換基が 6 員環上で隣り合っていることから，二置換ベンゼンの場合にならって「オルト体」と呼ばれることがある．同様に，化合物 8 は「パラ体」，7 や 9 は「メタ体」と呼ばれることがある．

(式 17)

(式 18)

さて，どちらの反応もメタ体を生成しないのは何故であろうか？　これを理解するためには，これまで考えに入れてこなかった HOMO および LUMO における各原子軌道の係数の大きさを考慮しなければならない．ここで，正常電子要請型 Diels-Alder 反応にかかわる，電子供与性基 (X) をもつジエンの HOMO と電子求引性基 (Z) をもつジエノフィルの LUMO について，その各原子軌道の係数の大小を見てみよう．

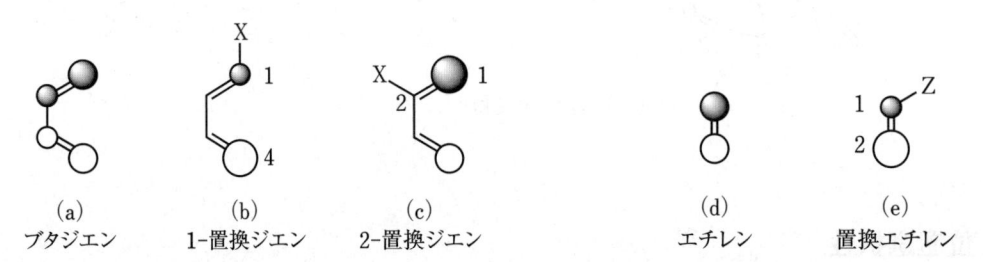

(a) ブタジエン　(b) 1-置換ジエン　(c) 2-置換ジエン　(d) エチレン　(e) 置換エチレン

図 5.18 電子供与性基をもつジエンの HOMO　**図 5.19** 電子求引性基をもつジエノフィルの LUMO

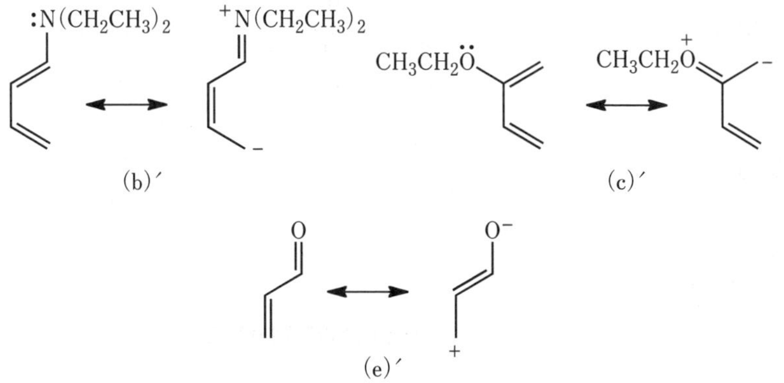

図 5.20

　図 5.18 は，ブタジエンに電子供与性基が置換したとき，HOMO の軌道係数がどう変わるかを示している．詳しい説明は他書に譲り，結論だけを述べる．まず，ブタジエンの HOMO の軌道係数はそもそも両端の炭素で大きい (a)．そこに（1 位に）電子供与性基が置換すると，4 位の軌道係数が大きくなる (b)．電子供与性基が 2 位に置換した場合には 1 位の軌道係数が大きくなる (c)．一方，エチレン（ジエノフィル）に電子求引性基が置換すると，LUMO の軌道係数は，その反対側の炭素（2 位）で大きくなる（図 5.19）．

　これらは，それぞれ図 5.20 の (b)′, (c)′ (e)′ で表したように，共鳴構造を書いてその求核部位および求電子部位を予測した結果と同じである．比較的簡単な構造のジエンおよびジエノフィルの軌道係数は，この方法で予測できる（勿論，いつもとは限らない）．

　これらを受け入れれば，あとは簡単である．「反応は，それぞれの反応成分の軌道係数の大きな原子同士が結合するように進む」という原則を当てはめればよい．それでは，式 17，式 18 に戻ろう．

　図 5.21 は，式 17 の反応の遷移状態図である．ジエンの HOMO は電子供与性基 $N(CH_2CH_3)_2$ の効果により 4 位の軌道係数が大きく，ジエノフィルの LUMO は電子求引性基 $CO_2CH_2CH_3$ の効果により 2 位の軌道係数が大きい．これら軌道係数の大きくなった原子の間で結合形成が起こるように反応したとすると，オルト体の生成が説明できる．さらに，軌道二次相互作用によりエンド付加が優位になることも合わせると，生成物の構造をその立体化学も含めて見事に説明できることになる．

　図 5.22 は，式 18 の反応の遷移状態図である．反応の位置選択性がきちんと説明できることを確認してほしい．

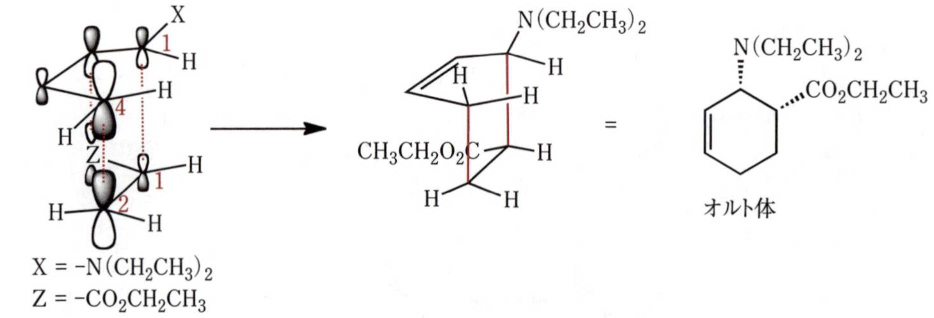
X
1
H
H
4
H
Z
H
1
2
H
H
X = -N(CH2CH3)2
Z = -CO2CH2CH3
N(CH2CH3)2
H
H
H
CH3CH2O2C
H
H
H
=
N(CH2CH3)2
CO2CH2CH3
オルト体

図 5.21　式 17 の反応の遷移状態図

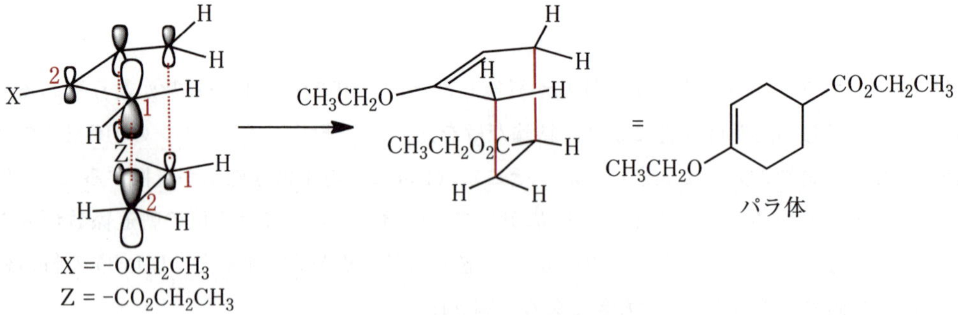
H
H
2
X
H
1
H
Z
H
1
2
H
H
X = -OCH2CH3
Z = -CO2CH2CH3
H
H
CH3CH2O
H
H
CH3CH2O2C
H
H
H
=
CO2CH2CH3
CH3CH2O
パラ体

図 5.22　式 18 の反応の遷移状態図

以上，Diels-Alder 反応の基本的な部分をすべて紹介した．Diels-Alder 反応は pericyclic 反応の典型的なものの 1 つである．極性反応でもラジカル反応でもない反応があり，その理解には分子軌道法が絶大な威力をもつことをわかってほしい．そして，他の反応においても「分子軌道法の概念を使って反応を理解すること」に少しでも慣れてほしい．

最後に，キーワードを並べておくので，それを辿ることで理解度を確認してほしい．

> HOMO-LUMO 相互作用，位相の一致，スプラ型付加/アンタラ型付加，熱的許容/熱的禁制（光化学的許容/光化学的禁制），*s*-シス/*s*-トランス，立体特異性，正常電子要請型/逆電子要請型，立体選択性，エンド付加/エキソ付加，軌道二次相互作用，速度論支配/熱力学支配，位置選択性，軌道係数の大きさ

5.3　電子環状反応 electrocyclization

共役ポリエンの末端の 2 つの炭素原子の間で σ 結合が形成され，π 結合 1 個の消失を伴いながら閉環する反応，またはその逆反応を**電子環状反応**という．典型的な反応例としては，1,3,5-ヘ

キサトリエンから1,3-シクロヘキサジエンが生成する反応（式19）や，シクロブテンから1,3-ブタジエンが生成する反応（式20）などが挙げられる．閉環反応の方を電子環状閉環反応，開環反応の方を電子環状開環反応と区別して呼ぶ場合もある．反応は可逆であり，どちらの方向に進むかは熱力学的な要因，すなわち化合物の安定性で決まる．σ結合が1つ増え，π結合が1つ減るので環形成の方向に進む場合が多いが，式20のように，環構造にかかるひずみが大きい場合などには，開環の方向に進む．図5.23の各反応と見比べると面白い．

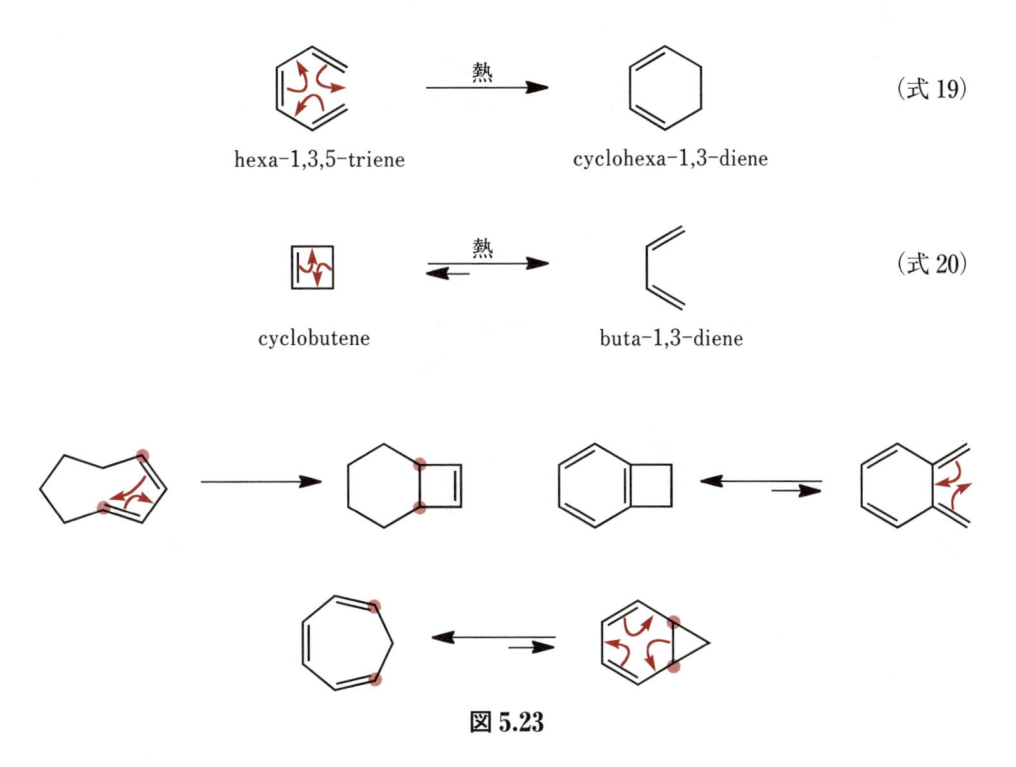

$$\text{hexa-1,3,5-triene} \xrightarrow{熱} \text{cyclohexa-1,3-diene} \qquad (式19)$$

$$\text{cyclobutene} \xrightleftharpoons{熱} \text{buta-1,3-diene} \qquad (式20)$$

図 5.23

　この電子環状反応も，Diels-Alder反応と同様，イオン性の中間体もラジカル中間体も経ず，結合の生成と消失のすべてが協奏的に進行するpericyclic反応である．そして，最大の特徴はその立体化学にある．

　式21～式24に具体例を示す．どの反応も立体特異的に進行する．閉環反応（式21，22）でも，開環反応（式23，24）でも，反応物の立体配置の違いが生成物の立体配置の違いに反映されていることがわかる．

　この立体化学を理解するためには，やはり分子軌道法の助けを借りる必要がある．しかし，前節のDiels-Alder反応が2分子間の反応であったのとは違い，電子環状反応は1分子だけがかかわる反応である．したがって，再びFMO理論に頼ろうにも，Diels-Alder反応のときのようなHOMO-LUMO相互作用の考え方をそのまま適用することはできない（実は，反応物の構造を2つに分けて考えて，一方のHOMO，他方のLUMOを想定する方法がある．次ページの囲み部分を参照せよ）．もう1つの有力な手法である軌道対称性理論（Woodward-Hoffmann則）に頼ることも可能であるが，せっかく慣れてきたところでもあるので，あえてFMO理論で考えてみよう．

$$\text{trans,cis,trans-octa-2,4,6-triene} \xrightarrow{\text{熱}} \text{cis-5,6-dimethylcyclohexa-1,3-diene} \quad \text{(式 21)}$$

$$\text{cis,cis,trans-octa-2,4,6-triene} \xrightarrow{\text{熱}} \text{trans-5,6-dimethylcyclohexa-1,3-diene} \quad \text{(式 22)}$$

$$\text{cis-3,4-dimethylcyclobutene} \xrightarrow{\text{熱}} \text{cis,trans-hexa-2,4-diene} \quad \text{(式 23)}$$

$$\text{trans-3,4-dimethylcyclobutene} \xrightarrow{\text{熱}} \text{trans,trans-hexa-2,4-diene} \quad \text{(式 24)}$$

＜HOMO-LUMO に基づくもう1つの考え方＞

　例えば，式23や式24のようなシクロブテンの開環反応を，「π結合に対するσ結合の環化付加」と見なし，π結合の部分のLUMOとσ結合部分のHOMO（または，その逆）の相互作用を評価する方法がある．下図の場合，ここから中間体を経由することなく一息に（協奏的に）2つのπ結合が形成されるためには，C1-C4結合とC2-C3結合が同時に，（紙面手前側から見て）右回りに回転しなければならないことがわかるだろうか？

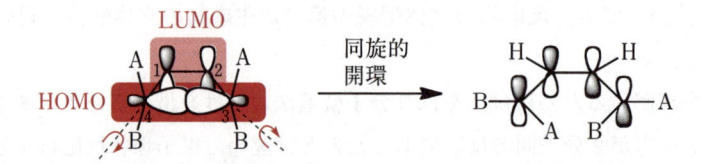

　この先をすべて読んだ後に，もう一度ここに戻ってきてほしい．この図の意味するところが理解できるはずである．また，この方法でも，これから述べる方法でも同じ結論が得られることがわかるはずである．

電子環状反応は，結合の位置が組み替わる——分子の中で電子の位置が変わる（ずれる）——だけの反応である．この「ずれる」に最もかかわりやすいのはどの電子であろうか？　もちろん，HOMO の電子である．したがって，反応物の HOMO について考えることにする．

まずは，式 21 の反応について考えてみよう（図 5.24）．ヘキサトリエン構造の HOMO の位相は図の通りである．ここから，共役系の末端の 2 つの炭素原子の間に σ 結合が形成されるわけであるが，それが中間体を経由することなく一息に，つまりただ 1 つの遷移状態を経由して進行しなければならない．そのためには，一方が時計回りに，他方が反時計回りに同時に回転し，互いの軌道の位相を一致させるように重ね合わせながら，スムーズに σ 結合へと移行しなければならない．どちらが時計回りで，どちらが反時計回りでも構わない．互いに逆方向に回転しさえすればよい．いずれにせよ生成物は *cis*-5,6-ジメチル-1,3-シクロヘキサジエンである．これを**逆旋的** disrotatory **閉環**という．

cis,cis,trans-2,4,6-オクタトリエンの反応（式 22）も同様に逆旋的閉環でなければならないので，生成物としては *trans*-5,6-ジメチル-1,3-シクロヘキサジエンだけが得られることになる（図 5.25）．

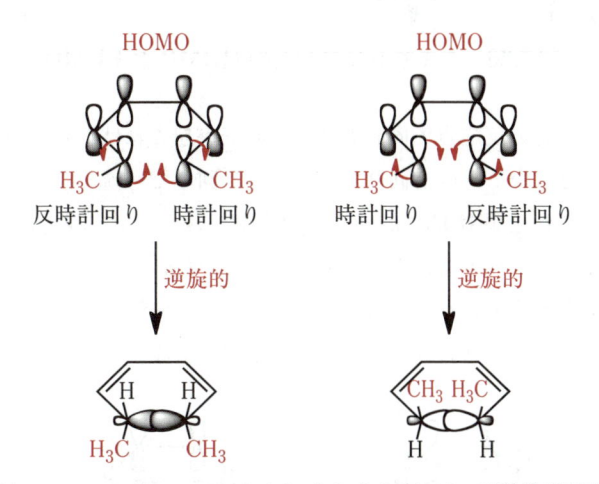

図 5.24 ***trans,cis,trans*-2,4,6-オクタトリエンの逆旋的閉環反応**

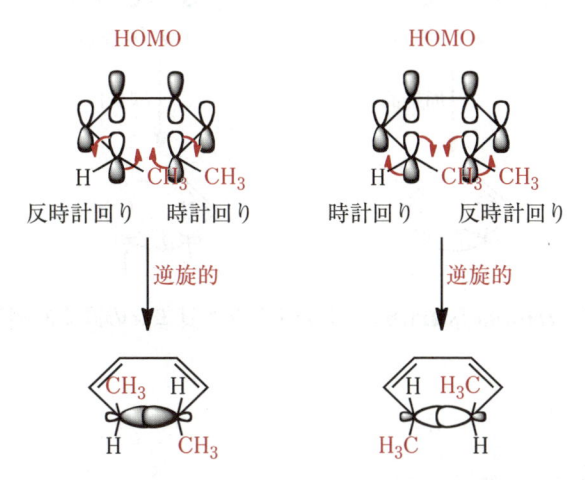

図 5.25 ***cis,cis,trans*-2,4,6-オクタトリエンの逆旋的閉環反応**

さて，前節の Diels-Alder 反応の議論を十分に理解できた人は，これらの閉環反応を光照射条件で行えば，立体化学は各々逆の結果になることを予測できるだろう．

すなわち，ヘキサトリエン誘導体に UV 光を照射すると，1 電子励起が起こることにより，元々は LUMO だった軌道（ψ_4）が反応にかかわるようになる（図 5.26）．

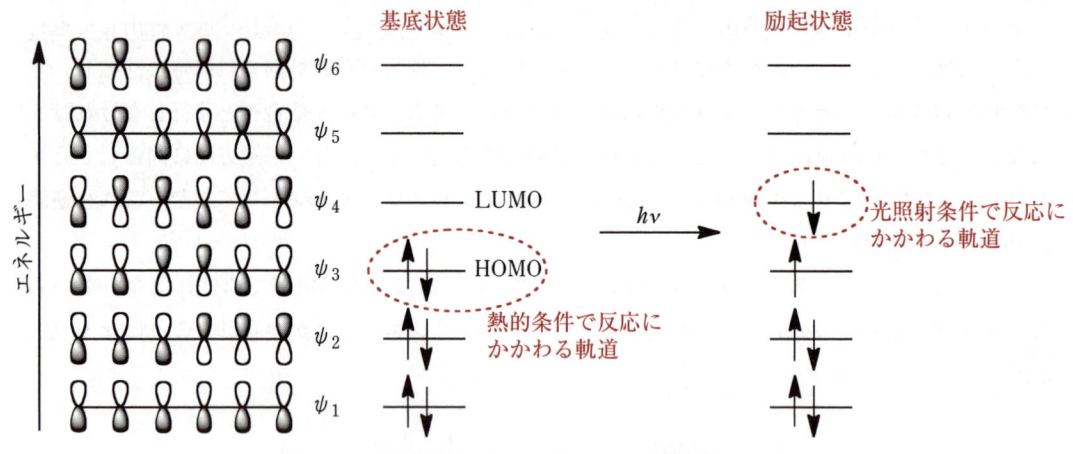

図 5.26 ヘキサトリエン系の HOMO と LUMO

したがって今度は，**両方の反応点で同じ方向への回転が起これば，互いの軌道の位相が一致するように重なり合うことになる**．時計回りでも，反時計回りでも構わない．互いに同方向に回転しさえすればよい．これを**同旋的** conrotatory **閉環**という．どちら方向に回転するにせよ *trans,cis,trans*-2,4,6-オクタトリエンからは *trans*-5,6-ジメチル-1,3-シクロヘキサジエンが得られ，*cis,cis,trans*-2,4,6-オクタトリエンからは *cis*-5,6-ジメチル-1,3-シクロヘキサジエンが得られることになり，加熱条件で行った反応の立体化学とは完全に逆になる（図 5.29）．

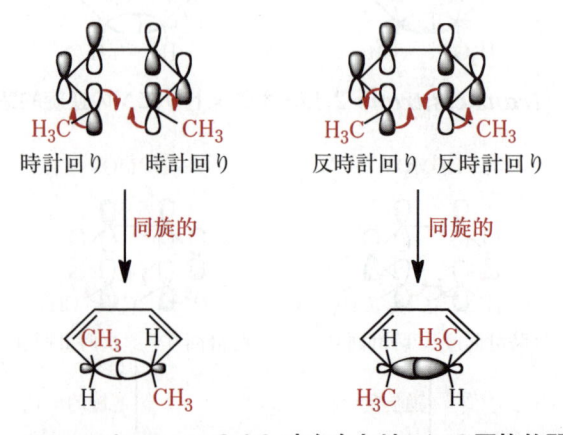

図 5.27 *trans,cis,trans*-2,4,6-オクタトリエンの同旋的閉環反応

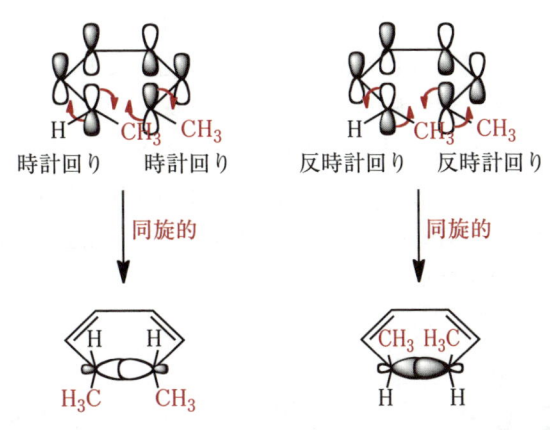

時計回り　時計回り　　　　反時計回り　反時計回り

↓同旋的　　　　　　　　　　↓同旋的

図 5.28 *cis,cis,trans*-2,4,6-オクタトリエンの同旋的閉環反応

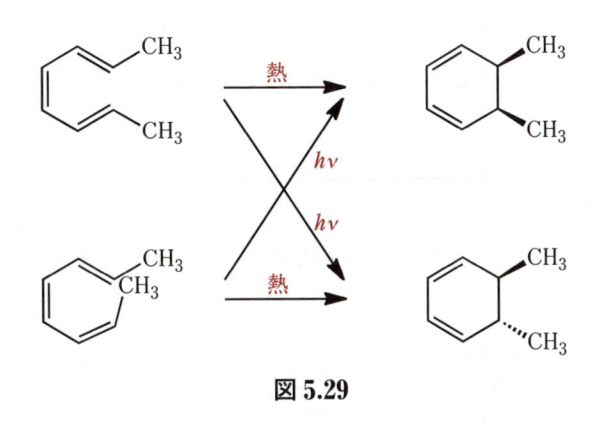

図 5.29

次に，式 23, 式 24 の開環反応の立体化学について考えてみよう．とりあえず，反応物であるシクロブテンの HOMO を考えることになるが，簡単ではなさそうである．こういうときには，実は，逆反応である閉環反応の立体化学を評価し，そこからさかのぼって開環反応の立体化学を考えるとよい．なぜなら，電子環状反応は協奏的反応であり，中間体を経ることなくただ 1 つの遷移状態を経て進行するからである（図 5.30）．つまり，シクロブテンが開環してブタジエンを与える反応の遷移状態と，その逆反応でブタジエンが閉環してシクロブテンを与える反応の遷移状態は同じものであり，開環反応と閉環反応は同じ経路を互いに逆から辿るだけであるので，閉環反応が同旋的なら，開環反応も同旋的であり，逆に，閉環反応が逆旋的なら，開環反応も逆旋的である．したがって，閉環反応でも開環反応でもどちらか考えやすい方を考えればよいことになる．すでに述べたように，閉環反応の立体化学の評価は，共役系の HOMO を考えるだけでよいのでより簡単である．

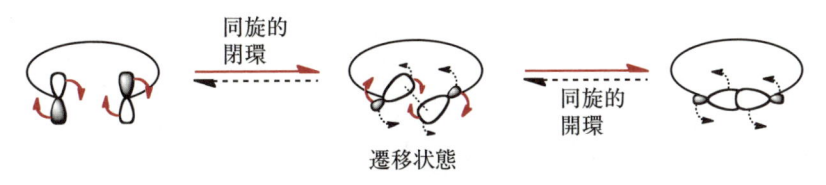

図 5.30 閉環が同旋的なら開環も同旋的

実際に，式23の反応の立体化学を考えてみよう（図5.31）．*cis,trans*-2,4-ヘキサジエンの共役系を構成しているブタジエン構造のHOMOの位相は図の通りである．したがって，協奏的な閉環反応は同旋的過程で起こるはずであり，*cis*-3,4-ジメチルシクロブテンが生成することになる．逆反応も同旋的過程であるはずなので，*cis*-3,4-ジメチルシクロブテンの開環反応が生成物として *cis,trans*-2,4-ヘキサジエンを与えるという式23の結果が理解できる．図5.31には，反時計回りの同旋的閉環と，時計回りの同旋的開環が描かれているが，時計回りの同旋的閉環と，反時計回りの同旋的開環でも同じ結果になることを確認してほしい．

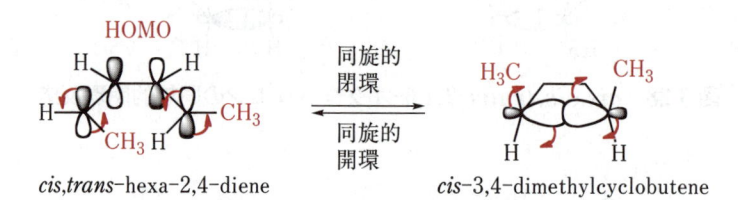

図5.31 *cis,trans*-2,4-ヘキサジエンの同旋的閉環と *cis*-3,4-ジメチルシクロブテンの同旋的開環

こうして，「熱条件での電子環状反応によるシクロブテンからブタジエンへの開環は同旋的に起こる」——少しいい換えると「シクロブテンからブタジエンへの同旋的開環は熱的許容である」——ということがわかったので，これを式24の反応に当てはめてみよう．

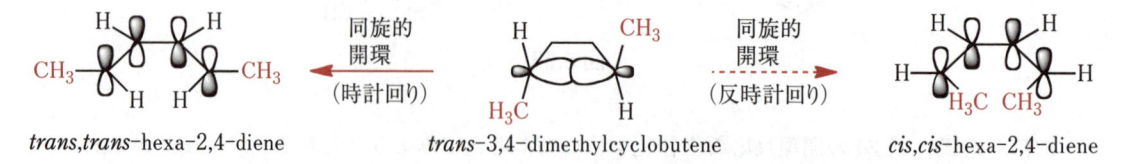

図5.32 *trans*-3,4-ジメチルシクロブテンの熱的開環反応の立体化学

この場合には，同じ同旋的開環でも時計回りか反時計回りかによって異なる生成物を与えることに気付くだろう（図5.32）．分子軌道法から導かれるルールのうえでは，確かにどちらも可能である．しかし，直感的にもわかるように，2つの置換基が互いに内側に向かって近づいてきて大きな立体反発を生じるような反応（*cis,cis*-2,4-ヘキサジエンの生成）は，実際には起こらない．

無論，このシクロブテンからブタジエンへの開環反応は，光照射条件では逆旋的過程で起こることになる——逆旋的過程が光化学的に許容，同旋的過程は光化学的に禁制である——ので，反応の立体化学は熱の条件で行ったときとは完全に逆になる（図5.33）．

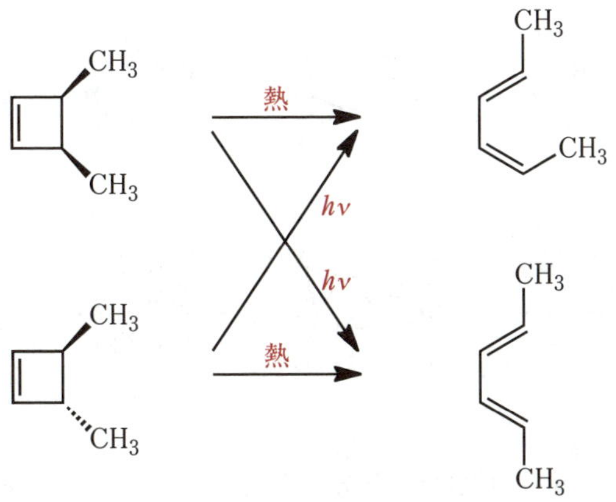

図 5.33

最後に，反応例をいくつか紹介する．反応の立体化学を自分で説明し，これまでの議論が理解できているかどうかを確認してほしい．

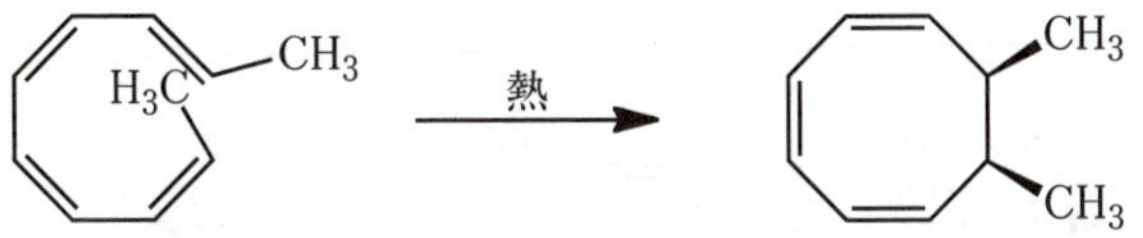

(式 25)

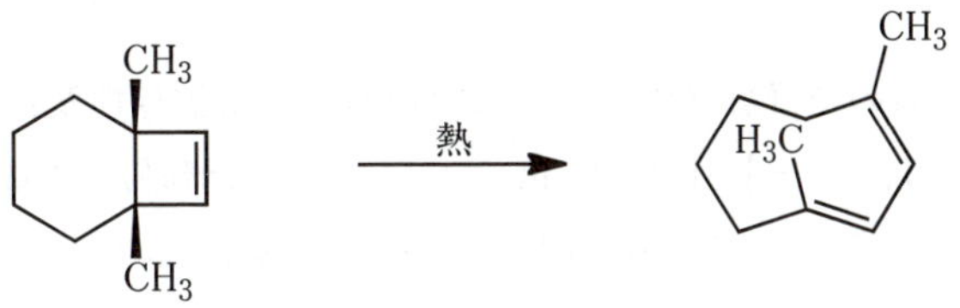

(式 26)

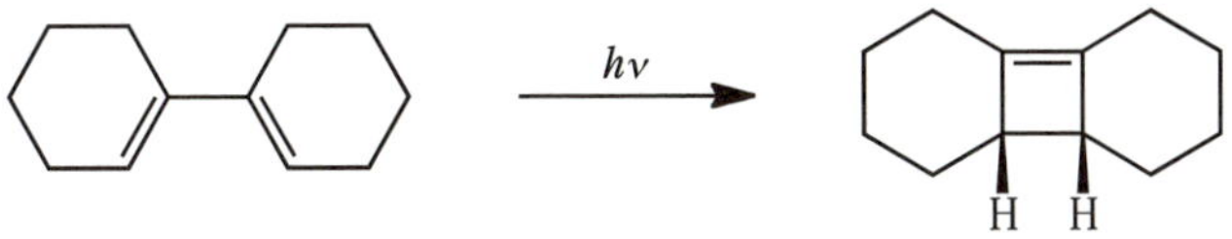

(式 27)

＜回転選択性＞

　式 23（図 5.31）の反応では，時計回りの同旋的開環でも反時計回りの同旋的開環でも生成物は同じものになった．これは，ブタジエン骨格上の 2 つの置換基が，たまたま同じ（メチル基）であったからである．もし，2 つの置換基が異なれば，それぞれの同旋的開環で得られる生成物は異なるものになる．つまり，次式のような場合には，同じ同旋的開環反応にも 2 つの可能性があることに注意する必要がある．

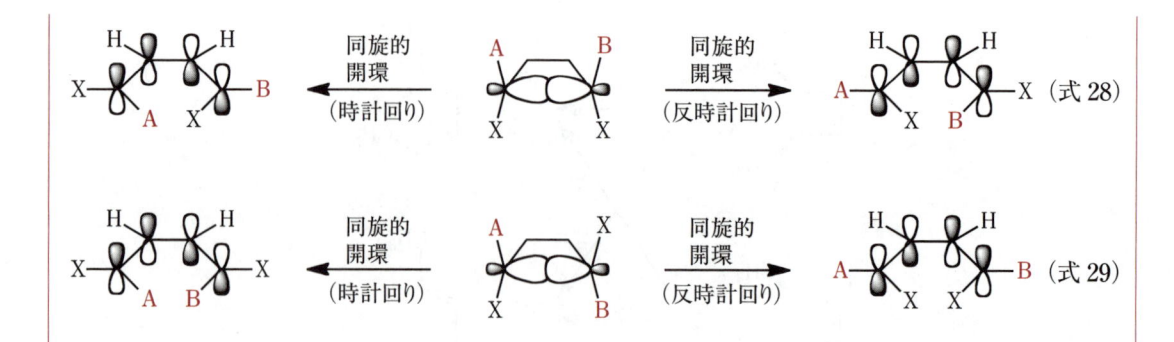

このような場合に，どちらの経路が優先するか——このような選択性を「**回転選択性 torquoselectivity**」という——を決める因子としては，式24（図5.32）で見たように「置換基の嵩高さ（立体的要因）」が重要である．また，それとは別の要因（軌道相互作用に基づいて説明される）により「置換基によって，それが外側に向かって動いていくような回転（outward rotation）を有利にするものと，それが内側に向かって動いていくような回転（inward rotation）を有利にするものがある」ということも知っていてほしい（式30）．

本書の範囲を超えるので詳細は省くが，おおむね，電子供与性基は outward rotation を有利にする傾向があり，電子求引性基は inward rotation を有利にする傾向がある．例えば，理論化学計算によれば，式30の反応で置換基 Y が水酸基である場合には，outward rotation の遷移状態が inward rotation に比べて約 17 kcal/mol 有利になり，ホルミル基（CHO）である場合には逆に inward rotation の方が約 5 kcal/mol 有利になる．

5.4 演習問題

問1 次の Diels-Alder 反応の遷移状態図を描き，生成物の構造を立体配置も含めて予測せよ．

(a) [diene with OCOCH₃ groups] + [CH₂=CHCO₂CH₂CH₃] ⟶

(b) [diene with NHCOR] + [CH₃CH=CHCHO] ⟶

(c) [N-CO₂CH₃ dihydropyridine] + [CH₂=CHCHO] ⟶

(d) [HO-CH₂-CH=CH-CH=CH₂] + [methoxy-quinone with CH₂CH₂OR] ⟶

問2 次の各反応の生成物の ● 部分の立体配置を示せ．また，そのようになる理由を説明せよ．

(a) [cyclooctatriene dimethyl] —熱条件→ [bicyclic intermediate with two CH₃] —熱条件→ [bicyclic product with two CH₃]

(b) [構造式: cis-スチルベン → 光照射条件 → フェナントレン]

(c) [構造式: シクロブテン誘導体 → 熱条件 → ジメチルシクロヘキサジエン]

問3 次の変換はエストロンの全合成の1工程であり，電子環状開環反応と Diels-Alder 反応の2段階を経て進行する．生成物の ● 部分の立体配置を示せ．また，そのようになる理由を説明せよ．

[反応式: ベンゾシクロブテン誘導体 → 200℃ → エストロン前駆体; BBr₃ により R = CH₃ から R = H (エストロン)]

問4 ビタミン D₃ は，ヒトの体内で 7-デヒドロコレステロールからプレビタミン D₃ を経て生合成される．7-デヒドロコレステロールからプレビタミン D₃ への変換は光照射による電子環状反応であり，太陽光があたることによって皮膚上で起こる．そのため，日照量の少ない土地ではしばしばビタミン D 欠乏症が問題となる．なぜ，この開環反応は光照射条件でしか起こらないのか説明せよ．

[構造式: 7-デヒドロコレステロール → 太陽光 → プレビタミン D₃ → ビタミン D₃]

第5章 ペリ環状反応

解答と解説

問1

(a)

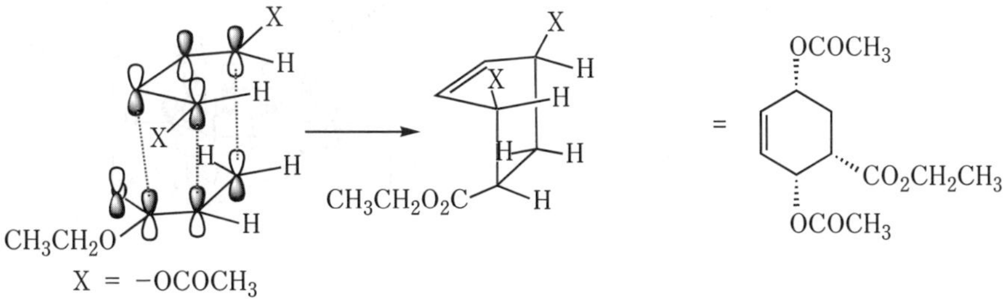

(b)

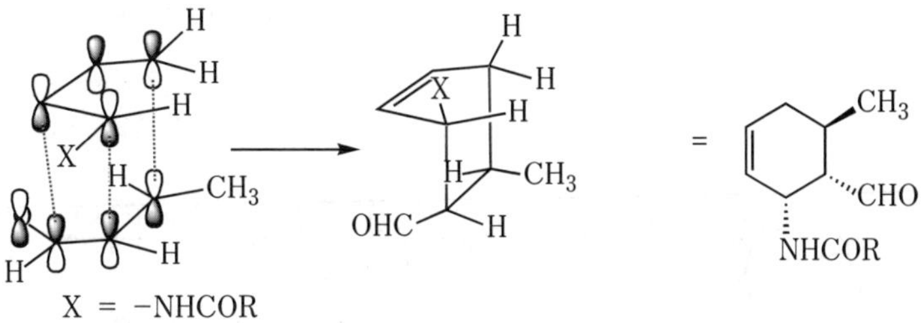

(c)

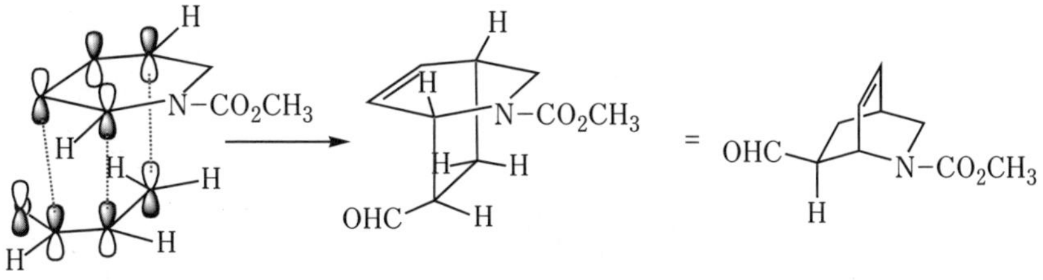

(d)

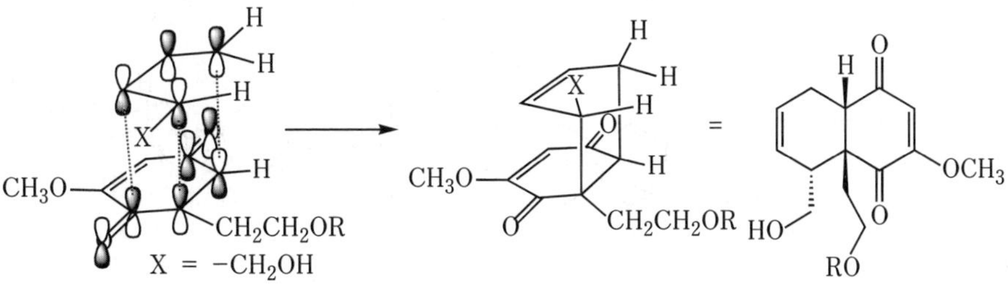

（注意）各遷移状態図において，ローブは全て同じ大きさで書いてあり，軌道係数の大きさを反映させていない．したがって，位置選択性を説明するものにはなっていない．各反応成分の軌道係数の一番大きなところを明らかにし，位置選択性についても妥当であることを確認すること．

問2

(a)

(b)

(c)

問3

問 4

仮に，熱条件で逆旋的開環反応が起こると，

どちらかの 6 員環がトランス–シクロヘキセン構造を含むことになってしまう

第6章

転 位

　1つの原子または基が同じ分子のある原子から他の原子に移動する反応を**転位反応**という．転位反応の多くは隣の原子への転位（1,2-shift）であるが，中にはもっと長い距離を隔てた位置に転位する場合もある．転位反応には置換，付加，脱離といった多くの素反応が含まれており，転位反応を学ぶことは，多くの反応機構を理解するために重要である．転位反応の基本概念を次に示した．

　転位反応は，**転位基**（X）が**転位原点**（A）から**転位終点**（B）に移動する反応であり，大別すると次の4つの反応様式がある．

(1) 転位基 X が電子対をもって転位する**求核転位**

$$\begin{array}{c} X \\ | \\ A\!-\!B \end{array}^{+} \longrightarrow \left[\begin{array}{c} X \\ \vdots \\ A\!\!\cdots\!\!B \end{array}\right]^{\ddagger} \longrightarrow \begin{array}{c} \\ + \\ A\!-\!B \end{array}\begin{array}{c} X \\ | \\ \end{array}$$

(2) 転位基 X が電子対をもたずに転位する**求電子転位**

$$\begin{array}{c} X \\ | \\ A\!-\!\bar{B} \end{array} \longrightarrow \begin{array}{c} \\ \bar{A}\!-\!B \end{array}\begin{array}{c} X \\ | \\ \end{array}$$

(3) ラジカル中間体を経由する**ラジカル転位**

$$\begin{array}{c} X \\ | \\ A\!-\!\dot{B} \end{array} \longrightarrow \begin{array}{c} \\ \dot{A}\!-\!B \end{array}\begin{array}{c} X \\ | \\ \end{array}$$

(4) π電子系の電子移動による協奏的な**シグマトロピー転位**

　(1)〜(3) の各反応では，まずイオン種やラジカル種を生じてから転位反応が進行して，対応する新たなイオン種やラジカル種に変化する．次にここで生じたイオン種やラジカル種は反応条件に対応した反応により安定な中性分子へと変化していく．これらの一連の反応は，より安定な分子種への変換過程であることに注意してほしい．なお，(2) に相当する反応は極めて例外的で

ある．

本章ではまず（1）の求核転位反応を中心としたイオン種を含む各種の転位反応について述べ，次いで（4）の非イオン転位反応について解説する．

6.1　求核転位反応

求核転位反応に分類されるものの多くは，次の三段階の過程からなる1,2-シフトである．すなわち，二段階目に示したように外殻に6電子だけの電子不足原子を転位終点Bとし，そこに転位基Xが電子対を持って移動する反応である．最初の段階である電子不足状態の転位終点Bは，例えばBに結合していた脱離基Yが電子対をもって脱離することにより構築される．最後の段階では転位原点Aの陽イオン（A^+）が求核試薬の攻撃を受けるか，β位のプロトンを失って多重結合が形成されるなどによって安定な中性分子に変換される．

$$\text{第一段階目} \quad \begin{array}{c} X \quad Y \\ | \quad | \\ A—B \end{array} \longrightarrow \begin{array}{c} X \quad \quad + \\ | \\ A—B \end{array} \quad Y = 脱離基$$

$$\text{第二段階目} \quad \begin{array}{c} X \quad + \\ | \\ A—B \end{array} \longrightarrow \begin{array}{c} X \\ \diagdown \\ A—B \\ + \end{array} \longrightarrow \begin{array}{c} + \quad X \\ \quad | \\ A—B \end{array}$$

$$\text{第三段階目} \quad \begin{array}{c} \quad X \\ + \quad | \\ A—B \end{array} \longrightarrow 生成物$$

今，求核転位反応を三段階の過程で表したが，実際にはこのような三段階反応もあるが，多くの場合二段階あるいは三段階全部が同時に起こる．

6.1.1　炭素から炭素への転位

A　Wagner-Meerwein 転位

アルコール類を酸処理すると，ほとんどの場合は置換反応や脱離反応が起こる．しかし，β炭素上に2つ以上のアルキル基やアリール基が結合している場合，転位反応が優先する．これは転位で生じる炭素陽イオンが安定化されるためであり，このような転位反応を **Wagner-Meerwein 転位** と呼ぶ．代表的な例として，イソボルネオールを酸処理したときにカンフェンが生成する反応がある．

一般に，Wagner-Meerwein 転位における立体化学は，転位基は脱離基（OH）に対してトランス配置が好ましく，脱離基の背後から転位してくる．例えば，4-*tert*-butyl-2,2-dimethylcyclohexanol を酸で処理すると，ヒドロキシ基の立体配置により次のように生成物が異なる．また，転位で生じた炭素陽イオンは，β位の水素を失いアルケンとなるが，どの水素がプロトンとして抜けるかは，多くの場合多置換型アルケンを生じる Zaitsev 則に支配される．

光学活性な *threo*-3-phenyl-2-butanol *p*-toluensulfonate（トシレート）を酢酸中で加溶媒分解するとラセミ体の *threo*-酢酸エステルが得られる．一方，*erythro* 体のトシレートの場合ではラセミ化が起こらず，光学活性な *erythro*-酢酸エステルを生成する．この転位反応においては，脱離基に隣接するフェニル基がイオン化に関与し，それぞれ面対称性または軸対称性をもったフェノニウムカチオンを経由して進行すると考えるとよく理解できる．さらに，この反応で *threo* 体から *erythro* 体が，*erythro* 体から *threo* 体が生成しないのは，フェノニウムカチオンが生成するときに Walden 反転が起こり，続く求核試薬がフェノニウムカチオンを攻撃して開環するときにも，転位原点あるいは転位終点で Walden 反転が起こっていることを示している．

[反応スキーム図：(2R,3R) 光学活性 threo体 → 面対称フェノニウムイオン → CH₃COOH、C₂-攻撃で(2R,3R)体、C₃-攻撃で(2S,3S) ラセミ体, threo体]

[反応スキーム図：(2S,3R) 光学活性 erythro体 → 軸対称フェノニウムイオン → CH₃COOH、C₂-またはC₃-攻撃で(2S,3R) 光学活性 erythro体]

Wagner-Meerwein 転位において転位基の転位のしやすさは，アリール＞アルキル＞水素の順になる．さらにアリール基に関しては電子供与性基を有するアリール基のほうが転位しやすいので，例えば p-MeOC$_6$H$_4$ ＞ p-alkylC$_6$H$_4$ ＞ C$_6$H$_5$ ＞ p-ClC$_6$H$_4$ ＞ p-NO$_2$C$_6$H$_4$ となる．

Wagner-Meerwein 転位という名称は，従来アルコールの酸性条件下における転位に対して用いられていた．しかし，現在ではヒドロキシ基以外の脱離基を含む同様な転位反応にも用いられている．例えば，1-bromopropane を臭化アルミニウムで処理すると 2-bromopropane が得られるが，ここでは，転位したのは臭素ではなくヒドリド（H$^-$）であることに注意しよう．

[反応式：CH₃CH₂CH₂Br → AlBr₃ → CH₃-CH(H)-CH₂-Br-AlBr₃ → CH₃-CH⁺-CH₃ + AlBr₄⁻ → CH₃CHBrCH₃]

B ピナコール転位

vic-ジオール（グリコール）を酸触媒で処理すると転位反応が起こり，アルデヒドやケトンが生成する．代表的な反応例としては**ピナコール転位**があり，これはピナコールからピナコロンを

生成する反応で，その化合物の名称にちなんでピナコール-ピナコロン転位とも呼ばれる（式1）．転位のしやすさは，アリール＞アルキル＞水素の順になる．また，アリール誘導体の中でもパラ位に電子供与性基をもつアリール基は電子求引性基をもつアリール基よりも転位しやすい．しかしながら，この反応を支配する決定的な因子は，転位の容易さよりも生成する炭素陽イオンの安定性であることに注意しよう．式2に示した例では，メチル基が転位しているが，その理由は第一段目の酸触媒での脱水がフェニル基が結合した方で起こるためである．

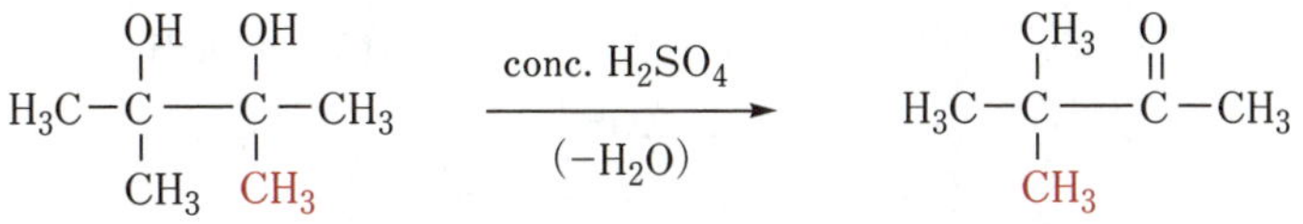

ピナコール → ピナコロン　（式1）

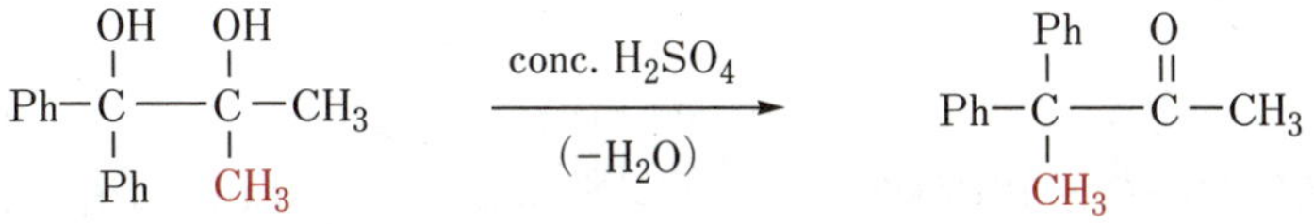

（式2）

自由回転のできない環状化合物の転位反応では，転位基は脱離基（OH）に対してトランス配置が好ましく，脱離基の背後から転位してくるのが一般的である．そのため cyclohexane-1,2-diol の酸処理による転位では，以下のように *cis*-diol と *trans*-diol でそれぞれ異なった生成物を与える．

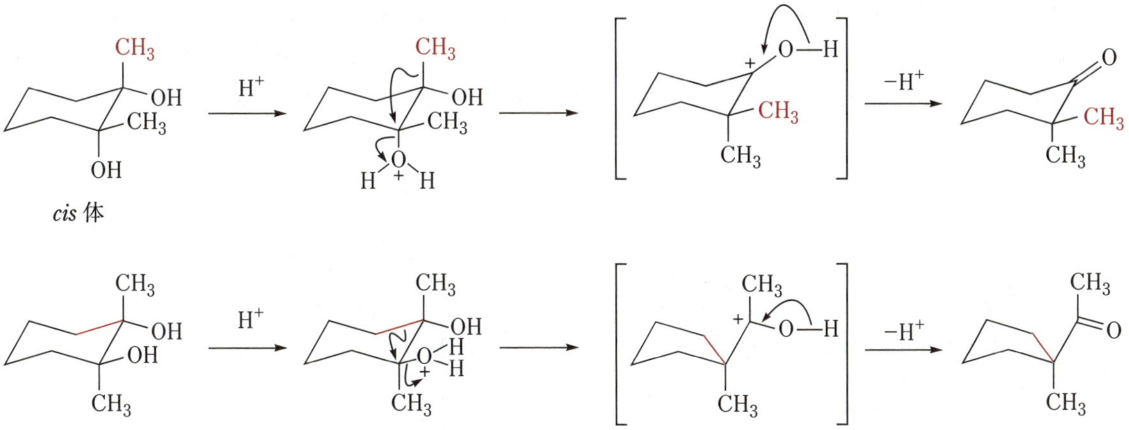

cis 体

trans 体

C　ベンジル-ベンジル酸転位

α-ジケトンにアルカリ（KOH や NaOH）を高温で作用させると転位が起こり，α-オキシ酸が得られる．この反応は**ベンジル-ベンジル酸転位**，あるいは単に**ベンジル酸転位**と呼ばれる．

$$\text{Ph-}\underset{O}{\underset{\|}{C}}-\underset{O}{\underset{\|}{C}}\text{-Ph} \underset{\text{-OH}}{\rightleftharpoons} \text{Ph-}\underset{O}{\underset{\|}{C}}-\underset{\underset{Ph}{|}}{\underset{|}{C}}\text{-OH} \longrightarrow \text{Ph-}\underset{\underset{Ph}{|}}{\underset{|}{C}}(O^-)-\underset{O}{\underset{\|}{C}}\text{-OH} \xrightarrow{\text{プロトン移動}} \text{Ph-}\underset{\underset{Ph}{|}}{\underset{|}{C}}(HO)-\underset{O}{\underset{\|}{C}}\text{-O}^-$$

ベンジル–ベンジル酸転位は，主に芳香族のジケトンに応用されるが，脂肪族のジケトンでは，α-水素の関与するアルドール縮合などを伴うために収率が低下する．

[フェナントレンキノン] $\xrightarrow[\text{2) H}_3\text{O}^+]{\text{1) KOH, EtOH}}$ [9-ヒドロキシフルオレン-9-カルボン酸]

$$\text{HOOC-CH}_2\text{-}\underset{O}{\underset{\|}{C}}\text{-}\underset{O}{\underset{\|}{C}}\text{-CH}_2\text{COOH} \xrightarrow[\text{2) H}_3\text{O}^+]{\text{1) KOH, H}_2\text{O}} \text{HOOC-CH}_2\text{-}\underset{\underset{\text{CH}_2\text{COOH}}{|}}{\underset{|}{C}}(OH)\text{-COOH}$$

D Wolff 転位

α-ジアゾケトンを酸化銀で処理すると，窒素を放出して**アシルカルベン**が生成する．このアシルカルベンは，容易に転位を起こし，**ケテン**に変化する．さらにケテンは，水やアルコールまたはアミンと反応して，対応するカルボン酸誘導体を与える．このジアゾケトンの転位を **Wolff 転位**といい，アシルカルベン形成を含む下記の反応機構が考えられている．すなわち，カルベンは二価の炭素で，6 電子構造をもつために，転位基が電子をもってそこに転位してケテンを生成するものである．なお，カルベン生成においては，酸化銀の他に単に加熱や光照射が用いられることもある．

$$\text{R-}\underset{O}{\underset{\|}{C}}\text{-Cl} \xrightarrow{\text{CH}_2=\overset{+}{N}=\overset{-}{N}} \text{R-}\underset{O}{\underset{\|}{C}}\text{-CH-}\overset{+}{N}\equiv N \xrightarrow{-H^+} \left[\text{R-}\underset{O}{\underset{\|}{C}}\text{-CH=}\overset{+}{N}=\overset{-}{N} \leftrightarrow \text{R-}\underset{O^-}{\underset{|}{C}}\text{=CH-}\overset{+}{N}\equiv N \leftrightarrow \text{R-}\underset{O}{\underset{\|}{C}}\text{-}\overset{-}{CH}\text{-}\overset{+}{N}\equiv N \right] \xrightarrow{-N_2}$$

$$\underset{\text{カルベン}}{\text{R-}\underset{O}{\underset{\|}{C}}\text{-}\ddot{C}\text{-H}} \longrightarrow \underset{\text{ケテン}}{\text{R-CH=C=O}} \begin{array}{l} \xrightarrow{H_2O} \text{RCH}_2\text{COOH} \quad (\text{カルボン酸}) \\ \xrightarrow{R'OH} \text{RCH}_2\text{COOR}' \quad (\text{エステル}) \\ \xrightarrow{R'NH_2} \text{RCH}_2\text{CONHR}' \quad (\text{アミド}) \end{array}$$

反応に用いられる α-ジアゾケトンは，酸ハロゲン化物とジアゾメタンの反応で容易に合成できることから，炭素数を1つ増加したカルボン酸合成に有効である．この一連の反応は，**Arndt-Eistett 反応**と呼ばれ，これを利用して，安息香酸からフェニル酢酸が下記のように合成することができる．また，キラル中心を有するジアゾケトンに対して Wolff 転位を行うと，立体化学を保持して反応が進行することも明らかとなっている．

$$PhCO_2H \xrightarrow{SOCl_2} PhCOCl \xrightarrow{CH_2N_2} PhCOCHN_2 \xrightarrow[H_2O]{Ag_2O} PhCH_2CO_2H$$

さらに，Wolff 転位と類似した反応として，カルボニル化合物とジアゾメタンの分子間反応がある．すなわち，アルデヒドやケトンはジアゾメタンと反応して，炭素数が1つ増加した化合物を与える．しかしながら，この反応では副反応として酸素原子がジアゾ基が結合した炭素を攻撃してエポキシドを与えることがある．また，環状ケトン化合物であるシクロヘキサノンを用いた反応においては，副生成物として8員環ケトンが生成する．これはジアゾメタンが2当量反応したものであり，過剰のジアゾメタンを用いるとこの収率は増加する．

E Favorskii 転位

α-ハロケトンをアルコキシドのような塩基で処理すると，シクロプロパノン型の中間体を経てエステルを与える．反応機構として，分子内求核置換反応で生じたシクロプロパノン型の中間

体のカルボニル基にアルコキシドが付加したシクロプロポキシドの開環反応が含まれる．この開環反応の位置選択性は生じるカルバニオン種の安定性に寄与する置換基の影響が見られる．また，アルコキシドの代わりに水酸化物イオンやアミンを塩基として用いると，それぞれ対応するカルボン酸やアミドが得られる．この反応は **Favorskii 転位** と呼ばれる．

環状 α-ハロケトンを用いた場合は，環の縮小した生成物を与える．例えば，α-クロロシクロヘキサノンをエタノール中ナトリウムエトキシドで処理するとシクロペンタンカルボン酸エチルエステルが得られるが，以下のように，^{14}C で標識した原料を用いた実験から，シクロプロパノン型の中間体を経る反応機構が解明されている．すなわち，^{14}C で 2 位の炭素を標識した α-クロロシクロヘキサノンを用いて反応を行った場合，得られる生成物の 1 位および 2 位の炭素にそれぞれ 50 % ずつ放射活性が観察されている．このことは，シクロプロパノン中間体のような対称な中間体を経て反応が進行していることを意味している．

Favorskii 転位は医薬品合成にも用いられており，副交感神経遮断薬である塩酸ジサイクロミンの合成においては，下記のように利用されている．

さらに，この転位反応はα-ハロケトンのみならず，α,β-エポキシケトンにも応用されており，この場合エポキシドがハロゲン化物と同様な反応を起こすことから，求核置換の段階で酸素とハロゲンは脱離基であることがわかる．また，α,α-ジハロケトンおよびα,α'-ジハロケトンにこの転位反応を応用すると，α,β-不飽和エステルを生成する．下記に反応例を示した．

これまで述べてきた反応は，カルボニル基のハロゲンのついていない側にα水素をもつα-ハロケトンを反応基質としたものであった．しかし，そのような位置に水素をもたない化合物でも転位が起こり，同様な生成物を与える．この反応は擬 Favorskii 転位と呼ばれ，応用例はペチジン塩酸塩の合成に見ることができる．この反応は明らかにシクロプロパノン中間体を経る反応機構では進行せず，ベンジル-ベンジル酸転位と同様に塩基触媒下でのピナコール型の反応機構で進行していると考えられている．

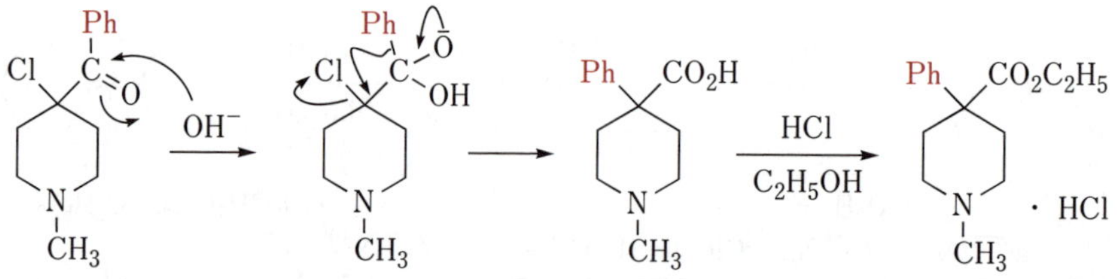

[反応スキーム: ペチジン塩酸塩（鎮痛薬）の合成]

6.1.2 炭素から窒素への転位

A Beckmann 転位

ケトンの**オキシム**を酸触媒を用いて酸アミドに変換する反応は **Beckmann 転位**と呼ばれる．この反応に用いられる酸触媒は，硫酸，五酸化リン，無水リン酸，五酸化二リン，PPA（ポリリン酸），塩化チオニルなどがある．<u>一般に，この転位は立体特異的に進行して，オキシムのヒドロキシ基に対してアンチの置換基が転位する</u>．すなわち，転位の方向は R^1 や R^2 の性質ではなくオキシムの立体構造によって決まる．また，この反応は転位基がキラル中心を有していても立体配置は保持したまま進行し，反応の前後でキラル中心の立体配置は変わらない．さらに，反応基質となるオキシムの生成は，立体障害の少ないほうにヒドロキシ基が配置することが多く，転位の立体特異性とあわせて，転位後の立体化学の予想が可能である．

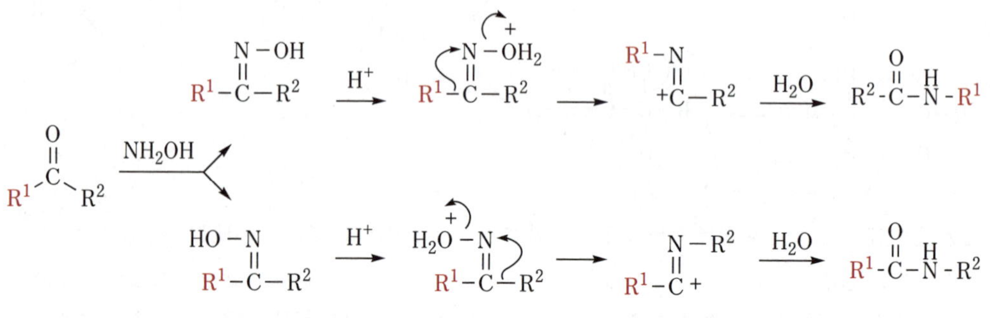

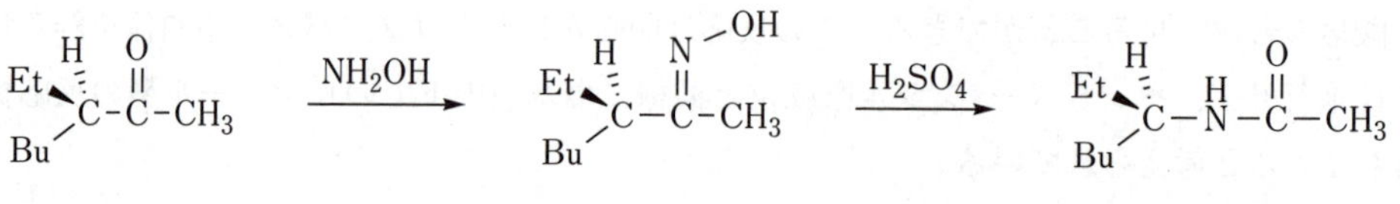

[Beckmann転位の機構の反応スキーム]

さらに，この反応を環状ケトンのオキシムに適用すれば，環拡大したラクタム（環状アミド）が得られる．特にシクロヘキサノンのオキシムを ε-カプロラクタムに変換後，これを開環重合してナイロン-6 を得る方法は工業的に有名である．また，この反応は医薬品合成にも使われて

おり，血圧降下剤である硫酸グアネチジンの合成に応用されている．

[反応スキーム：シクロヘキサノン → オキシム → カプロラクタム → ナイロン-6]

[反応スキーム：シクロヘプタノン → オキシム → H_2SO_4 → ラクタム → $LiAlH_4$ → 環状アミン → 1) $ClCH_2CN$, Na_2CO_3 2) $LiAlH_4$ → アミノエチル誘導体 → $CH_3S-C(=NH)NH_2 \cdot H_2SO_4$ → 硫酸グアネチジン（交感神経末梢遮断薬）]

B Hofmann 転位

　無置換のアミドを次亜臭素酸ナトリウム（Br_2 と NaOH でもよい）と反応させると，脱炭酸を伴って炭素数の1つ減少した第一級アミンが生じる．この反応は **Hofmann 転位** と呼ばれる．この反応においては，まず，次亜臭素酸ナトリウムがアミド窒素をブロム化して N-ブロモアミドを生成する．その後プロトンと臭素原子の脱離を伴って，電子不足窒素原子への転位が起こりイソシアナートを与える．その後イソシアナートは水と反応してカルバミン酸になり，さらに脱炭酸を起こして第一級アミンが得られる．このように Hofmann 転位は，カルボン酸やその誘導体から炭素数の1つ減少したアミンを合成する方法として有用である．なお，ここでは便宜的に N-ブロモアミドからのプロトンと臭素原子の脱離と転位段階を分けて示した．

[反応機構：$RCONH_2$ → NaOBr → N-ブロモアミド → OH^- → 中間体 → $R-N=C=O$ イソシアナート → H_2O → $R-NH-C(=O)-OH$ カルバミン酸 → $-CO_2$ → $R-NH_2$ アミン]

　Hofmann 転位の応用例として，安息香酸を原料とした m-bromoaniline の合成，および無水フタル酸を原料とするアントラニル酸の工業的合成法を示す．また，Hofmann 転位は医薬品合成においてもしばしば用いられる反応であり，サルファ剤の1種であるスルファメトキサゾールの合成に応用した例も示す．

Hofmann 転位と同様に，第一級アミドから炭素数の 1 つ減少したアミンやその誘導体を与える転位反応は，四酢酸鉛を用いても起こる．

C Curtius 転位

酸クロリドや酸無水物から誘導されるアシルアジドを加熱すると，窒素ガスの放出を伴ってイソシアナートに転位する．この反応は **Curtius 転位** と呼ばれる．アシルアジドの熱分解をトルエンのような不活性溶媒中で行うと，イソシアナートを単離することもできる．しかし，一般に水やアルコール中で反応することが多く，アミン，カルバメート，ウレアとして生成物を得ることがほとんどである．また，原料となるアシルアジドは，アシルヒドラジン（ヒドラジド）を亜硝酸で処理することによっても合成できる．

この反応は非常に一般性があり，脂肪族，芳香族，脂環式，複素環，不飽和そして多くの官能基を含むほとんどすべてのカルボン酸に適用できることから合成化学上有用な反応となっている．また，下記に反応機構を示すが，この反応は，脱窒素で生じたナイトレン中間体を経由して転位反応が進行する．

[反応スキーム: カルボン酸からアシルアジド、ナイトレン、イソシアナートを経てカルバメート・ウレア・アミンへの変換]

Curtius 転位はカルボン酸とジフェニルリン酸アジド（DPPA）をトリエチルアミン存在下，アルコール中で加熱しても進行し，一挙にカルバメートが得られる．反応はカルボン酸とDPPAの間でアジド交換が起こることでアシルアジドが生成し，これが熱転位によりイソシアナートとなり，次いでアルコールの付加によりカルバメートを与えたものと考えられている．

[反応スキーム: R-CO₂H → (DPPA, Et₃N) → R-CO-N₃ → R-N=C=O（イソシアナート）→ (R'OH) → R-NHCO₂R']

[反応例1: 1,3-ジオキソラン基質のDPPA/Et₃N/PhCH₂OHによるカルバメート化]

[反応例2: ピリジン-2-カルボン酸のDPPA/Et₃N/ᵗBuOHによるNHCO₂ᵗBu生成]

さらに，この転位反応は，転位基の立体配置を保持して進行することが知られており，α,α-二置換アミノ酸合成などにも応用されている．また，医薬品合成でも利用価値が高く，血圧降下剤のアセトヘキサミドの合成に用いられている．

[反応スキーム: OTBS基とR基を持つカルボン酸のDPPA/Et₃N/トルエン還流によるイソシアナート化，BF₃·OEt₂によるオキサゾリジノン化，1) Boc₂O, 2) K₂CO₃によるNHBocアミノアルコール化，酸化によるNHBocアミノ酸化]

R = Ph, C₅H₁₃

[反応スキーム: シクロヘキサンカルボニルアジド (CON₃) を加熱してイソシアナート (N=C=O) とし，4-アセチルベンゼンスルホンアミドカリウム塩と反応後，HCl 処理でアセトヘキサミド（血圧降下剤）を与える．]

Curtius 転位と同様な反応はアルキルアジドを熱分解しても起こりイミンを与える．下記に示すように環状のアルキルアジドやアリールアジドでは環拡大を起こした生成物が得られる．

[反応スキーム: 1-アジド-1-R-シクロヘキサンが H⁺ によって環拡大アゼピン (～80%) とシクロヘキシリデン=N-R (～20%) を与える．フェニルアジドが PhNH₂・加熱で 2-(N-フェニルアミノ)アゼピンを与える．]

D Schmidt 転位

Schmidt 転位には，アジ化水素（NH₃）とカルボン酸または，ケトンやアルデヒドとの組合せがある．カルボン酸の場合は，酸存在下，アジ化水素との縮合反応によりアシルアジドを経てイソシアナートとなり，さらに水と反応して第一級アミンを与える．この反応は炭素数が1つ減少したアミン合成に有用であり，立体障害の大きなカルボン酸などでも好結果が得られる．酸触媒としては硫酸が最も一般的に用いられるが，ポリリン酸やトリフルオロ酢酸，さらにはある種の Lewis 酸も用いられる．反応機構は，アシルアジド形成段階以外，Curtius 転位とまったく同じである．

[反応機構: R-C(=O)-OH + [H-N=N⁺=N⁻ ↔ H-N⁻-N⁺≡N] →(H₂SO₄, -H₂O) R-C(=O)-N(H)-N⁺≡N →(-N₂) R-N=C=O (イソシアナート) →(H₃O⁺, -CO₂) R-N⁺H₃]

また，ケトンを用いた Schmidt 転位は，カルボニル基と置換基 R との間に NH を挿入する方法であり，Beckmann 転位のようにケトンをアミドに変換するのに有効である．さらに，環状ケトンを用いると環拡大したラクタムが得られる．アルデヒドの反応では，ニトリルを与える．

[反応機構スキーム: ケトンからHN₃による Schmidt 転位機構]

[反応式: シクロヘキサノン + HN₃/H₂SO₄ → ε-カプロラクタム]

以上，求核転位反応のうち，炭素から窒素への代表的な転位反応として Beckmann 転位，Hofmann 転位，Curtius 転位，Schmidt 転位について解説した．これらの転位反応に共通するのは，いずれも，転位基の立体化学が保持されて進行することである．このことはすでに証明されており，以下に各反応前後における不斉保持率を示した．このようにいずれの反応も高い不斉保持率を有していることは，これら反応が分子内で進行していることを支持するものである．

[立体化学保持を示す反応スキーム:
$C_6H_5-\underset{H}{\overset{CH_3}{C}}-COCH_3$ → ケトキシム体 → Beckmann転位 99.6% → $C_6H_5-\underset{H}{\overset{CH_3}{C}}-NHCOCH_3$

$C_6H_5-\underset{H}{\overset{CH_3}{C}}-COOH$ → RCONHBr → Hofmann転位 95.8%
→ RCON₃ → Curtius転位 99.3%
→ RCON₃ → Schmidt転位 99.6%
→ $C_6H_5-\underset{H}{\overset{CH_3}{C}}-NH_2$]

6.1.3 炭素から酸素への転位

A Baeyer–Villiger 転位

ケトンに，過安息香酸や過酢酸のような過酸を反応させるか，酸触媒存在下過酸化水素あるいはヒドロペルオキシドを反応させるとエステルが生成する．この反応を **Baeyer–Villiger 転位**

といい，酸化反応でもあることから **Baeyer–Villiger 反応** とも呼ばれる．反応機構は，アジ化水素が反応する Schmidt 転位に類似しており，カルボニル酸素を ^{18}O で標識したケトンを用いた反応では，生成物のエステルカルボニル酸素のみが標識され，アルコキシ酸素は標識されていない．この結果は，下記の反応機構を支持するものである．

$$R^1R^2C{=}O^* + HO{-}O{-}C({=}O){-}R^3 \;(\ast = {}^{18}O) \longrightarrow R^1R^2C(OH^*)(O{-}O{-}C(OH){-}R^3) \longrightarrow R^1{-}C({=}O^*){-}O{-}R^2 + HO{-}C({=}O){-}R^3$$

この反応は環状ケトンにもよく用いられ，この場合ラクトンが得られる．また，非対称ケトンを使用した場合，級数の高いアルキル基が酸素上に転位するが，そのおおよその転位のしやすさは，第三級アルキル＞第二級アルキル，ベンジル，フェニル＞第一級アルキル＞メチルの順である．さらに，この反応は転位基がキラル中心を有しているとき，立体配置を保持したまま進行し，反応の前後でキラル中心の立体配置は変わらない．下記に反応例を示す．

シクロヘキサノン $\xrightarrow{CH_3CO_3H}$ ε-カプロラクトン $\xrightarrow{NH_3}$ ε-カプロラクタム $\longrightarrow$ ナイロン-6

2-(ヒドロキシメチル)-2-ノニルシクロペンタノン $\xrightarrow{\text{3-Cl-C}_6\text{H}_4\text{CO}_3\text{H}}$ ラクトン中間体 $\Longrightarrow$ malyngolide

$CH_3{-}\underset{C_6H_5}{\overset{H}{C}}{-}\overset{O}{\overset{\|}{C}}{-}CH_3 \xrightarrow{\text{3-Cl-C}_6\text{H}_4\text{CO}_3\text{H}} CH_3{-}\underset{C_6H_5}{\overset{H}{C}}{-}O{-}\overset{O}{\overset{\|}{C}}{-}CH_3$

6.2 求電子転位反応

　この反応は，転位基が結合電子対を転位原点に残して転位する反応であり，原理はこれまで述べてきた反応と同じである．すなわち，カルボアニオンや他のアニオンがまず最初に生成し，次いで，転位基が結合電子対をもたずに移動する．その後，転位生成物がそのまま安定にとどまるか，さらに反応して最終生成物を与えるのかの過程となる．

$$\overset{X}{\underset{A{-}B}{|}}^{-} \longrightarrow \overset{X}{\underset{A{-}B}{|}}^{-}$$

X = 転位基
A = 転位原点
B = 転位終点

A Stevens 転位

窒素に結合している炭素原子の 1 つにケトンやエステルのような電子求引性基か，あるいは芳香環のように炭素陰イオンを安定化できる置換基をもつ第四級アンモニウム塩は，強塩基で処理するとアンモニウムイリドを経て転位が起こり，第三級アミンが生成する．この反応は Stevens 転位と呼ばれる．

$$\text{EWG-CH}_2-\overset{+}{\underset{\text{CH}_2-R}{\overset{\text{CH}_3}{\text{N}}}}-\text{CH}_3 \xrightarrow{\text{塩基}} \text{EWG-}\overset{-}{\text{CH}}-\overset{+}{\underset{\text{CH}_2-R}{\overset{\text{CH}_3}{\text{N}}}}-\text{CH}_3 \longrightarrow \text{EWG-CH}-\underset{\text{CH}_2-R}{\overset{\text{CH}_3}{\text{N}}}-\text{CH}_3$$

EWG = 電子求引性基　　　　　　　　　　イリド

この反応をキラルな第四級アンモニウム塩で行うと，以下に示したように転位基であるフェネチル基は，立体化学を保持したまま転位し，キラルな第三級アミンを与える．さらに，交差実験や ^{14}C 標識実験の結果から，この反応が分子内反応であることが明らかとなっている．

[反応式：Ph-CO-CH₂-N⁺(CH₃)₂-C*(H)(Ph)(CH₃) → 塩基 → イリド → Ph-CO-CH-N(CH₃)₂ with C*(H)(Ph)(CH₃)]

なお，Stevens 転位は，第四級アンモニウム塩の他にスルホニウム塩の場合でも同様に進行することが知られている．

[反応式：Ph-CO-CH₂-S⁺(CH₃)(CH₂-Ph) ⇌ ⁻OH → Ph-CO-CH⁻-S⁺(CH₃)(CH₂-Ph) → Ph-CO-CH(CH₂-Ph)-S-CH₃]

B Wittig 転位

ベンジルメチルエーテルにフェニルリチウムやナトリウムアミドのような強塩基を作用させるとメチル基が転位して 1-フェニルエタノールが生成する．この反応は，Wittig 転位と呼ばれ，ジアリルエーテルでも同様の転位が起こる．反応機構は Stevens 転位と同様であるが，少なくとも一部はラジカル機構で進行していると考えられている．

$$\text{Ph-CH}_2\text{-O-CH}_3 \xrightarrow[\text{エーテル}]{\text{PhLi}} \text{Ph-}\overset{-}{\text{CH}}\text{-O-CH}_3 \xrightarrow{\text{H}_2\text{O}} \underset{\underset{\text{CH}_3}{|}}{\text{Ph-CH-OH}}$$

$$\text{CH}_2=\text{CH-CH}_2\text{-O-CH}_2\text{-CH=CH}_2 \xrightarrow[\text{エーテル}]{\text{PhLi}} \xrightarrow{\text{H}_2\text{O}}$$

6.3 芳香族化合物の転位

フェノールの酸素やアニリンの窒素などのようなヘテロ原子（Y）に結合する側鎖から，一部の原子団（X）がはずれ，直接芳香環のオルト位またはパラ位に移動して結合する反応がある．これらの反応は転位反応であり，酸触媒で進行することが多い．反応機構的には，転位基 X が別の分子を攻撃するか（分子間転位）またはその分子自身を攻撃するか（分子内転位）の 2 種類があり，分子間転位であるならば，通常の芳香族置換反応と同じであるが，分子内転位では転位基 X は完全には解離せず，何らかの形で基質に結合したまま移動すると考えられる．ここでは，芳香環上の転位のうち，Fries 転位，ベンジジン転位および Fischer インドール合成について解説する．

Y = ヘテロ原子
X = 転位基

A Fries 転位

フェノールの O-アシル誘導体は，塩化アルミニウムのような Lewis 酸触媒存在下加熱することにより，アシル基がフェノールのオルト位またはパラ位に転位した o-アシルフェノールおよび p-アシルフェノールを与える．これは **Fries 転位** と呼ばれ，その反応機構は，基質となるフェノールのアシル誘導体の他に別の芳香族化合物を共存させた交差反応による実験から，分子間転位が含まれている．すなわち，完全な分子内転位であるならば，反応基質であるフェノールのアシル誘導体に由来する転位生成物のみが得られるはずであるが，実際には別に加えた芳香族化合物がアシル化された生成物も得られる例が知られている．

[反応スキーム: フェニルアセテート + AlCl₃ → 錯体中間体 → H₂O → オルト-ヒドロキシアセトフェノン + パラ-ヒドロキシアセトフェノン]

[反応スキーム: o-クレシルアセテート + 2-ヒドロキシビフェニル → AlCl₃ → 交差生成物]

また，Fries 転位は，反応条件を選べばオルトアシル体，あるいはパラアシル体を選択的に得ることができる．これは，本反応が反応温度，溶媒，触媒の量に依存し，中でも反応温度の影響が大きく，一般に，低温ではパラ体を，高温ではオルト体を優先的に与えるからである．さらに，パラ体のみを塩化アルミニウムと共に高温条件下に放置するとオルト体に異性化する．このことは，オルト体は熱力学支配により得られた化合物であり，パラ体は速度論支配により得られることを意味している．

[反応スキーム: m-クレシルアセテート
1) AlCl₃, 25°C, 2) H₂O (85%) → パラアシル体
1) AlCl₃, 165°C, 2) H₂O (95%) → オルトアシル体]

Fries 転位は，無触媒下，紫外線照射によっても同様に進行する．この反応は光 Fries 転位と呼ばれ，ラジカル開裂および再結合を含むフリーラジカルプロセスで進行している．下記に，パラ位への攻撃を例示する．

[反応スキーム: フェニルエステル → UV → ラジカル対中間体 → ジエノン中間体 → 互変異性 → p-ヒドロキシアリールケトン]

B ベンジジン転位

ヒドラゾベンゼンを酸処理すると窒素−窒素結合が切断し，その後転位が起こってp-ベンジジンとジフェニリンがそれぞれ約 70% および 30% の割合で生成する．この反応は**ベンジジン転位**と呼ばれ，N,N'-ジアリールヒドラジンの反応である．ヒドラゾベンゼンのパラ位にアルキル基のような強い結合の置換基が存在すると，ジフェニリン生成の割合は増大するが，通常，パラ位が置換されていない限り，主生成物はp-ベンジジンであり，その他ジフェニリン，o-ベンジジン，o-およびp-セミジンが副生成物として得られる．また，副生成物の中でも，o-ベンジジンおよびp-セミジンはあまり生成しない．

反応機構はかなり研究されており，多くの交差実験から，出発物質の2つの芳香環が必ず生成物に入ってくることがわかっている．すなわち Ar^{1}NHNHAr^2 からは，どの生成物にも Ar^1 あるいは Ar^2 だけをもつ化合物は見出せず，また Ar^{1}NHNHAr^1 と Ar^{2}NHNHAr^2 の混合物からは，Ar^1 と Ar^2 の両方を含む化合物は得られない．この実験結果からベンジジン転位は分子内転位であると考えられている．さらに，この転位を説明する反応機構の1つとして，下記のようなプロトン化されたヒドラゾベンゼンの [5,5]シグマトロピー転位が提案されている．シグマトロピー転位については次項を参照されたい．

医薬品の分野では，日本薬局方におけるフェニルブタゾンの確認試験の中にベンジジン転位が

見出される．すなわち，フェニルブタゾンを塩酸で加水分解すると，アミド結合の開裂によりヒドラゾベンゼンが生成し，これが転位を起こしてベンジジンとなる．日本薬局方では，ベンジジンの有する芳香族第一アミンをジアゾ化して呈色試験を行う方法を採用している．

C Fischer インドール合成

ケトンやアルデヒドのアリールヒドラゾンを酸触媒を用いて反応させると，アンモニアの脱離が起こり，**インドール環**が生成する．この反応は **Fischer インドール合成** と呼ばれ，鎖状のケトンやアルデヒドのみならず，環状ケトン，ケトエステルなどにも適応できる幅広い応用性をもった反応である．酸触媒としては塩化亜鉛が最もよく用いられているが，そのほかにも酢酸，塩酸などのプロトン酸や BF_3 などの Lewis 酸などの多くの触媒が用いられる．

この反応の反応機構に関しては，次に示したように考えられており，窒素-窒素結合が切断するところはベンジジン転位と類似している．また，この反応の鍵段階は [3,3] シグマトロピー転位であることに注意しよう．

インドール骨格は医薬品にしばしば見出される構造であることから，Fischer インドール合成は

利用価値の高い反応である．抗炎症薬インドメタシンも本反応を用いて合成されている．

6.4 非イオン型転位

　これまでに述べた転位反応は，酸触媒や塩基触媒によって進行する．しかし，転位反応の中には，これらとは異なり酸や塩基を必要とせず，中間に陽イオンや陰イオンを含むことなく，光照射や熱反応によって起こる一連の反応がある．この一連の反応は，π結合やσ結合が協奏的に開裂および再結合をするシグマトロピー転位とラジカル中間体を経て進行するラジカル転位に分けられるが，ここでは，シグマトロピー転位についてのみ解説する．

6.4.1 シグマトロピー転位

　この転位は，π電子系に隣接するσ結合が新しい位置に移動する分子内反応で，その過程でπ電子系が再構築される反応である．言い換えると出発物質では1つのσ結合が切断し，生成物では別の位置に1つのσ結合が形成される反応である．切断されるσ結合に関与する原子を，それぞれ1番とし，それからi番目とj番目の原子が再結合するとき，これを［i,j］シグマトロピー転位と表す．
　以下に示した［1,3］および［1,5］シグマトロピー転位のような［1,j］シグマトロピー転位には，熱あるいは光によって水素原子がπ電子系の端から端に転位する反応例が多く知られている．また，［3,3］シグマトロピー転位では，Cope転位とClaisen転位が有名である．

[1,3]シグマトロピー転位

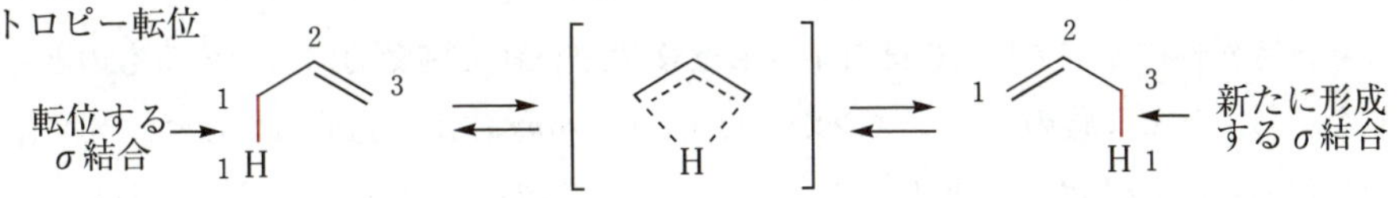

[1,5]シグマトロピー転位

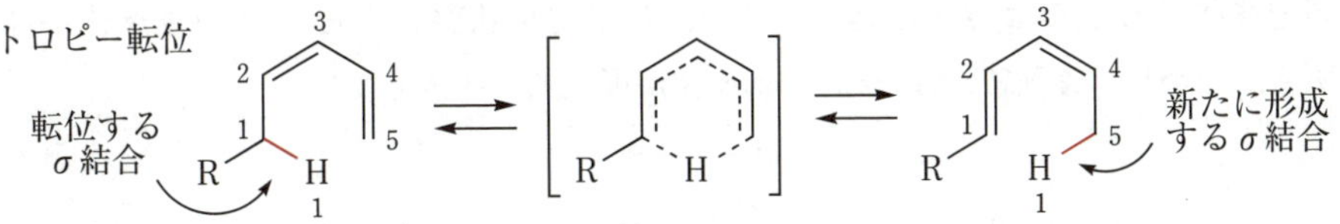

[3,3]シグマトロピー転位

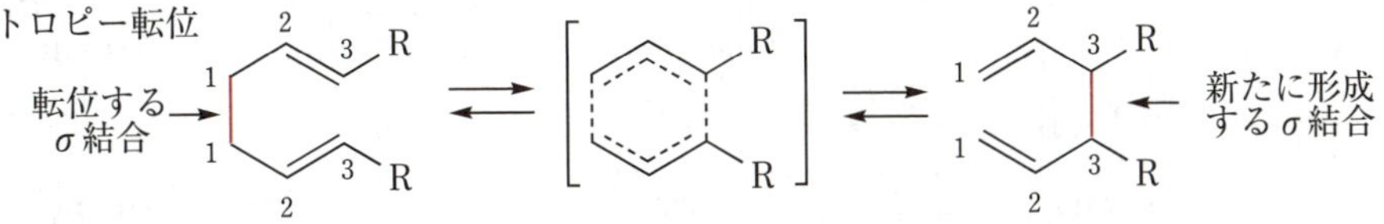

A Cope 転位

1,5-ヘキサジエンは加熱すると六員環遷移状態を経由して 3,4-位の単結合が切断し，1,6-位が結合して別の 1,5-ヘキサジエンに転位する．この反応は **Cope 転位** と呼ばれる **[3,3]シグマトロピー転位** の 1 つである．

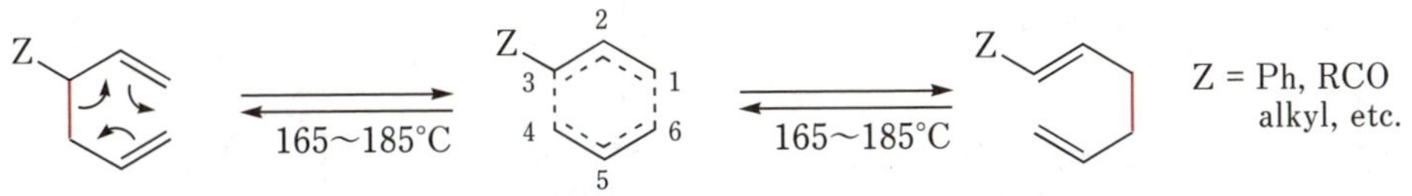

Z = Ph, RCO alkyl, etc.

この反応は一般に可逆的であり，2 つの 1,5-ジエンの平衡混合物を与えるが，熱力学的に安定な異性体が多く生成する．また，3 位あるいは 4 位に新しく生成する二重結合に共役して安定化できる置換基がある場合には，不可逆的に反応が進行する場合もある．さらに，ヒドロキシ基が 3 位に置換した 1,5-ジエンの場合では，転位によって生成するエノールがケトンあるいはアルデヒドに互変異性するので逆反応は起こらず，不可逆的な反応となる．特にこの反応は，**oxy-Cope 転位** と呼ばれ，合成化学的に有用な反応となっている．

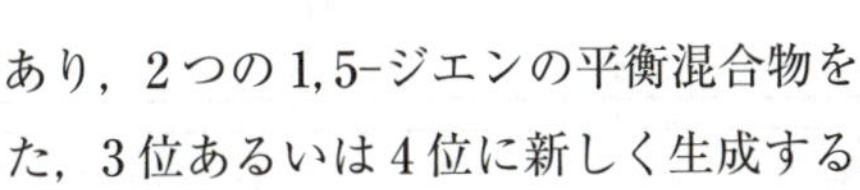

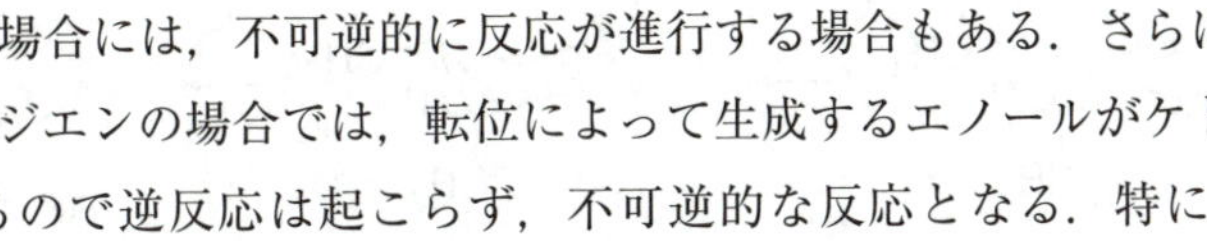

Cope 転位の反応機構は，メソおよびラセミの 3,4-ジメチルヘキサ-1,5-ジエンを用いた反応の立体特異性に基づいて，6員環イス形遷移状態を経て協奏的に進行するものと考えられている．すなわち，ラセミ体の 1,5-ジエンからは *trans-trans* 体が優先的に得られ，メソ体の 1,5-ジエンからは *cis-trans* 体が優先的に得られる．ラセミ体の 1,5-ジエンを用いた反応では，2種類のイス形遷移状態 A, B と 1 種類の舟形遷移状態 C が考えられるが，2つのメチル基が diaxial 配置の遷移状態 B からは *cis-cis* 体が，また，舟形遷移状態 C からは *cis-trans* 体が得られるはずである．しかし，実験結果は *trans-trans* 体が優先的に生成している．

一方，メソ体の 1,5-ジエンにおいてもイス形遷移状態 A と舟形遷移状態 B が考えられるが，舟形遷移状態 B からは *trans-trans* 体が生成するはずであり，実験結果では *cis-trans* 体が優先的に得られている．このことから，Cope 転位では，ラセミ体およびメソ体のいずれを用いた反

B Claisen 転位

　フェノールのアリルエーテルは，加熱するとオルト-アリルフェノールに転位する．この反応は，**Claisen 転位**と呼ばれ，ベンゼン環のオルト位が空いているときはオルト位に転位が起こり，両方のオルト位が置換されている場合，アリル基はパラ位に転位する．オルト位とパラ位の両方が置換されているときには，通常反応は起こらない．また，オルト位への転位では，アリル基は必ずアリルシフトする．すなわち，酸素原子から数えて α 位の置換基 R は転位を起こすと，ベンゼン環に付いているところから γ 位にくる．一方，パラ位への転位ではアリルシフトはみられず，転位後も，置換様式はもとのアリールアリルエーテルのときと同じである．この実験事実は，[3,3]シグマトロピー転位の反応機構によって合理的に説明できる．

　さらに，^{14}C 標識実験からもこの反応が [3,3]シグマトロピー転位で進行していることが支持されている．すなわち，以下に示すように，末端炭素を ^{14}C で標識したアリールアリルエーテルを用いた実験では，オルト転位の場合，アリル基の標識した炭素はベンゼン環に結合しておりアリルシフトが観察される．しかし，オルト位の塞がったアリールアリルエーテルではパラ位に転位が起こり，標識した炭素は末端に位置しアリルシフトはみられない．このことから，パラ位への転位では，Claisen 転位に引き続いて Cope 転位が起こっていると考えられている．

　医薬品合成に Claisen 転位を応用した例としては β-受容体の遮断作用を有するアルプレノロールがあげられる．

上記の芳香族化合物のClaisen転位と同様の脂肪族化合物での反応例としてJohnson-Claisen転位が知られている．この転位は，アリルアルコールとオルト酢酸メチルを酸触媒下加熱することで，アルコール交換の後，脱メタノールにより転位前駆体である**アリルビニルエーテル**が生成し，これが加熱によって不飽和エステルへとClaisen転位を起こすものである．この反応もイス形遷移状態を経て進行する．キラルなアリルアルコールを用いた場合，出発物質のヒドロキシ基の立体化学は消滅するが，新たに生成するキラル中心の立体化学が制御された生成物が得られる．すなわち，Claisen転位は立体化学を制御しながら炭素骨格が構築できる有用な合成反応の1つである．

一方，アリルエステルを塩基で処理してエノレートを生成し，続いてシリル化剤にてエノールのシリルエーテルを合成して，これを用いてClaisen転位を起こさせる反応がある．この反応はIreland-Claisen転位と呼ばれ，γ,δ-不飽和シリルエステルが得られる．反応は比較的低温にて進行し，かつ，原料となるシリルエーテルの立体化学が任意に制御できることから，結果的に生成物の立体化学が制御可能となる合成化学上有用な反応の1つとなっている．

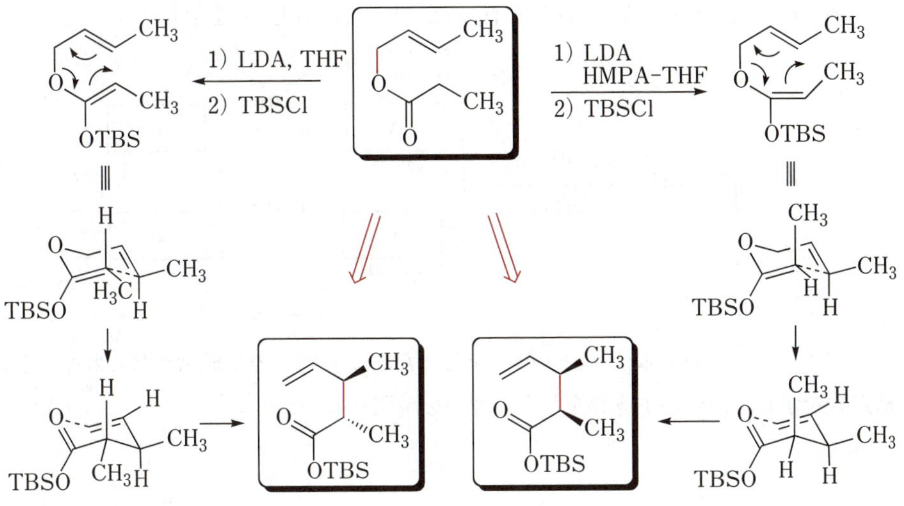

第 6 章 転位

[図: エステルのIreland-Claisen転位 (E体およびZ体エノラートを経由する立体選択的反応)]

TBS: *tert*-Butyldimethylsilyl

以上述べてきた Cope 転位や Claisen 転位などの [3,3] シグマトロピー転位は，いずれもイス形 6 員環遷移状態を経て協奏的に反応が進行する．さらに，出発物質のアルケンの立体化学に依存して生成物の立体化学が制御できる反応であり，合成化学上有用である．

6.5 演習問題

問1 次の反応の主生成物を書け．

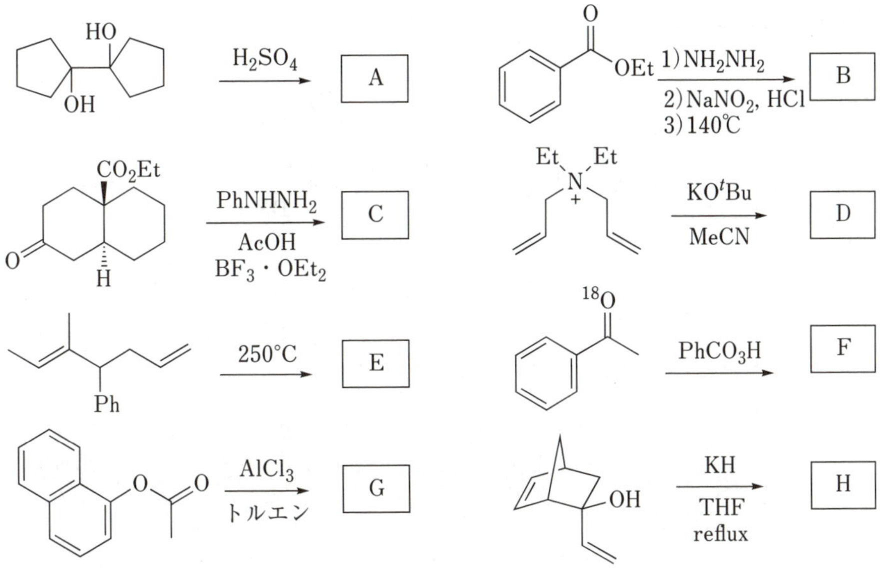

[反応式A: 1,1'-ジヒドロキシ-1,1'-ビシクロペンチル + H$_2$SO$_4$ → A]

[反応式B: 安息香酸エチル + 1) NH$_2$NH$_2$, 2) NaNO$_2$, HCl, 3) 140°C → B]

[反応式C: デカロン誘導体 (CO$_2$Et) + PhNHNH$_2$ / AcOH / BF$_3$·OEt$_2$ → C]

[反応式D: ジアリルジエチルアンモニウム塩 + KO^{t}Bu / MeCN → D]

[反応式E: 3-フェニル-4-メチル-1,4-ヘキサジエン誘導体 250°C → E]

[反応式F: アセトフェノン (^{18}O) + PhCO$_3$H → F]

[反応式G: 1-ナフチルアセタート + AlCl$_3$ / トルエン → G]

[反応式H: 2-ビニル-ノルボルネノール + KH / THF reflux → H]

問2 acetophenone を用いて以下の反応を行った．A～D の構造式を示せ．

問3 次のジオールを用いてピナコール転位を行ったところ同一の生成物が得られた．生成物の構造式を示し，同一の生成物を与えた理由を説明せよ．

問4 次の反応の機構を説明せよ．ヒント：Claisen 転位，Cope 転位

問5 toluene を原料として 3-bromoaniline を合成する経路を示せ．ただし，どこかの段階で転位反応を用いること．

解答と解説

問1

A ピナコール転位

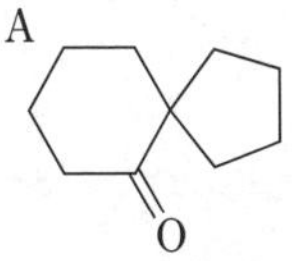

B Curtius転位 (Ph-N=C=O)

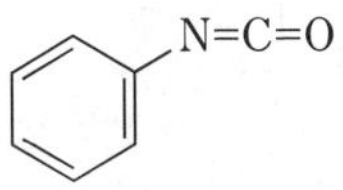

C Fischerインドール合成

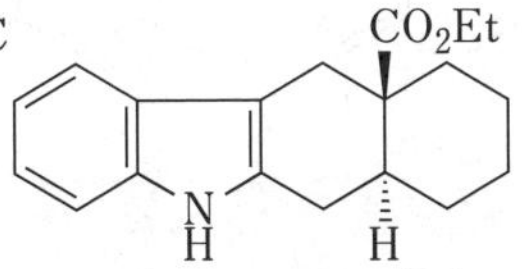

D Stevens転位

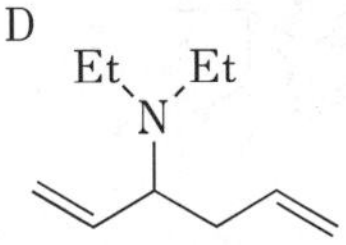

E [3,3]シグマトロピー転位

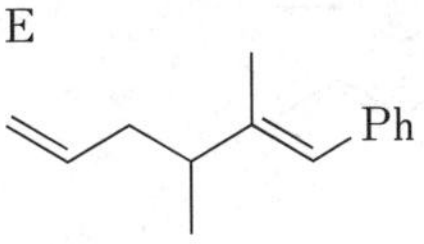

F Baeyer-Villiger転位

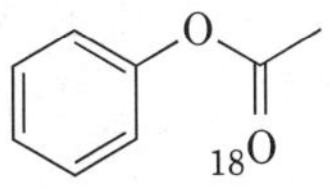

G Fries転位

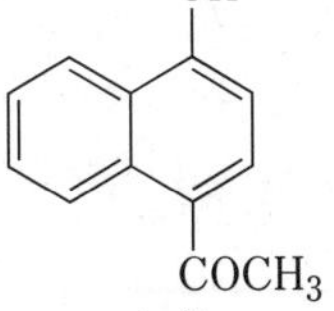

H Oxy-Cope転位

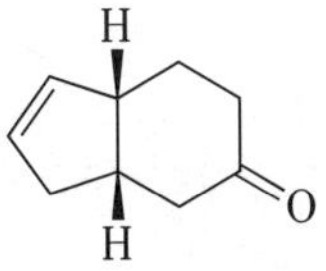

問2

A HO-N=C(Ph)CH₃

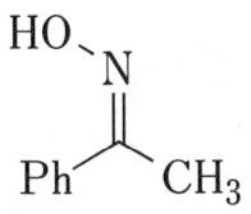

B HO-N=C(Ph)CH₃ (異性体)

C PhC(=O)NHCH₃

D H₃C-C(=O)-NHPh

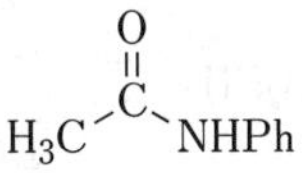

問3

上段: Ph₂C(OH)-C(OH)Me₂ → H₂SO₄ → カチオン中間体 → 生成するカチオンの安定性のため → Ph₂(Me)C-C(=O)Me

下段: Me₂(OH)C-C(OH)Ph₂ → H₂SO₄ → カチオン中間体 → 転位基の移動能力の違いのため → Ph₂(Me)C-C(=O)Me

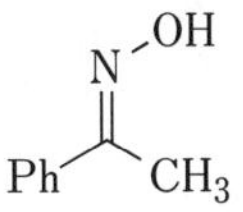

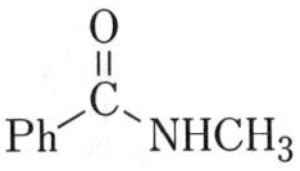

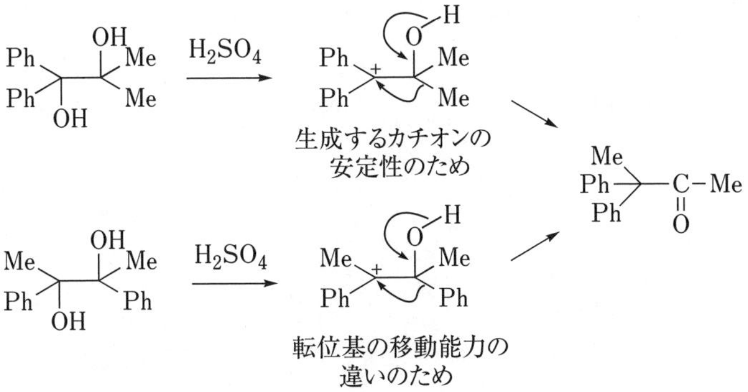

問 4

問 5

第 7 章

複素環化合物

複素環化合物（ヘテロ環化合物ともいう）とは，環を構成する元素として，炭素以外に1個またはそれ以上のヘテロ原子（有機化合物中に含まれる炭素と水素以外の原子で，ふつうは複素環を構成する窒素，酸素，硫黄，リンなどをいう）を含む環状化合物の総称である．これらの複素環をもつ化合物は，環の大きさや構成元素の種類と組み合わせにより膨大な数の化合物が存在可能であり，多様な性質を示す．それらの多くは天然物や生体成分としても存在し，興味ある生物活性を示すことから現在使用されている医薬品や農薬として重要な役割を担っている．また種々の機能性材料などにも広く利用されている．本章では，医薬品に含まれる代表的な複素環化合物を中心として，分類，化学的性質，反応性について述べる．

7.1 複素環化合物の分類

複素環化合物は，通常の環状炭化水素と同様に，完全に飽和されているか部分的に不飽和である環状構造をもつもの（**脂肪族複素環化合物**）と，環が芳香族化されているもの（**芳香族複素環化合物**）に分類することができる．芳香族複素環はさらに，ヘテロ原子の種類や数に関係なく炭素原子上のπ電子状態を基準として**π不足芳香族複素環**と**π過剰芳香族複素環**に分けられる．この分類の仕方は芳香族複素環化合物の化学的性質と反応性を合理的に理解する上で有用である．

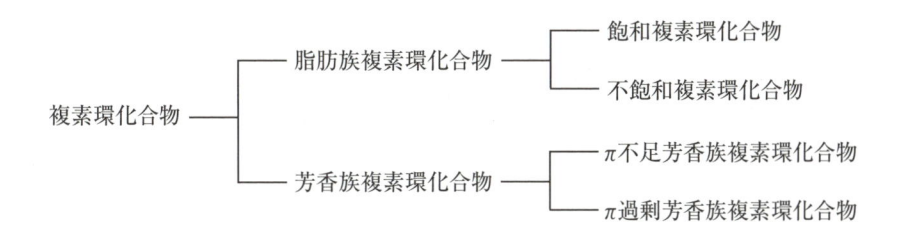

```
複素環化合物 ─┬─ 脂肪族複素環化合物 ─┬─ 飽和複素環化合物
              │                      └─ 不飽和複素環化合物
              └─ 芳香族複素環化合物 ─┬─ π不足芳香族複素環化合物
                                    └─ π過剰芳香族複素環化合物
```

7.2 脂肪族複素環化合物

　脂肪族複素環は，鎖状のエーテル，アミン，スルフィドなどが環状構造をとっただけであるので基本的には環状エーテル，環状アミン，環状スルフィドとしての性質を示す．しかし，オキシラン，アジリジン，チイランなどの複素三員環は，大きな角ひずみとねじれひずみをもっているため求核試薬に対して高い反応性を示し，多くの合成反応において活性中間体として用いられる．

第7章 複素環化合物

オキシラン
oxirane
[エポキシド
epoxide]

アジリジン
aziridine

チイラン
thiirane

オキセタン
oxetane

アゼチジン
azetidine

アゼチジン-2-オン
azetidin-2-one
[β-プロピオラクタム
β-propiolactam]

チエタン
thietane

テトラヒドロフラン
tetrahydrofuran

1,3-ジオキソラン
1,3-dioxolane

ピロリジン
pyrrolidine

ピラゾリジン
pyrazolidine

イミダゾリジン
imidazolidine

オキサゾリジン
oxazolidine

チアゾリジン
thiazolidine

テトラヒドロピラン
tetrahydropyran

2H-ピラン
2H-pyran

1,4-ジオキサン
1,4-dioxane

ピペリジン
piperidine

1,4-ジヒドロピリジン
1,4-dihydropyridine

ピペラジン
piperazine

モルホリン
morpholine

アゼパン
azepane

アゼピン
azepine

1,2-ジアゼパン
1,2-diazepane

1H-1,2-ジアゼピン
1H-1,2-diazepine

1,4-ジアゼパン
1,4-diazepane

1H-1,4-ジアゼピン
1H-1,4-diazepine

キヌクリジン
quinuclidine

トロパン
tropane

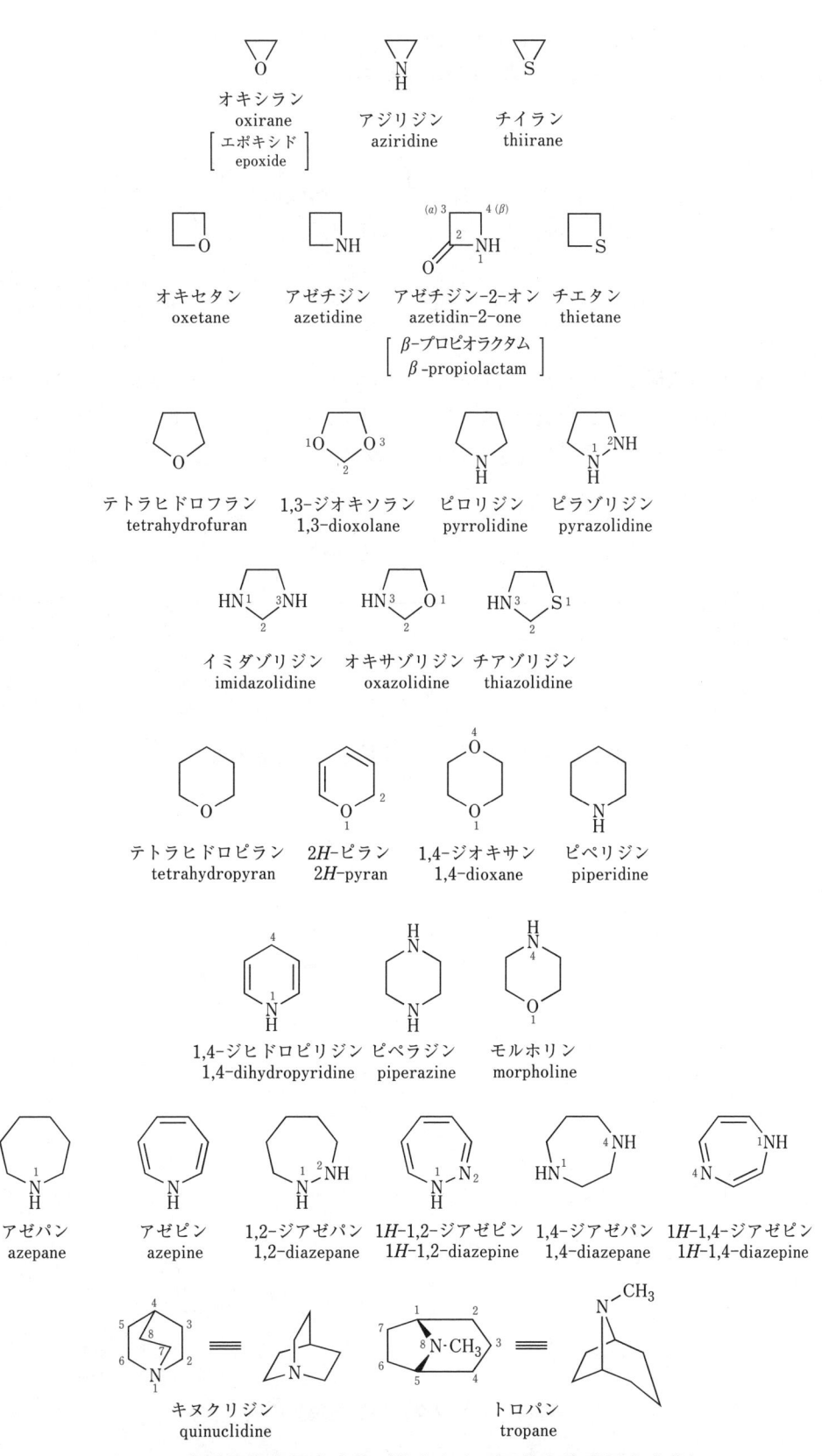

図7.1 脂肪族複素環化合物（飽和および不飽和複素環化合物）

例えば，アドレナリン β-受容体遮断薬であるプロプラノロール塩酸塩の合成においては次のようにエポキシドに対するアミンの求核反応が用いられている．

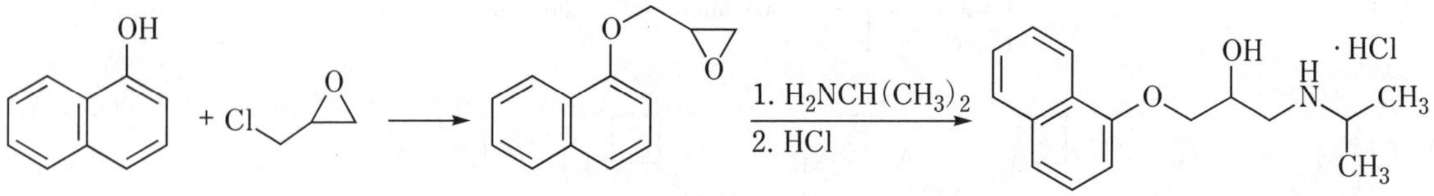

プロプラノロール塩酸塩
Propranolol Hydrochloride

また，環状四員環構造を有するアミド（β-ラクタム）は四員環のひずみのため一般のアミド結合よりも求核置換に対する反応性が高く開環しやすい．ペニシリンやセファロスポリンなどの β-ラクタム系抗生物質が抗菌活性を示すのは，β-ラクタム環が細菌特有の細胞壁合成酵素と特異的に反応して結合することによる．

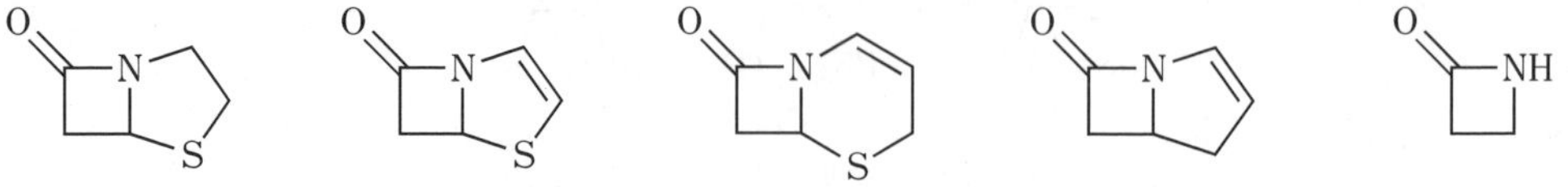

ペナム penam　　ペネム penem　　セフェム cephem　　カルバペネム carbapenem　　モノバクタム monobactam

図 7.2　主な β-ラクタム系抗生物質の基本骨格

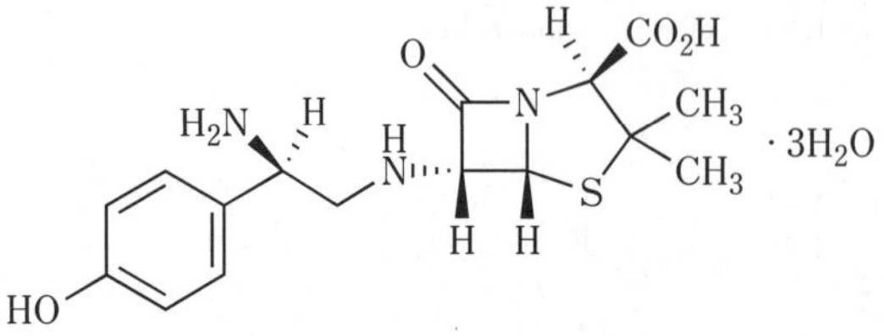

アモキシシリン水和物
Amoxicillin Hydrate

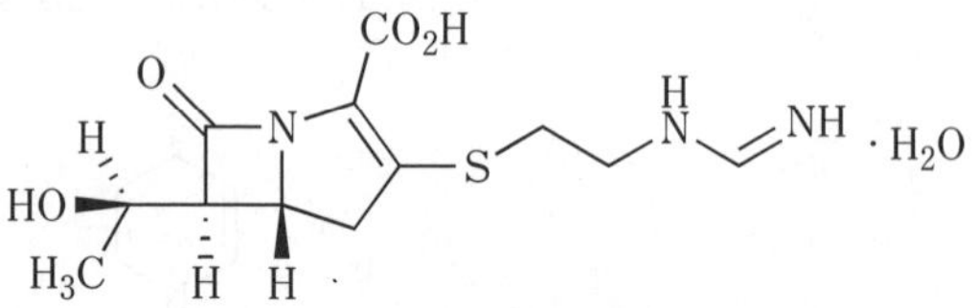

イミペネム水和物
Imipenem Hydrate

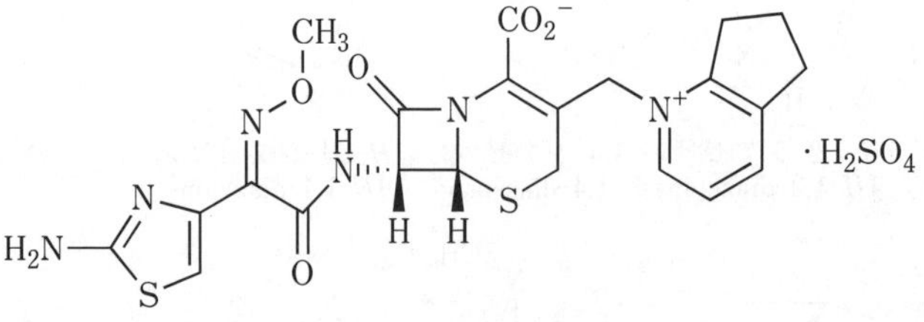

セフピロム硫酸塩
Cefpirome Sulfate

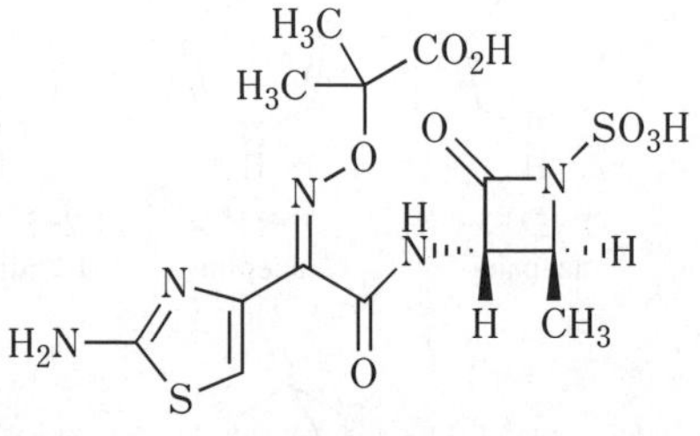

アズトレオナム
Aztreonam

図 7.3　β-ラクタム系抗生物質の例

7.3 芳香族複素環化合物の電子構造と性質

芳香族複素環化合物はπ不足芳香族複素環とπ過剰芳香族複素環に分類され，これらは種々の点で異なる特徴的な性質を示す．

7.3.1 基本的なπ不足芳香族複素環化合物

ピリジンは，ベンゼンのCHの1個を窒素原子で置き換えた構造をもっており，π電子構造がベンゼンとよく似ている．その環は平面構造をしていて，sp^{2}混成している5個の炭素原子とsp^{2}混成している1個の窒素原子から構成され，3個の二重結合を形成する6個のπ電子によりHückel則を満たし芳香族性を示す．窒素原子上の非共有電子対は，環のπ軌道に対して直角の方向に配置されているsp^{2}混成軌道に入っていて共鳴には関与していない．したがって，芳香族性の形成に関わる6個の電子が環を構成する各原子上に均等（6/6 = 1.00）に存在するという関係はベンゼンと同じであるが，窒素原子は炭素原子より電気陰性度が大きいため環のπ電子を窒素原子の方に引き寄せている．このため，ピリジン環の炭素原子上のπ電子密度はベンゼン環炭素上のπ電子密度と比べると程度は位置により異なるが1.00以下になっている．このことからピリジンを代表とする含窒素六員環芳香族複素環化合物を**π不足芳香族複素環化合物**と呼ぶ．

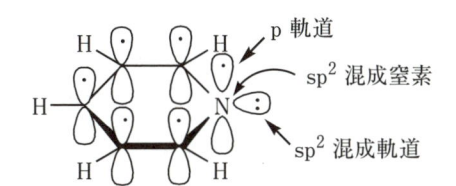

ピリジンの窒素原子の非共有電子対は，芳香族性を獲得するのに必要な6π電子系に組み込まれていないので塩基性（共役酸のpK_a = 5.2）を示し，水との水素結合が可能であるため芳香族炭化水素であるベンゼンと異なり水と任意の割合で混ざり合う．しかし，脂肪族アミンの塩基性（共役酸のpK_a = 10 ～ 11）よりはるかに弱く，アニリン（共役酸のpK_a = 4.6）と同程度である．これは脂肪族アミンの窒素原子の非共有電子対はsp^{3}混成軌道に入っているのに対し，ピリジンの窒素原子ではsp^{2}混成軌道に入っているためである．

ベンゼンの複数個のCHが sp² 混成窒素原子で置き換えられた六員環芳香族複素環化合物である**ピリミジン**や**トリアジン**なども同様なπ電子不足の性質を示す．これらの複素環化合物では環内窒素が互いに電子を求引しあうためピリジンに比べて塩基性はさらに減少するが，ピリジンと同様に水によく溶ける．

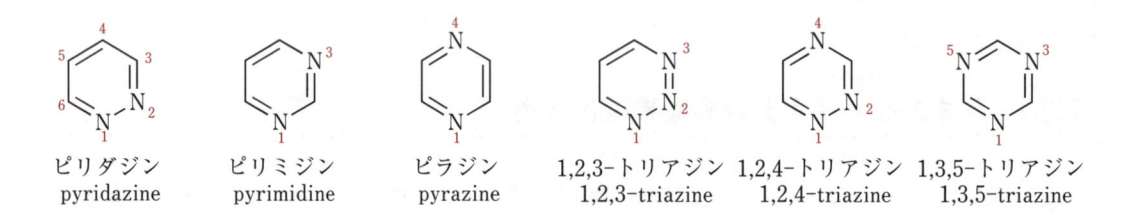

ピリダジン　　ピリミジン　　ピラジン　　1,2,3-トリアジン　　1,2,4-トリアジン　　1,3,5-トリアジン
pyridazine　　pyrimidine　　pyrazine　　1,2,3-triazine　　1,2,4-triazine　　1,3,5-triazine

ピリジンの2位あるいは4位にヒドロキシ基が置換した2-ヒドロキシピリジンと4-ヒドロキシピリジンにはプロトンの移動に基づく互変異性が存在する．この平衡は化合物の状態（気，液，固），溶媒の種類，温度，圧力などの条件により異なるが，通常は大きくピリドン側に偏っている．アミノ置換体では通常の平衡はアミノピリジン側に偏っている．

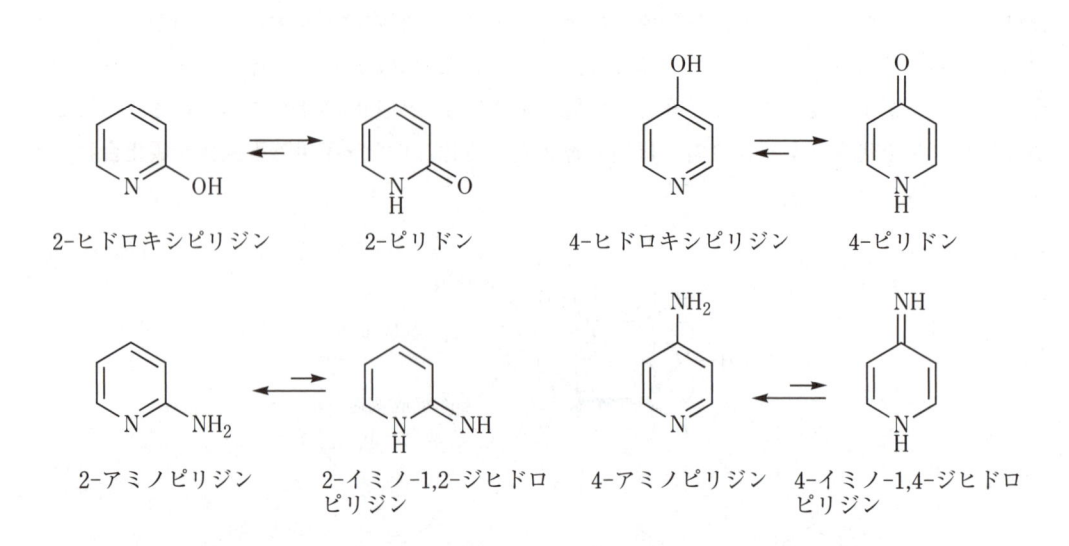

2-ヒドロキシピリジン　　2-ピリドン　　　4-ヒドロキシピリジン　　4-ピリドン

2-アミノピリジン　　2-イミノ-1,2-ジヒドロピリジン　　4-アミノピリジン　　4-イミノ-1,4-ジヒドロピリジン

7.3.2　基本的なπ過剰芳香族複素環化合物

ピロール，**フラン**，**チオフェン**で代表される五員環複素環化合物は，**π過剰芳香族複素環化合物**に分類される．ピロールでは，窒素原子上の非共有電子対はp軌道に入り，炭素原子上の4π電子とともにHückel則を満たすために使われ芳香族π電子の一部になっている．したがって，ピロールの窒素原子は sp² 混成をとっている．環を構成している原子が5個（4個の炭素原子と1個の窒素原子）であるのに対してπ電子は6個であるので，環を構成する各原子上のπ電子密度は平均6/5＝1.20となり，ベンゼン環炭素上のπ電子密度（6/6＝1.00）を基準とすると電子過剰になっている．フラン，チオフェンも同様な電子状態をとり，Hückel則を満たして芳香族性

を示す．しかし，ピロール，フラン，チオフェンでは電気陰性度が炭素よりも大きいヘテロ原子上に非共有電子対が偏るため共鳴エネルギーはベンゼンと比べていずれも小さく，芳香族性の程度はベンゼン＞チオフェン＞ピロール＞フランの順になる．

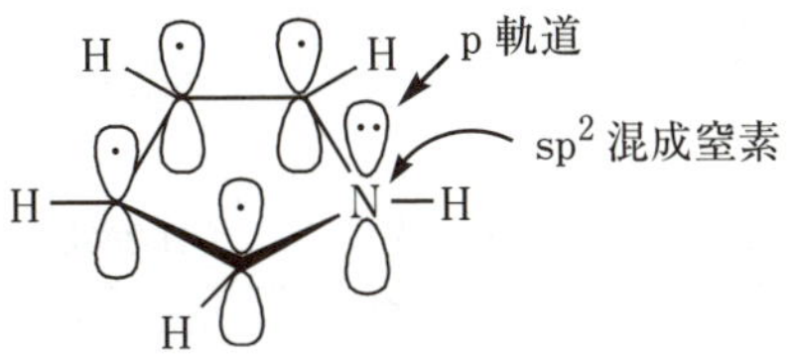

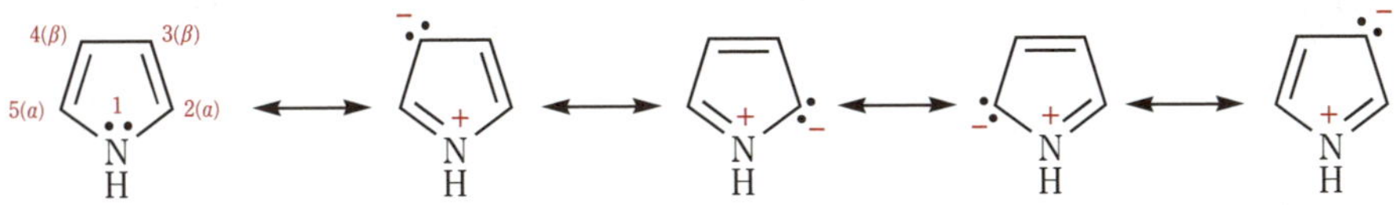

ピロール
pyrrole

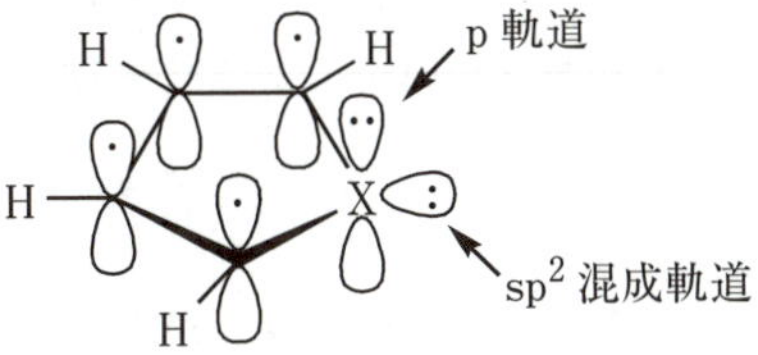

X = O, S

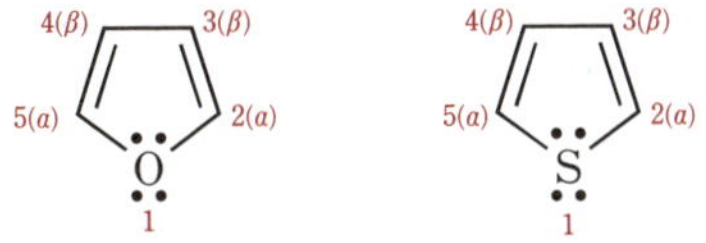

フラン
furan

チオフェン
thiophene

π不足芳香族複素環化合物のピリジンが弱塩基性を示すのとは異なり，ピロール（共役酸の pK_a = −3.8）は構造的には第二級アミンであるがほとんど塩基性を示さない．このことはピロールの電子構造からわかるように，p軌道に入った非共有電子対は芳香族性の形成に使われており，プロトン化されると芳香族性による大きな安定化効果を失ってしまうためである．プロトンとの反応では窒素原子ではなく2位炭素原子へのプロトン化が優先する．よって，ピロールの窒素原子上の非共有電子対は水と水素結合を形成するほどの塩基性をもたないため水に溶けにくく，フランやチオフェンも同様に水に溶けにくい．

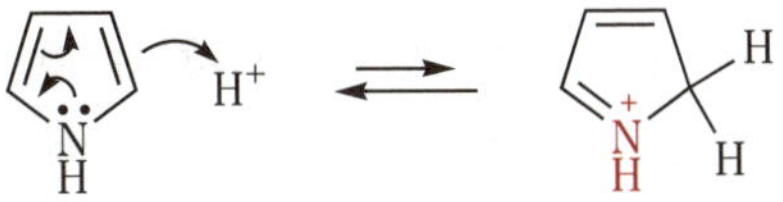

pK_a = −3.8

一方，ピロールのN–Hの水素は対応する脂肪族アミンのピロリジン（pK_a 〜 44）とは異なり弱い酸であり，アルコール類（pK_a = 16 〜 19）とほぼ同程度の酸性（pK_a = 17.5）を示す．したがって，*n*-ブチルリチウムや水素化ナトリウムのような強塩基と反応してリチウム塩やナトリウム塩をつくり，Grignard試薬を反応させるとハロゲン化ピリルマグネシウム pyrrylmagnesium halide を生成する．

ピリルリチウム　　　　　　　　　　　　　　　　　　塩化ピリルマグネシウム

7.3.3　2個以上のヘテロ原子を含む五員環芳香族複素環化合物

五員環芳香族複素環化合物のうち，**イミダゾール**や**オキサゾール**のように2個以上のヘテロ原子を含み，そのうちの少なくとも1個が窒素原子である化合物を**アゾール** azole といい，医薬品の構成要素として重要である．

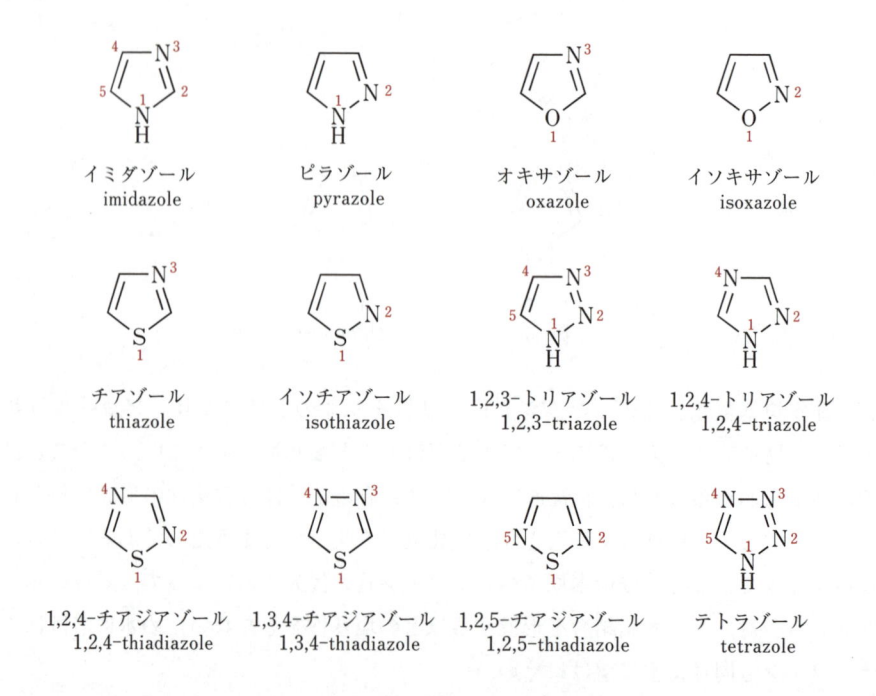

イミダゾール　　ピラゾール　　オキサゾール　　イソキサゾール
imidazole　　　pyrazole　　　oxazole　　　　isoxazole

チアゾール　　イソチアゾール　　1,2,3-トリアゾール　　1,2,4-トリアゾール
thiazole　　　isothiazole　　　1,2,3-triazole　　　　1,2,4-triazole

1,2,4-チアジアゾール　1,3,4-チアジアゾール　1,2,5-チアジアゾール　テトラゾール
1,2,4-thiadiazole　　1,3,4-thiadiazole　　1,2,5-thiadiazole　　tetrazole

アゾール類は，ピロール，フラン，チオフェンなどのCHをピリジン型 sp^2 窒素原子で置き換えた構造をもっているため形式的には π 過剰芳香族複素環化合物に分類されるが，この sp^2 窒素原子上の非共有電子対は芳香族安定化に直接関与していない．例えば，イミダゾールでは2個の窒素の非共有電子対のうち1位の窒素の非共有電子対は p 軌道にあり芳香族 6π 電子系の一部となっているが，3位窒素の非共有電子対は sp^2 軌道に局在化しているので塩基性を示す．イミダ

ゾールのプロトン化により生成するイミダゾリウムイオン imidazolium ion は，2つの等価な共鳴構造の混成により正電荷が非局在化して安定化するためピリジン（共役酸の pK_a = 5.2）よりも強い塩基性（共役酸の pK_a = 7.0）を示し，塩酸や硫酸などと安定な塩を形成する．

7.4 芳香族複素環化合物の反応

7.4.1 π不足芳香族複素環化合物の反応

ここではπ不足芳香族複素環化合物の代表であるピリジン類を中心としてその反応性について解説する．

A ピリジン類の求電子置換反応

ピリジン環の炭素原子は電子不足になっているため電子求引性基が置換した不活性なベンゼンと同様に芳香族求電子置換反応は非常に起こりにくく，求電子試薬に対する反応性はニトロベンゼンと同程度である．一方，窒素原子はプロトン酸と反応して塩をつくり，Lewis 酸とは錯体を形成する．第一級や第二級アルコールの酸化に用いられるクロロクロム酸ピリジニウム（PCC）は，三酸化クロム（CrO_3）の塩酸溶液とピリジンを混合してつくられる．また，求核性があるので酸無水物，酸塩化物，ハロゲン化アルキルなどの求電子試薬と反応してピリジニウム塩を生成する．

ニトロ化やハロゲン化反応などの求電子置換反応は強い条件下でのみ起こり，3位置換生成物を与える．ピリジンへの求電子試薬（E⁺）の攻撃により生成するカルボカチオン中間体について比較すると，2位あるいは4位への攻撃での中間体の共鳴構造の1つはそれぞれ電気陰性度の大きな窒素原子上に正電荷をもつため不安定である．これに対して3位への攻撃では，窒素原子上に正電荷をもつ共鳴構造は含まれないので3位への置換が優先して起こる．

ニトロ化反応は高温でようやく起こり，3-ニトロピリジンを生成するが収率は低い．ハロゲン化も同様に激しい条件を必要とする．さらに，Friedel-Crafts反応は起こらない．しかし，ベンゼン環の求電子置換反応と同様に，アミノ基やメトキシ基などの電子供与性基が置換していると容易に反応が進行する．

[反応スキーム: ピリジンの求電子置換反応]

ピリジン + HNO₃, KNO₃, H₂SO₄ (300°C) → 3-ニトロピリジン (20%)
ピリジン + Cl₂, AlCl₃ (115°C) → 3-クロロピリジン (33%)

2-アミノピリジン + Br₂, CH₃CO₂H (50°C) → 5-ブロモ-2-アミノピリジン (62〜67%)
→ HNO₃, H₂SO₄ (50〜60°C) → 5-ブロモ-3-ニトロ-2-アミノピリジン (78〜85%)

2-アミノピリジン + HNO₃, H₂SO₄ (50°C) → 2-アミノ-5-ニトロピリジン (63%) + 2-アミノ-3-ニトロピリジン (20%)

2-メトキシピリジン + Br₂, KBr, KOH → 5-ブロモ-2-メトキシピリジン (63%)

B ピリジン類の求核置換反応

ハロゲン置換のベンゼン誘導体の芳香族求核置換反応は，ベンゼン環上にハロゲン原子のほかにニトロ基のような強力な電子求引性基をもつ場合にのみ可能であるが，ピリジン環では炭素原子上の電子密度はベンゼンより低くなっているので電子求引性基がなくても容易に反応が進行する．例えば，ピリジンに110°C付近でナトリウムアミドを作用させると2位炭素にアミドイオンが求核付加し，付加中間体からヒドリドイオンが脱離する付加-脱離型の機構を経て2-アミノピリジンを生成する．この反応は**Chichibabin 反応**として知られている．また，求核性の高い有機リチウム試薬によっても類似の反応が進行し，2-フェニルピリジンを生成する．

[反応スキーム]
ピリジン + NaNH₂, C₆H₅N(CH₃)₂ (100〜115°C) → 付加中間体 → 2-アミノピリジン (66〜76%)
ピリジン + C₆H₅Li, toluene (110°C) → 2-フェニルピリジン (40〜49%)

2位あるいは4位がハロゲン原子で置換されたピリジン誘導体は，アルコキシド，チオラートなどの求核試薬によりハロゲンが置換した炭素原子上で容易に置換（付加-脱離）反応を起こす．

3位にハロゲン置換基をもつピリジンは求核置換反応に対して不活性であり，カリウムアミドを作用させると4位プロトンの引き抜きとハロゲン化物イオンの脱離により3,4-デヒドロピリジン（3,4-ピリダイン）が生成し，これにアミドイオンあるいはアンモニアが付加して3-および4-アミノピリジンが生成する．

C ピリジニウム塩の反応

ピリジンの窒素原子上に置換基をもつピリジニウム塩では，窒素原子の電子求引性はさらに強まりπ電子不足性が高まるため，求核試薬との反応がより起こりやすくなる．

N-メチルピリジニウムとGrignard試薬との反応では2-付加体を与えるが，この化合物は不安定であり容易に2位にアルキル基が導入されたN-メチルピリジニウム塩に酸化される．

N-(フェノキシカルボニル)ピリジニウム塩とGrignard試薬との反応では2-付加体と4-付加体の混合物を与えることが多いが，銅試薬を用いると4-付加体が選択的に生成する．

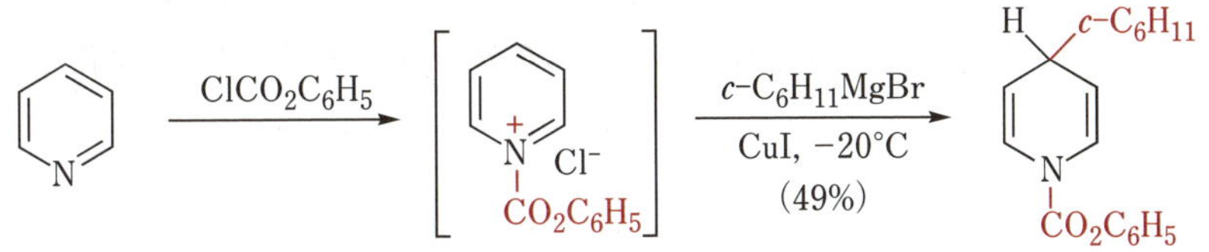

N-メチルピリジニウム塩の接触還元は常温常圧で容易に進行し，N-メチルピペリジンを与える．一方，NaBH$_4$ による還元では，2位へのヒドリド付加により中間に生成する1,2-ジヒドロ体がプロトン化されてイミニウムイオンになり，さらにヒドリド付加が起きて1,2,5,6-テトラヒドロ体にまで還元される．

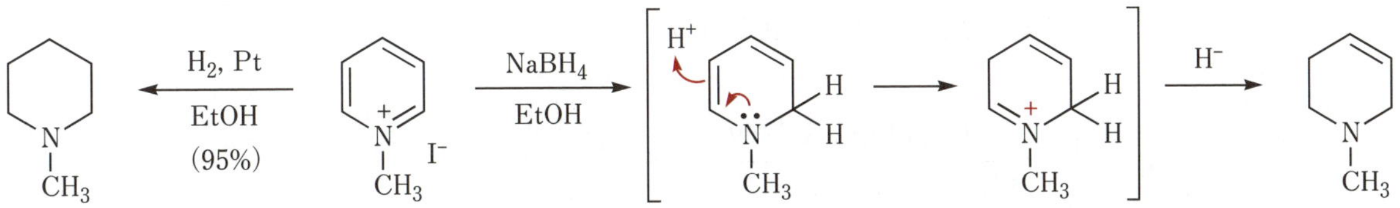

D ピリジン N-オキシド類の反応

ピリジンを過酢酸（酢酸と過酸化水素から反応系内で調製）や過安息香酸のような過酸で処理すると容易にピリジン N-オキシドを得ることができる．ピリジン N-オキシドはピリジンと比較すると化学的性質が著しく変化し，ピリジンでは起こりにくい求電子置換反応が容易に起こるようになる．このためピリジン N-オキシドは多くのピリジン誘導体の合成原料として利用される．

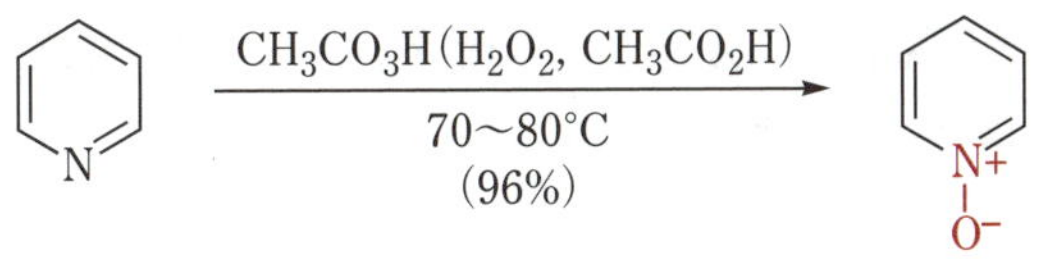

N-オキシド基は，ピリジン環に電子を供与する効果（共鳴構造 a，b，c の寄与）と，逆に電子を求引する効果（共鳴構造 d，e，f の寄与）の相反する2つの効果を有している．前者はピリジン環の α と γ 位に対する求電子試薬の攻撃を容易にし，一方，後者は α と γ 位を求核試薬に対する攻撃に対して活性化する．

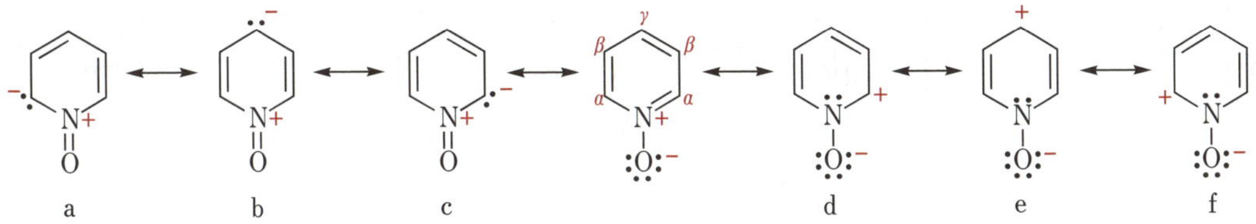

図 7.1 ピリジン N-オキシドの共鳴構造

例えば，ピリジン N-オキシドに濃硝酸と濃硫酸を作用させると4位においてニトロ化が進行し，4-ニトロピリジン N-オキシドが生成する．この条件ではピリジンはニトロ化を受けない．

N-オキシドは三価のリン化合物（PCl₃, Ph₃P, P(OEt)₃）との反応や接触還元（H₂/Pd-C, H₂/Raney Ni）などにより容易に脱オキシ化される．

また，ピリジン N-オキシドは塩化ホスホリル（POCl₃）との反応により 2-クロロピリジンを与える．この反応は，最初に生成するジクロロリン酸エステル中間体に塩化物イオンが求核付加し，次いで N-オキシド部が脱離して芳香化する機構で進行する．2位がアルキル基で置換されているとアルキル基がハロゲン置換される．

7.4.2 π過剰芳香族複素環化合物の反応

π過剰芳香族複素環の炭素原子上に分散するπ電子の密度はベンゼンやピリジンよりも高い．そのため環炭素原子への求電子試薬の反応は重要であるが，その反応性は同一環内のヘテロ原子（窒素，酸素，または硫黄原子など）の性質により大きく影響される．

A 芳香族求電子置換反応

ピロール，フラン，チオフェンの芳香族求電子置換反応に対する反応性はベンゼンよりも著しく高く，反応性の順序は一般にピロール＞フラン＞チオフェン≫ベンゼンである．しかし，芳香族求電子置換反応は強い酸性条件下で行われることが多く，このような条件下ではπ過剰芳香族複素環の炭素原子がプロトン化されて6π電子系の芳香族性を失い，開環したり重合化したりする．したがって，これらの五員環複素環化合物の求電子置換反応は強い酸性にならないような穏和な反応条件下で行われる．

ピロール，フラン，チオフェンの求電子置換反応は2位で起こりやすい．これはC2位の電子密度が最も高いためであり，また，図に示すように中間体の安定性からもこの選択性が説明できる．求電子試薬（E$^+$）が2位と3位を攻撃した場合のカルボカチオン中間体を比較すると，3位にE$^+$が結合した中間体では2個の共鳴構造式しか書けないのに対し，2位にE$^+$が結合した中間体では3個の共鳴構造式が書けることから正電荷が環全体に非局在化してより安定化を受けるためである．

1）ハロゲン化

ピロール，フラン，チオフェンはいずれもCl$_2$やBr$_2$ときわめて容易に反応する．ピロールは低温下でもジおよびトリハロ置換体を経てテトラ置換体まで進行し，モノ置換体を得ることは一般的に困難であるが，低温で計算量の*N*-ブロモスクシンイミド（NBS）を作用させることにより2-モノブロム体を得ることができる．フランの臭素化も速やかに進行し，Br$_2$の使用量を規制すれば2-モノブロム体と2,5-ジブロム体を作りわけることができる．

2) ニトロ化

ピロールやフランは強酸性条件下では重合しやすいため濃硝酸と濃硫酸の混合でニトロ化を行うことはできないが，チオフェンは強酸中でも比較的安定に取り扱うことができる．

ピロールのニトロ化は，無水酢酸と硝酸から反応系中で生成させた硝酸アセチル（CH_3COONO_2）を用いて行われ，主として2-ニトロ体が生成するが少量の3-ニトロ体も副生する．チオフェンも同様に硝酸アセチルを用いてニトロ化され，2-ニトロチオフェンを生成する．

フランの場合にはジエン部位への1,4-付加を経て2-ニトロフランが生成する．さらに2-ニトロフランを濃硝酸でニトロ化すると2,5-ジニトロフランが得られる．

3) スルホン化

チオフェンは濃硫酸でスルホン化されチオフェン-2-スルホン酸を生成する．この反応条件下ではフランは重合化するが，温和なスルホン化試薬である三酸化イオウ-ピリジン錯体と反応させると2位にスルホン化が起こる．ピロールを同様の条件でスルホン化すると，スルホン化反応の可逆性によりピロール-3-スルホン酸を与える．

[反応式: チオフェン + H₂SO₄, 40°C (69〜76%) → チオフェン-2-SO₃H]

[反応式: フラン + pyridine·SO₃, 100°C (90%) → フラン-2-SO₃H]

[反応式: ピロール + pyridine·SO₃, 100°C → 3-SO₃H-ピロール]

4) アシル化

ピロールやフランは強い Lewis 酸により重合化を起こしやすいので，AlCl₃ を用いる通常の Friedel-Crafts アシル化は好ましくない．ピロールのアセチル化は無水酢酸と加熱するだけで進行するが，2-アセチル体とともに少量の 3-アセチル体も生成する．フランとチオフェンの無水酢酸によるアセチル化は ZnCl₂ などの酸触媒を必要とする．

[反応式: ピロール + (CH₃CO)₂O, 300〜320°C → 2-アセチルピロール (39%) + 3-アセチルピロール (9%)]

[反応式: フラン + (CH₃CO)₂O, ZnCl₂, 15〜20°C (66%) → 2-アセチルフラン]

[反応式: チオフェン + (CH₃CO)₂O, ZnCl₂, 94〜103°C (87%) → 2-アセチルチオフェン]

5) ホルミル化

ピロールに N,N-ジメチルホルムアミド（DMF）と塩化ホスホリル（POCl₃）を反応させると 2 位にホルミル基を導入することができる．この反応は **Vilsmeier-Haack 反応** と呼ばれ，DMF と POCl₃ から生じるクロロイミニウム塩（Vilsmeier 試薬）を求電子試薬とする芳香族置換反応で，アルコキシ基やアルキルアミノ基などの電子供与基によって活性化されたベンゼン誘導体や π 過剰芳香族複素環にホルミル基を導入する方法して広く利用されている．DMF の代わりに N-メチルホルムアニリド（MFA）が使われることもある．フランやチオフェンにもこの反応は適用され，それぞれ 2-ホルミル体を与える．

6) Mannich 反応

ピロールにホルムアルデヒドとジメチルアミンのような第二級アミンを反応させるとMannich反応が容易に進行し，2-(ジメチルアミノメチル)ピロールを生成する．フランはピロールと比べて反応性が低く無置換フランでは反応しないが，2-メチルフランでは反応が進行する．チオフェンのMannich反応はアンモニアを用いた場合にのみ起こる．2位が置換されたチオフェンでは5位がジメチルアミノメチル化される．

B 環化付加反応

ピリジンなどのπ不足芳香族複素環化合物はジエンとしての性質が低いため，Diels–Alder 反応はあまり知られていない．しかし，環状 1,3-ジエン構造をもつピロール，フラン，チオフェンは，電子求引性基をもつ電子不足アルケンまたはアルキンなどと Diels–Alder 反応する．

フランは酸素の電気陰性度が大きいため芳香族性が低く，ジエンとしての性質を残しており，ピロールやチオフェンに比べ容易に Diels–Alder 反応を起こす．無水マレイン酸とは室温で反応し，最初に速度論的に有利なエンド付加体 *endo*-adduct を生成するが，反応時間が長くなると熱力学的に有利な生成物であるエキソ付加体 *exo*-adduct へと変化する．マレイミドとの反応では室温ではエンド付加体を生成するが，加熱すると逆 Diels–Alder 反応を経て熱力学的により安定なエキソ付加体のみを与える．

ピロールは無水マレイン酸との反応ではジエンとしての性質よりもエナミンとしての性質を示し，Michael 付加体を与える．したがって，Diels–Alder 反応を起こさせるためには窒素をアシル化あるいはトシル化することが必要になる．

チオフェンは，フランやピロールよりも芳香族性が強いので通常の条件下では Diels–Alder 反応は進行しないが，無水マレイン酸とは高圧下で反応させるとエキソ付加体を生成する．

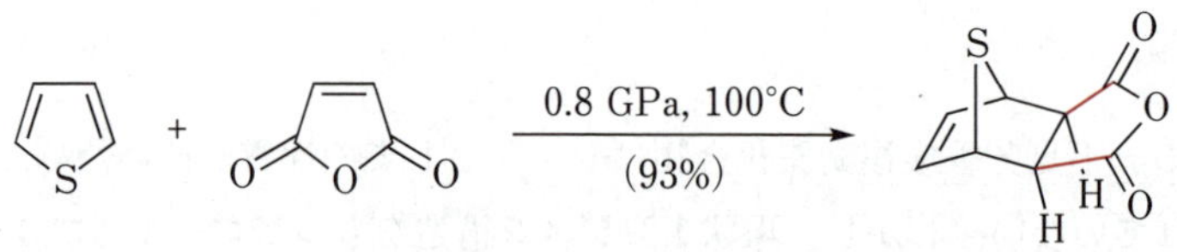
0.8 GPa, 100°C
(93%)

複素環化合物を用いる Diels–Alder 反応の医薬品合成へのよく知られた応用例として，5–エトキシ–4–メチルオキサゾールと *cis*–1,4–ジアセトキシ–2–ブテンとの付加環化反応を利用するピリドキシン塩酸塩（ビタミン B_6）の合成法を示す．

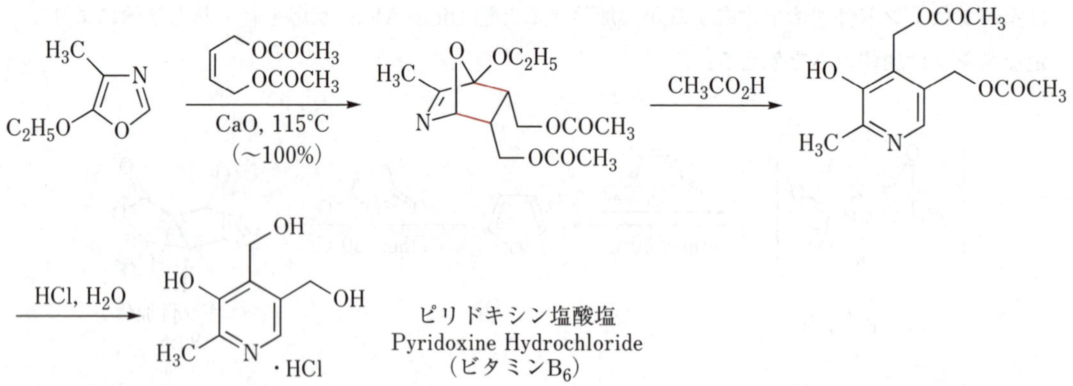
CaO, 115°C
(~100%)
CH_3CO_2H
HCl, H_2O
ピリドキシン塩酸塩
Pyridoxine Hydrochloride
(ビタミンB_6)

7.5 縮合複素環化合物

7.5.1 キノリンおよびイソキノリン類

ベンゼン環と含窒素六員環芳香族複素環が縮合した構造をもち，医薬品の構造中に見られるものには次のようなものがある．

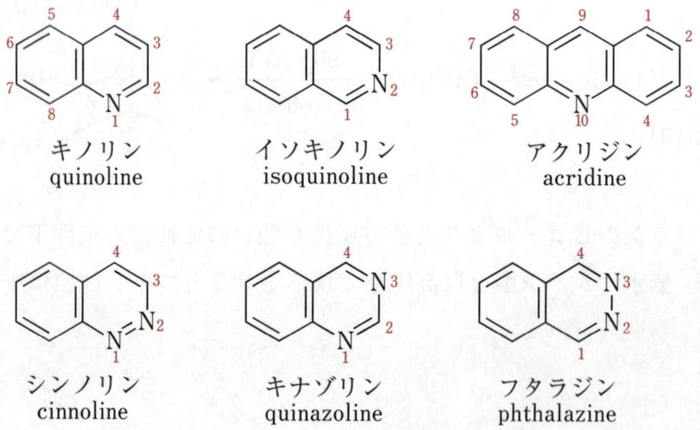
キノリン
quinoline
イソキノリン
isoquinoline
アクリジン
acridine
シンノリン
cinnoline
キナゾリン
quinazoline
フタラジン
phthalazine

これらのうちピリジン環とベンゼン環が縮合したキノリンおよびイソキノリンは，多くの医薬品や天然の動植物中に含まれるアルカロイドの基本骨格として重要である．

例えば，キノリンは，天然由来の抗マラリア薬であるキニーネや，合成マラリア薬，ニューキノロン系抗菌薬などの中心骨格になっている．キノリンの構造異性体であるイソキノリンは，パパベリンやベルベリン塩化物などの医薬品の基本骨格である．また，医薬品として用いられている重要なアルカロイドであるモルヒネやコデインは，イソキノリンが部分的に水素化された1,2,3,4-テトラヒドロイソキノリン環をもっている．

キニーネ
Quinine
(抗マラリア薬)

メフロキン
Mefloquine
(抗マラリア薬)

オフロキサシン
Ofloxacin
(ニューキノロン系抗菌薬)

パパベリン
Papaverine
(鎮痙薬)

ベルベリン塩化物
Berberine Chloride
(止瀉薬)

R = H　モルヒネ（鎮痛薬）
　　　　Morphine
R = CH₃ コデイン
　　　　Codeine（鎮咳薬）

Ⓐ キノリン，イソキノリン類の反応

キノリンとイソキノリンは，いずれもピリジンとベンゼンの性質をあわせもった反応性を示すが，窒素原子の電子求引効果はベンゼン環にほとんど及ばないため，求電子試薬に対する反応性はピリジン環よりベンゼン環の方が高い．したがって，キノリンのニトロ化はベンゼン環で起こり，ほぼ同程度の割合で5位および8位が置換される．イソキノリンも同様に求電子置換はベンゼン環に起こるが，5-置換体の生成が優先する．

求核置換反応は主にピリジン環上で起こり，キノリンのChichibabin反応では主に2-置換体を，イソキノリンでは1-置換体を与える．

ピリジンなどのπ不足芳香族複素環は酸化に対しては安定であるので，キノリンやイソキノリンなどの酸化においてはπ電子密度が高いベンゼン環が酸化される．

一方，キノリンの窒素はピリジンと同様に過酸によって容易にN-オキシドに酸化される．こ

のキノリン N-オキシドに濃硝酸と濃硫酸を作用させるとキノリンのニトロ化とは異なり窒素複素環上で反応が起こり，4-ニトロキノリン N-オキシドを生成する．

ヒドリド試薬（LiAlH₄，NaBH₄ など）による還元や接触水素化ではピリジン環が優先的に還元される．

B キノリン，イソキノリン類の合成

芳香族アミンとグリセロール（グリセリン）を酸化剤の共存下に濃硫酸と加熱してキノリンを得る方法は **Skraup キノリン合成** と呼ばれる．酸化剤は中間に生成する 1,2-ジヒドロキノリンをキノリンに酸化するために必要とされ，ニトロベンゼン，3-ニトロベンゼンスルホン酸，酸化ヒ素(V)（As₂O₅）などが用いられる．この反応では，反応系中でグリセロールが硫酸により脱水されて生じるアクロレインにアニリンが Michael 付加し，次いで硫酸による閉環と脱水を経て 1,2-ジヒドロキノリンが生成し，さらに酸化剤により脱水素化されてキノリンを与える．

この合成法はベンゼン環上に置換基をもつキノリンの合成に便利であり，p-置換アニリンから

は 6-置換キノリンが得られる.

イソキノリン類の合成については多くの方法が知られているが，広く用いられている合成法の1つとして **Bischler-Napieralski イソキノリン合成** がある．この合成法では，N-アシル-2-フェニルエチルアミンを $POCl_3$，PCl_5，P_4O_{10}，ポリリン酸，$ZnCl_2$ のような酸性脱水剤の存在下に加熱することにより 3,4-ジヒドロイソキノリンが得られる．$POCl_3$ や PCl_5 を用いた場合には，塩化イミドイルあるいはニトリリウム中間体からの分子内求電子置換反応により閉環が進行すると考えられている．収率は一般に良好であり，生成する 3,4-ジヒドロイソキノリン類はパラジウム炭素などの脱水素化剤により容易にイソキノリンに変換できる．閉環位置の p 位に電子供与基が存在すると閉環しやすく，電子求引性基の存在は閉環を困難にする．

7.5.2 インドール類

ベンゼンがピロール，フラン，チオフェンの2位と3位で縮合した化合物は，それぞれインドール，ベンゾフラン，ベンゾチオフェンと呼ばれる．

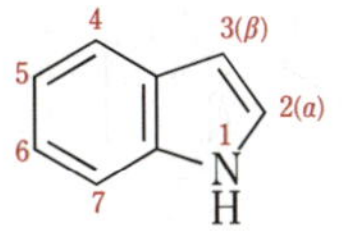

インドール
indole

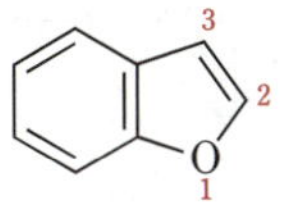

ベンゾフラン
benzofuran

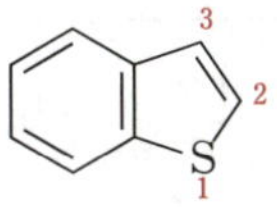

ベンゾチオフェン
benzothiophene

このうちインドールは，必須アミノ酸の1つであるトリプトファンの母核として，またインドメタシンなどの医薬品あるいは天然に数多く存在する生物活性を有するインドールアルカロイドの基本骨格として重要である．

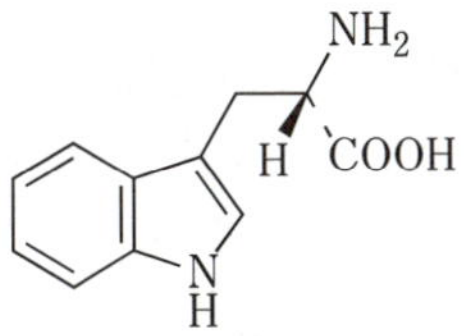

L-トリプトファン
L-Tryptophan
（必須アミノ酸）

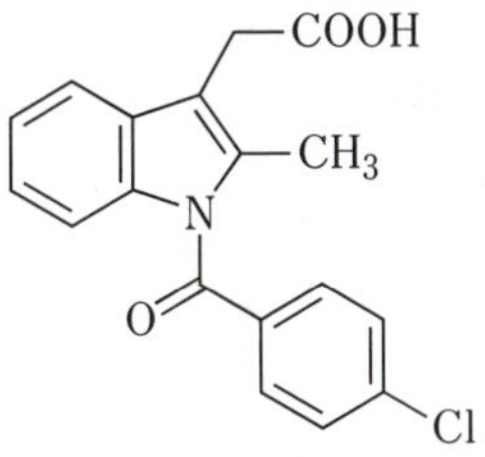

インドメタシン
Indometacin
（解熱消炎鎮痛薬）

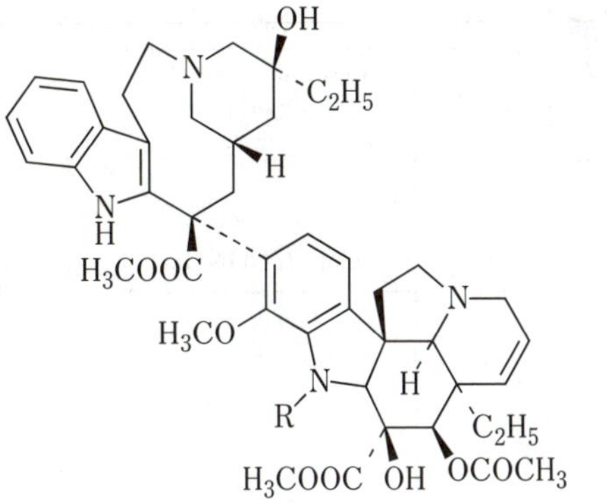

R = CHO　ビンクリスチン（抗悪性腫瘍薬）
　　　　　Vincristine
R = CH₃　ビンブラスチン（抗悪性腫瘍薬）
　　　　　Vinbrastine

インドールはベンゼンより容易に求電子置換反応を起こす．置換反応はベンゼン環よりも電子密度の高いピロール環部分で起こり，ピロールの場合とは異なり3位での置換反応が優先する．この位置選択性はインドールへの求電子試薬（E^+）の攻撃によって生じるカルボカチオン中間体の安定性を考察することにより理解することができる．3位で反応した場合の中間体は正電荷が窒素原子を含んだ共鳴構造により非局在化して安定化することができるのに対し，2位で反応した場合には正電荷を非局在化させるためにはベンゼン環の環状共役系を壊さないと共鳴できないため不利となる．

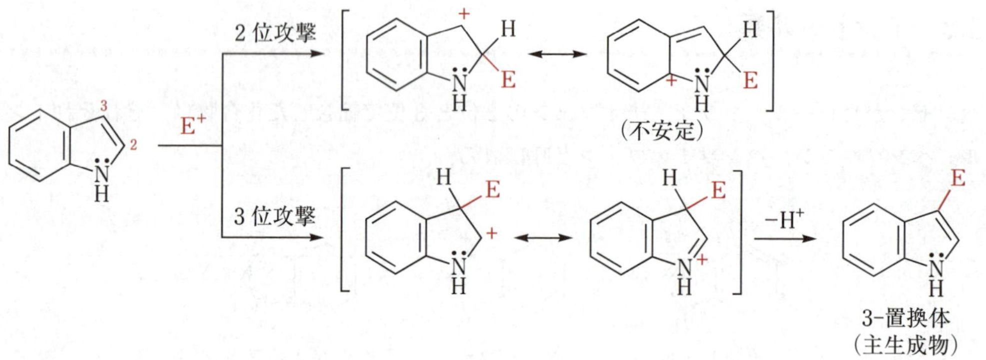

次の図に示すように，インドールのハロゲン化，ニトロ化，アセチル化，スルホン化，Vilsmeier ホルミル化，Mannich 反応はいずれも 3-置換体を与える．

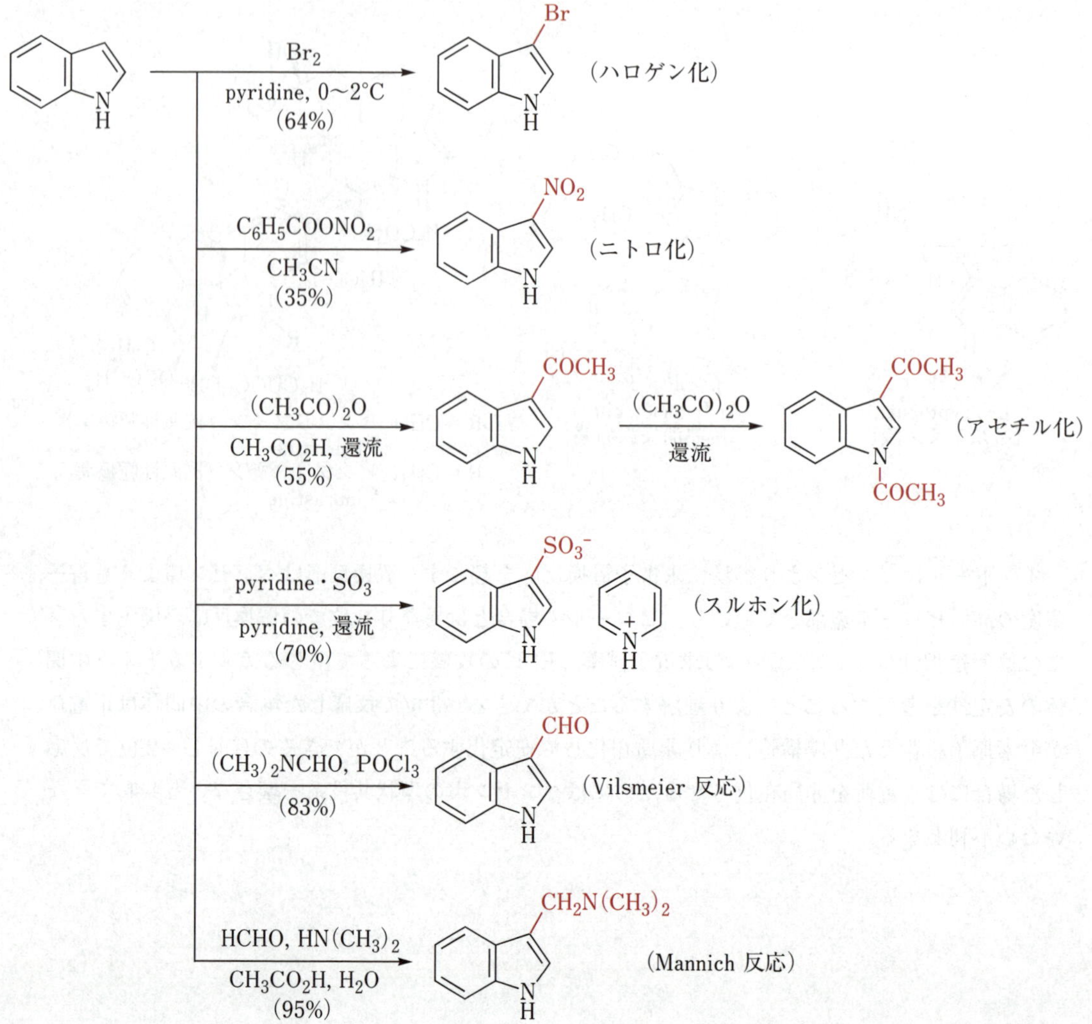

インドールのNHの水素はエタノール (pK_a = 16.0) とほぼ同程度の酸性 (pK_a = 16.2) をもっているので，ピロール (pK_a = 17.5) と同様に強塩基により容易に脱プロトン化してインドリル塩を与える．インドリルアニオン indolyl anion は，負電荷が窒素と3位炭素上に局在化した共鳴構造間の混成体として安定化されている．インドリル塩がハロゲン化アルキルのような求電子試薬と反応する場合，イオン性の高いナトリウム塩やカリウム塩は1-置換体を生成し，マグネシウム塩は3-置換体を生成する傾向がある．

7.5.3 医薬品に含まれる重要な縮合複素環化合物

前項までに取り扱わなかった化合物のうち，医薬品の骨格として重要な縮合複素環化合物を挙げる．

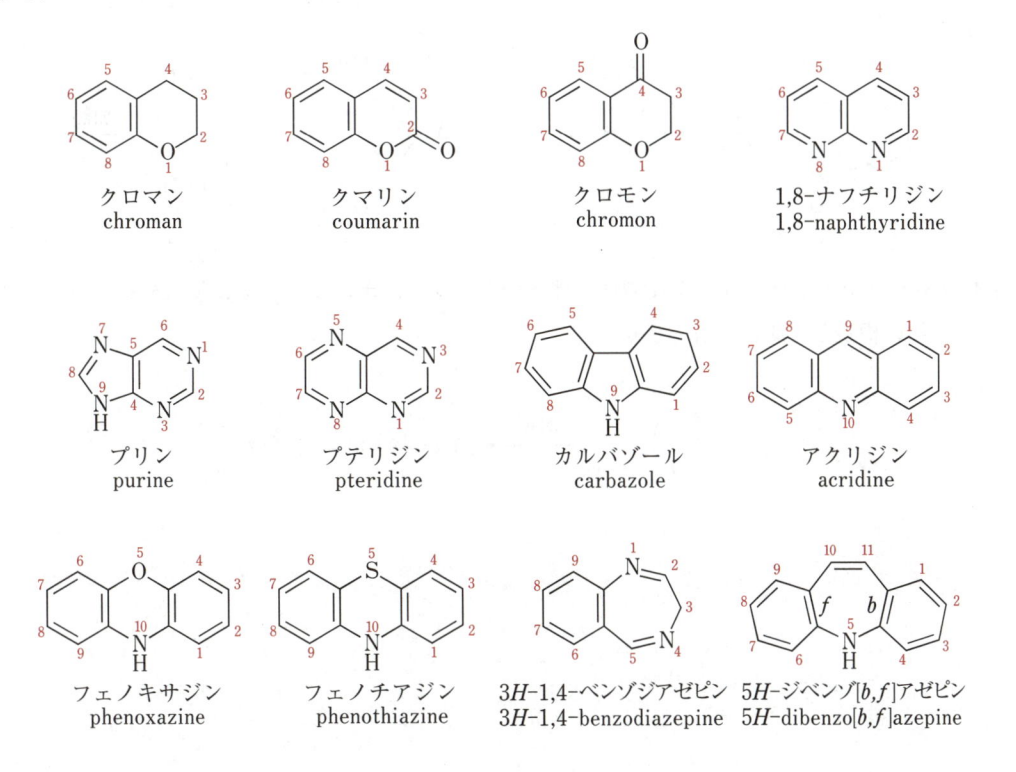

クロマン chroman

クマリン coumarin

クロモン chromon

1,8-ナフチリジン 1,8-naphthyridine

プリン purine

プテリジン pteridine

カルバゾール carbazole

アクリジン acridine

フェノキサジン phenoxazine

フェノチアジン phenothiazine

3H-1,4-ベンゾジアゼピン 3H-1,4-benzodiazepine

5H-ジベンゾ[b,f]アゼピン 5H-dibenzo[b,f]azepine

7.6 演習問題

問1 次の化合物の共鳴構造式を書け．

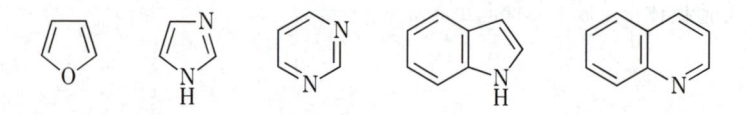

問2 次のそれぞれの反応の主生成物を予測せよ．

(a) 2-フェニルピロール + DMF, POCl₃ →

(b) 2-(フラン-2-イルメチル)チオフェン + (CH₃CO)₂O / H₃PO₄, 加熱 →

(c) ピラゾール + HNO₃, H₂SO₄ →

(d) 3-メチルピリジン + Br₂, AlCl₃ →

(e) 4-アミノピリジン 1. NaNO₂, HCl / 2. H₂O (−N₂) →

(f) インドール + H₂C=CHNO₂ →

(g) キノリン N-オキシド 1. C₆H₅COCl / 2. KCN →

(h) 3,6-ビス(メトキシカルボニル)-1,2,4,5-テトラジン + ジメチル アセチレンジカルボキシラート 加熱, −N₂ →

問3 2,5-ジメチルフランは適当な酸性条件下で1,4-ジカルボニル化合物に加水分解される．生成物の構造と生成の機構を示せ．

2,5-ジメチルフラン + H₃O⁺ → 1,4-ジカルボニル化合物

問4 ピロールを希塩酸と穏やかに反応させると3量体を与える．この反応の機構を示せ．

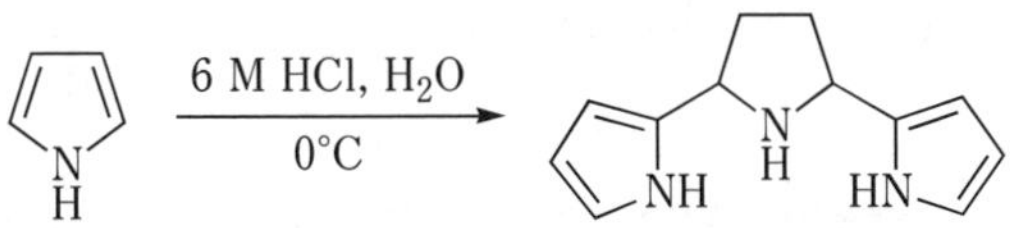

問5 正電荷をもった芳香族複素環化合物であるピリリウム塩は，求核試薬と容易に反応することから種々の変換反応の中間体として利用される．例えば，2,4,6-トリメチルピリリウムをNaOH水溶液で処理すると3,5-ジメチルフェノールが，4-メチルピリリウムにアンモニア水を反応させると4-メチルピリジンがそれぞれ生成する．(a)と(b)の反応を説明する機構を示せ．

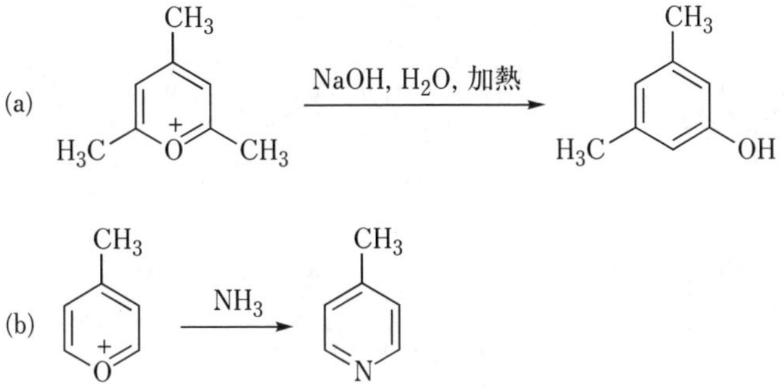

解答と解説

問1

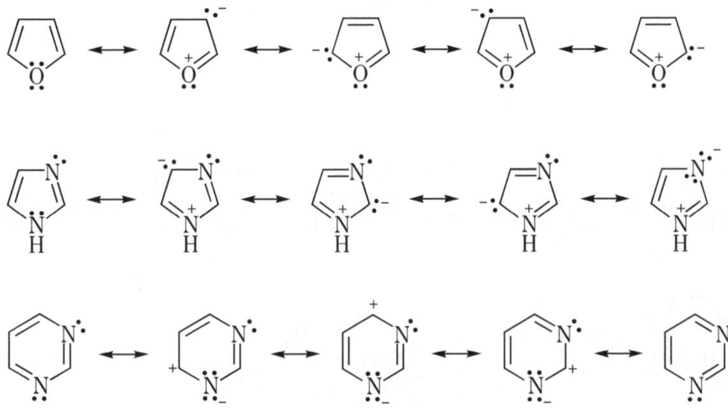

ベンゼン環の6π電子系（Kekulé構造）を崩す構造はエネルギー的に不利なため，カッコ内の共鳴構造の寄与は小さい．

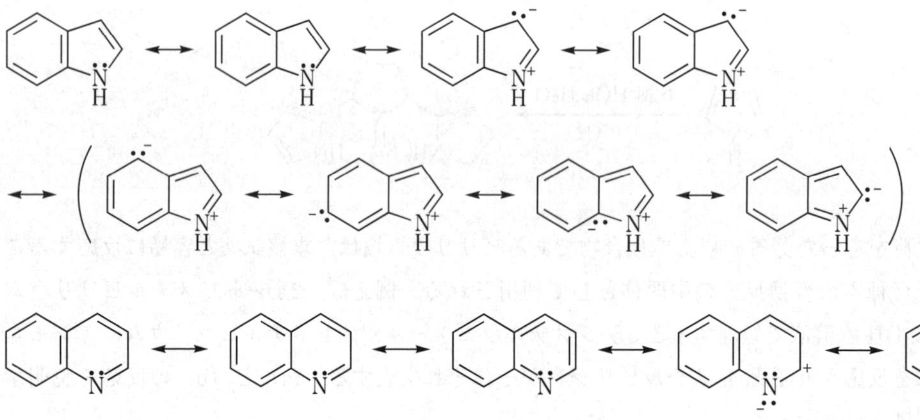

問 2

(a) 2-phenyl-1H-pyrrole-5-carbaldehyde
(b) 1-(5-((thiophen-2-yl)methyl)furan-2-yl)ethanone
(c) 4-nitro-1H-pyrazole
(d) 3-bromo-5-methylpyridine
(e) 4-hydroxypyridine ⇌ pyridin-4(1H)-one
(f) 3-(2-nitroethyl)-1H-indole
(g) quinoline-2-carbonitrile
(h) tetramethyl pyridazine-3,4,5,6-tetracarboxylate

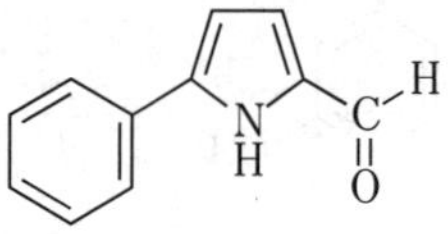

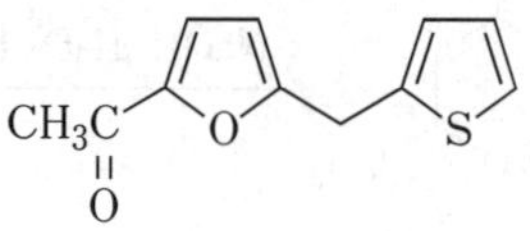

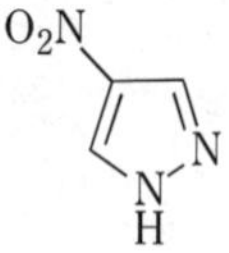

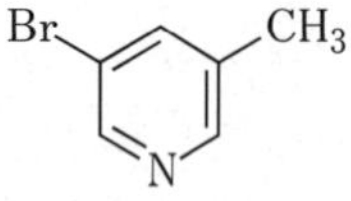

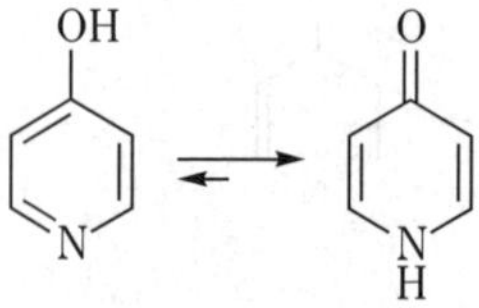

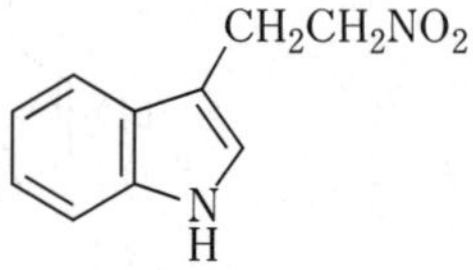

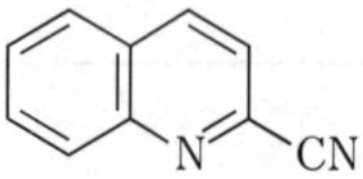

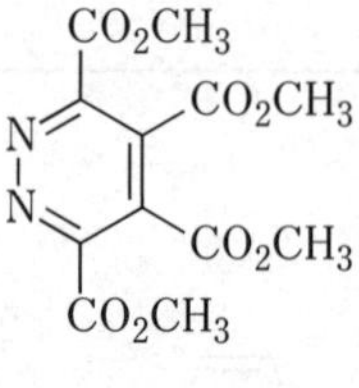

問 3

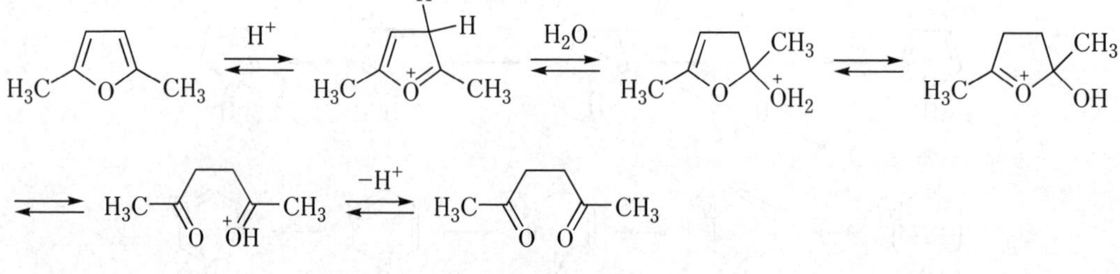

問4 ピロールのプロトン化は主に α 位で起こるが，β 位がプロトン化した 3H-ピロリウムカチオンも生成する．このカチオンは高い求電子性をもち，ピロールの 2 位と反応する．

問5

第 8 章

医薬品の合成

8.1 標的分子の合成戦略

　これまで官能基変換と炭素骨格形成反応を学んできた．ここでは，この知識を基に標的分子の医薬品をいかに合成するかを考える．この論理的な方法として，**逆合成 retro-synthesis** が大変有用である．逆合成は，まず標的分子合成の最終工程から順次前の工程を考える方法である．標的分子の適切な結合を仮想的に切断し，カチオンとアニオンの**シントン synthon** とし，対応する入手可能な**合成等価体 synthetic equivalent**（反応試薬）を想定する．なお，シントンは，官能基変換を考慮しながら電気陰性度，共鳴などで安定化されるものが好ましい．また，この合成等価体で目的の反応が実際に進むか，学んだ知識を駆使して確認する．

　いくつかの逆合成の例を挙げる．

　i）結合の切断は電気陰性度の差の大きい原子間（極性結合）で切断する．ジフェンヒドラミンでまず切断する箇所は C–O 結合である．電気陰性度の大きい原子をアニオンのシントンにすると多くの場合都合よく合成等価体を見つけ出すことができる．この場合 C–O 結合は 2 箇所あるので 2 通りのシントンを考えることができる．切断 a）ではカチオンのシントンに対応し臭化

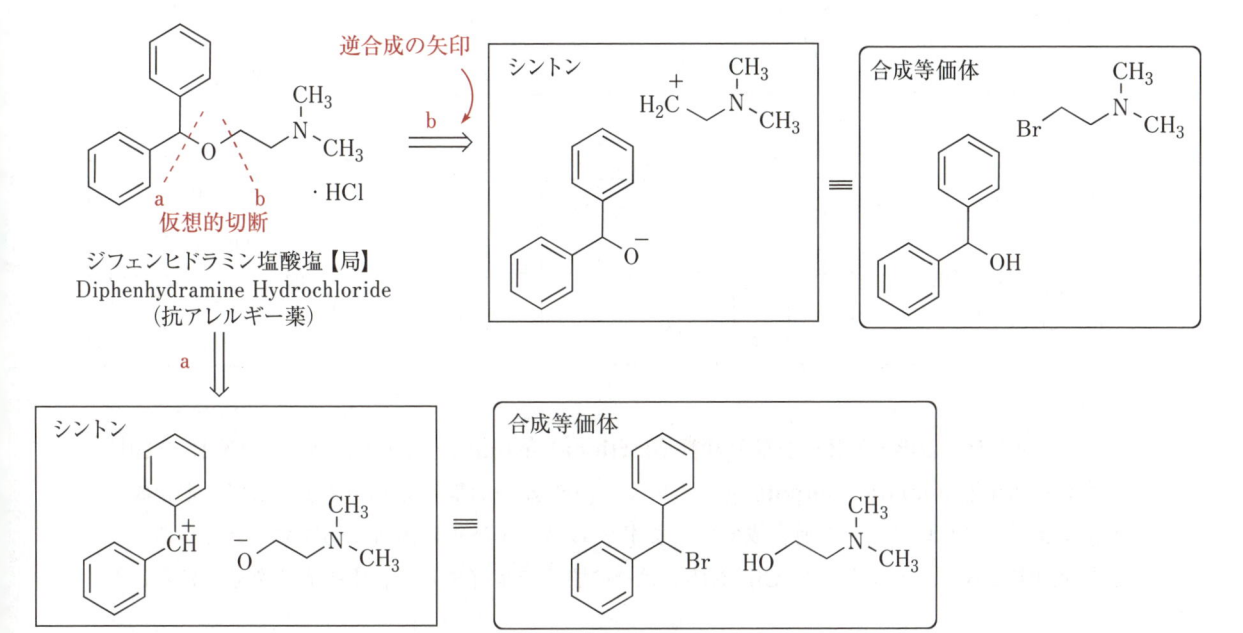

アルキルを合成等価体にすることが，アニオンではアルコールが利用できる．切断 b）でも同様である．実際，ジフェンヒドラミン塩酸塩はこの合成等価体を用い合成されている（p.272 参照）．

ii）電気陰性度の差がない C-C 結合の切断では，共鳴で安定化するシントンを選ぶ．フェノバルビタールの逆合成において，まず i）の方法で C-N 結合（a）を切断すると，そのシントンに対応する合成等価体はエチルフェニルマロン酸エステルと尿素になる．マロン酸エステル誘導体の C-C 結合（b）での切断では，マロン酸エステルにカチオンとアニオンと 2 つのシントンが想定されるが，カルボニル基と共鳴安定化できるアニオンの方が好ましい．この合成等価体は臭化エチルとマロン酸エステルとすることができる．次のフェニルマロン酸エステルの C-C 結合（c）の切断も共鳴安定化するシントンを選ぶ．このような合成等価体を用いフェノバルビタールの合成がなされている（p.280 参照）．

iii）シントンや合成等価体の**官能基変換 functional group interconversion（FGI）**や**極性転換 inverting polarity**（**umpolung** ともいう）の概念（**p.128**）を利用することで，逆合成が容易になる．バクロフェンの逆合成では，まず C-C 結合を破線の箇所で切断すると 2 つのシントンが想定できる．アニオン（⁻CH₂-NH₂）はそのままでは好ましい合成等価体を見つけること

ができないが，官能基変換を考慮するとシアン化水素あるいはニトロメタンが合成等価体として可能となる．カチオンは桂皮酸誘導体が対応し，この C-C 結合の再結合は Michael 付加で行える．桂皮酸誘導体の官能基変換でアルコール誘導体も合成等価体となる．アルコールの切断で生じるシントンのカチオンに対応するのはアルデヒドが，アニオンに対して種々の反応試薬が合成等価体として挙げられる．これらの反応はアルドール縮合（**p.135**），Perkin 反応（**p.145**），Doebner 反応（**p.144**），Wittig 反応（**p.155**），Horner-Emmons 反応（**p.158**）などで実現可能である．

実際の合成例は下記のようになる．

iv) 反応性の高い構造の切断は早い段階が好ましい．エタクリン酸の α, β-不飽和ケトン構造は反応性に富むため，まず C=C 結合を切断する．C=C 結合は官能基変換でアルコールやアミンにし，これの C-C 結合の切断は安定なケトンのメチレン化が想定でき，アルドール反応や Mannich 反応（**p.146**）に続く脱離反応が可能である．次に，エーテル結合の切断によりフェノールと α-ブロモ酢酸エステルの置換反応（O-アルキル化）が，次のフェニルケトンの C-C 結合の切断から Friedel-Crafts アシル化反応（**p.97, 133**）が想定できる．

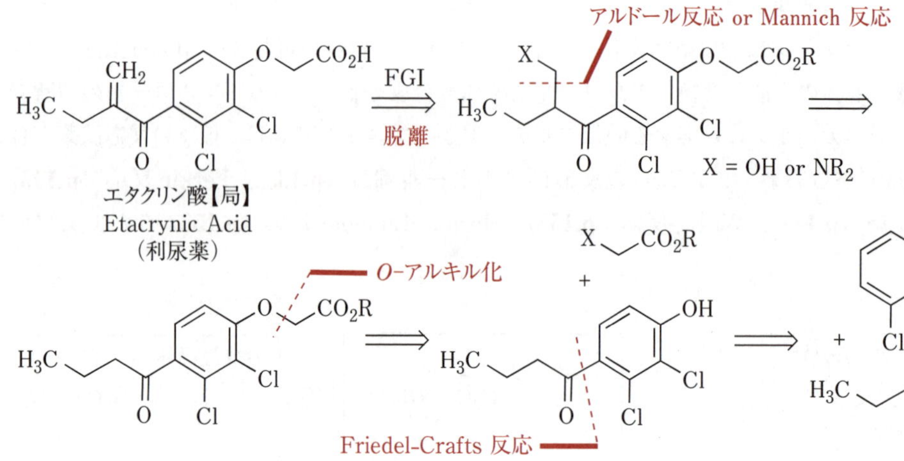

エタクリン酸【局】
Etacrynic Acid
(利尿薬)

実際の合成は下記のように行われている．

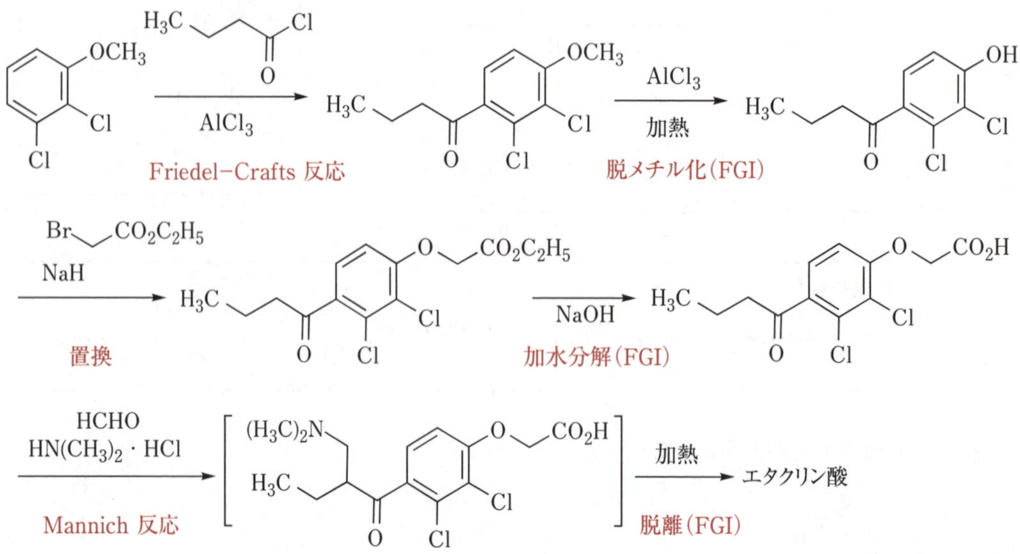

8.2　代表的な医薬品の合成

　生体は恒常性（健康）を維持するため，様々な生体情報伝達の機能をもっているが，何らかの原因でこの機能に異常が生じたとき病気となる．医薬品の開発は，病気の原因に関わる生体分子の作用標的を基にする方法がある．この異常に関わる生体分子は何か，生体情報伝達系のどこに異常があるのかを解明し，作用標的が決められる．これまで開発されてきた医薬品の多くは，**受容体 receptor**，**酵素 enzyme**，**イオンチャネル ion channel** などを作用標的とし，これらの機

能を増大させる**作動薬 agonist**，抑制する**拮抗薬 antagonist** や**阻害薬 inhibitor** などに分類されている．ここでは生体分子の構造を基に開発された医薬品で，これまで学んだ知識でも理解できる代表的な合成例を取り上げる．

8.2.1 受容体に作用する薬物

A アドレナリン受容体の拮抗薬

アドレナリンは，交感神経のシナプス間隙の α および β 受容体と結合する**神経伝達物質 neurotransmitter** である．受容体と結合する主要な部位はアミノ基，ヒドロキシル基，カテコール構造である．イソプロピルアミノ基をもつイソプレナリンは選択的な β 受容体作動薬である．アドレナリンが過剰に働く疾患（不整脈，狭心症，虚血性心疾患，高血圧など）の治療に，β 受容体の拮抗薬が用いられる．代表的な拮抗薬にはアルプレノロール，プロプラノロール，ピンドロール，アセブトロールなどがある．これらはイソプレナリンに CH_2–O ユニットの挿入と様々な芳香環をもつことが特徴である．

アドレナリン【局】
Adrenaline
（昇圧薬，血管収縮薬，気管支喘息治療薬，全身用止血薬，緑内障治療薬，局所性血管収縮薬，副腎髄質ホルモン）

イソプレナリン塩酸塩【局】
Isoprenaline Hydrochloride
（鎮うん鎮吐薬，抗不整脈薬，気管支喘息治療薬）

アルプレノロール塩酸塩【局】
Alprenolol Hydrochloride
（抗不整脈薬，狭心症・虚血性心疾患治療薬）

プロプラノロール塩酸塩【局】
Propranolol Hydrochloride
（抗不整脈薬，狭心症・虚血性心疾患治療薬，抗高血圧薬）

アセブトロール塩酸塩【局】
Acebutolol Hydrochloride
（抗不整脈薬，狭心症・虚血性心疾患治療薬）

ピンドロール塩酸塩【局】
Pindolol Hydrochloride
（抗不整脈薬，狭心症・虚血性心疾患治療薬，抗高血圧薬）

1) アルプレノロールおよびアセブトロール塩酸塩の合成

フェニルアリルエーテルの Claisen 転位（**p.225**）で o-アリルフェノールとし，エピクロルヒドリンとの置換反応でエーテル体を得る．次いでイソプロピルアミンとの反応でエポキシ環を開裂し，生成するアルプレノロールを塩酸塩に変換している．この他，アセブトロールはフェニル酢酸エステルの Fries 転位（**p.218**）で生じるフェノール誘導体から，プロプラノロール塩酸塩（**p.234**）は α-ナフトールからそれぞれ同様に合成されている．

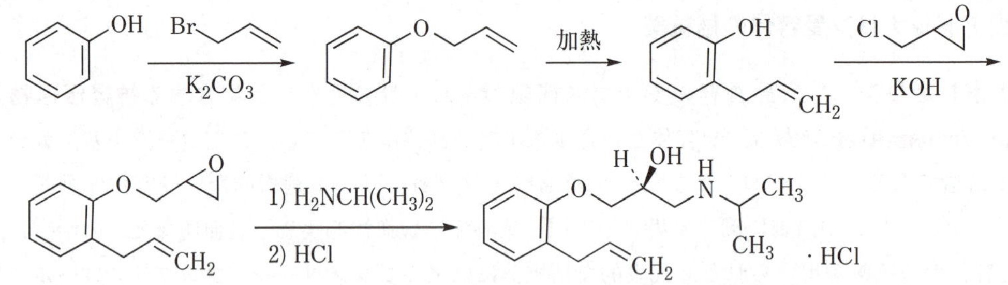

アルプレノロール塩酸塩【局】
Alprenolol Hydrochloride
（抗不整脈薬，狭心症・虚血性心疾患治療薬）

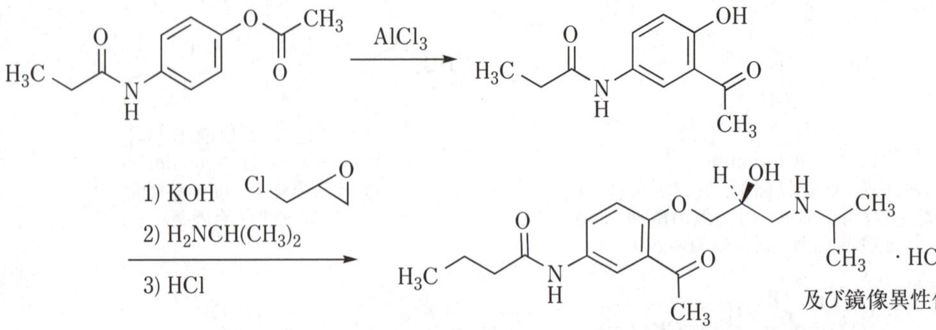

アセブトロール塩酸塩【局】
Acebutolol Hydrochloride
（抗不整脈薬，狭心症・虚血性心疾患治療薬，抗高血圧薬）

2) ピンドロール塩酸塩の合成

シクロヘキサン-1,3-ジオンをアルキル化し，アンモニアと反応させる Hantzsch のピロール合成法を利用し，次いで Pd-C による脱水素反応（**p.31**）で 4-ヒドロキシインドールを合成する．次いでエピクロルヒドリンとの置換反応，アンモニアとの反応でアミノアルコールを得る．このアミノ基にイソプロピル基の導入は，アセトンとの縮合で生じるイミンを経由する還元的アミノ化（**p.39**）を用いピンドロールとしている．

[ピンドロール塩酸塩の合成スキーム]

ピンドロール塩酸塩【局】
Pindolol Hydrochloride
(抗不整脈薬, 狭心症・虚血性心疾患治療薬, 抗高血圧薬)

B アセチルコリン受容体に作用する薬物

アセチルコリン acetylcholine (ACh) は, 神経シナプス間隙でムスカリンおよびニコチン受容体に作用する神経伝達物質である. 末梢神経系で ACh が過剰になる疾患 (胃・十二指腸潰瘍, 頻尿・失禁, 気管支喘息など) に対し, ムスカリン受容体拮抗薬のメチルベナクチジウム, プロピベリンなどが開発されている. 中枢神経系疾患のパーキンソン Perkinson 病治療に ACh 拮抗薬トリヘキシフェニジルが用いられる.

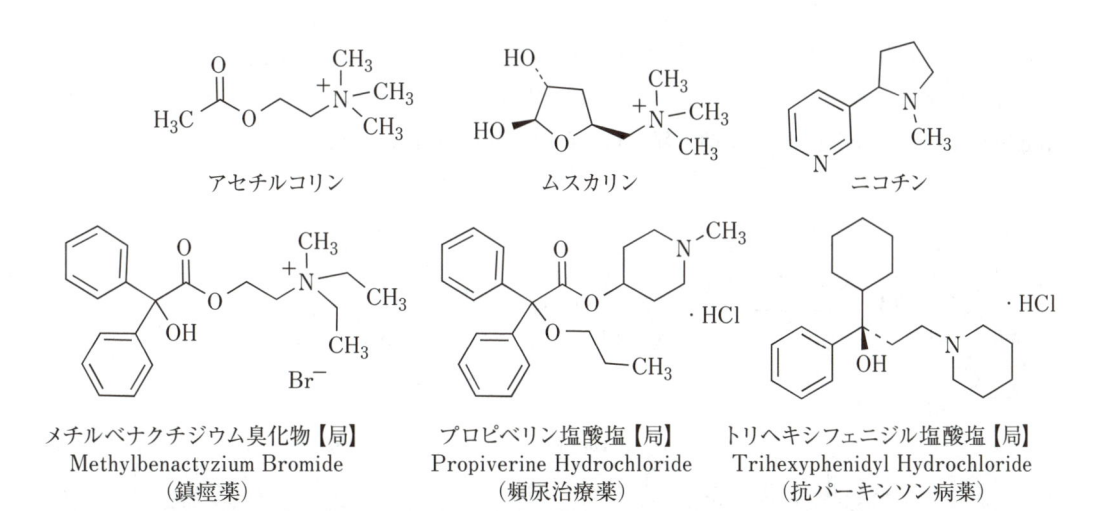

アセチルコリン　　　　　ムスカリン　　　　　ニコチン

メチルベナクチジウム臭化物【局】
Methylbenactyzium Bromide
(鎮痙薬)

プロピベリン塩酸塩【局】
Propiverine Hydrochloride
(頻尿治療薬)

トリヘキシフェニジル塩酸塩【局】
Trihexyphenidyl Hydrochloride
(抗パーキンソン病薬)

1) メチルベナクチジウム臭化物およびプロピベリン塩酸塩の合成

ベンゾフェノンにシアン化水素を付加させシアンヒドリンとし, これを酸および塩基による加水分解でベンジル酸を得る. 塩化ジエチルアミノエチルとの置換反応でベナクチジウムとし, N-

メチル化でメチルベナクチジウム臭化物を合成する．なお，ベンジル酸は，ベンズアルデヒドとNaCNとの反応（**ベンゾイン縮合**），ベンゾインの酸化，ベンジルとKOHとの反応（**ベンジル酸転位**）（**p.205**）でも合成される．

プロピベリン塩酸塩は，ベンジル酸をメチルエステルとし，エステル交換反応（**p.64**），水酸基の塩素化後，プロパノールとの置換反応で合成される．トリヘキシフェニジル塩酸塩は，Mannich反応，Grignard反応を鍵工程として合成されている（**p.146**）．

C ヒスタミン受容体に作用する薬物

ヒスタミン histamine は，肥満細胞に蓄積され，種々の刺激により放出される**オータコイド autacoid** あるいは神経伝達物質である．ヒスタミン（H_1，H_2 など）受容体と結合し，それぞれの作用を発現する．H_1 受容体での作用は喘息，血圧降下，浮腫，じんま疹などを引き起こし，H_2 受容体での作用は胃酸分泌を促進する．これらの症状を抑えるため用いられる抗ヒスタミン薬には，H_1 受容体拮抗薬のアミノアルキルエーテル系（ジフェンヒドラミンなど），エチレンジアミン系（ホモクロルシクリジンなど），プロピルアミン系（クロルフェニラミンなど）が挙げられる．これら医薬品の副作用（眠気など）を軽減した三環系（シプロヘプタジンなど）や第二世代のアゼラスチンなどが開発されている．

H_2 受容体拮抗薬は，ヒスタミンの構造活性相関研究の中でシメチジンを礎石とし，ラニチジンなどが抗潰瘍薬として開発された．

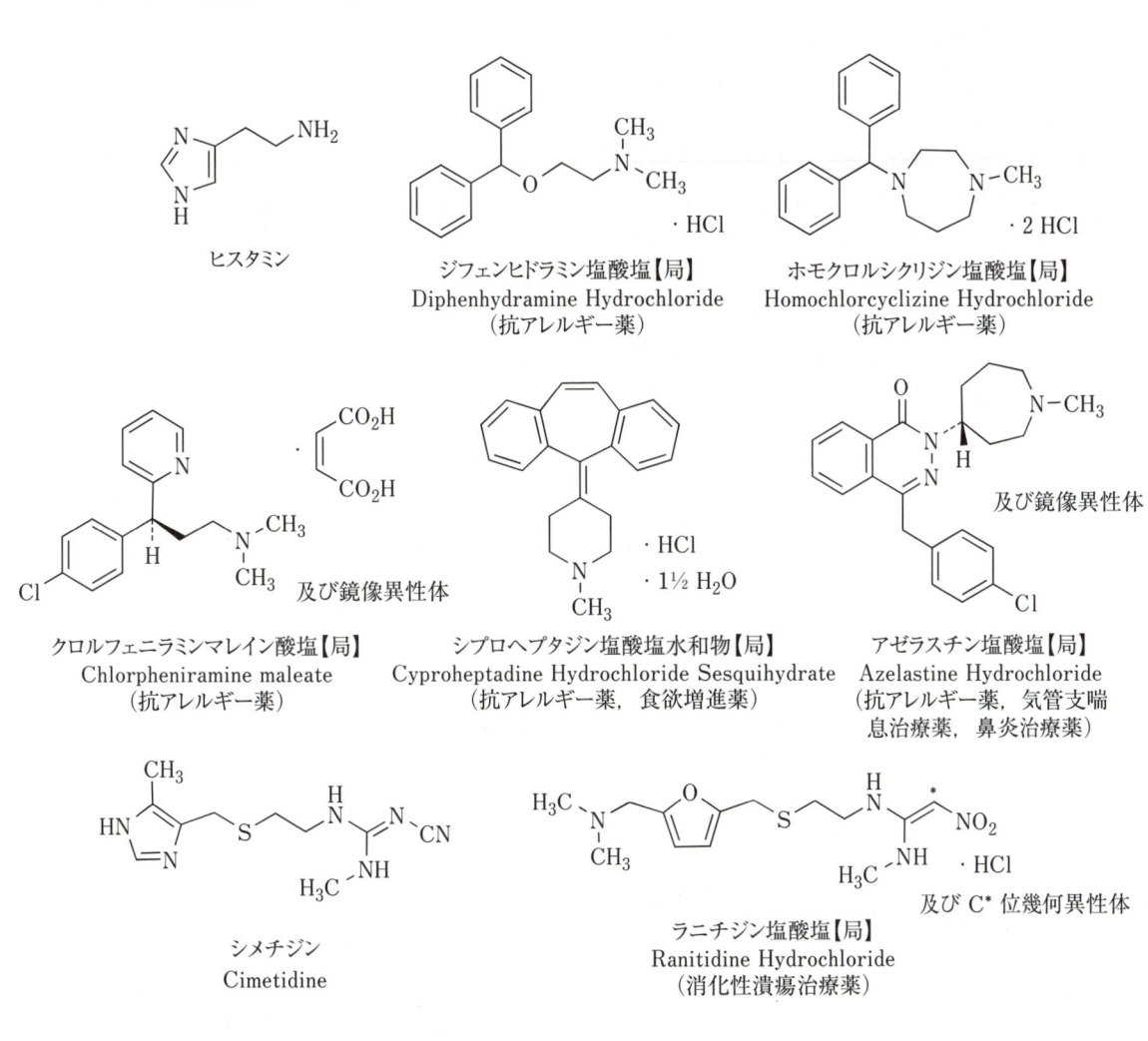

ヒスタミン

ジフェンヒドラミン塩酸塩【局】
Diphenhydramine Hydrochloride
（抗アレルギー薬）

ホモクロルシクリジン塩酸塩【局】
Homochlorcyclizine Hydrochloride
（抗アレルギー薬）

クロルフェニラミンマレイン酸塩【局】
Chlorpheniramine maleate
（抗アレルギー薬）
及び鏡像異性体

シプロヘプタジン塩酸塩水和物【局】
Cyproheptadine Hydrochloride Sesquihydrate
（抗アレルギー薬，食欲増進薬）

アゼラスチン塩酸塩【局】
Azelastine Hydrochloride
（抗アレルギー薬，気管支喘息治療薬，鼻炎治療薬）
及び鏡像異性体

シメチジン
Cimetidine

ラニチジン塩酸塩【局】
Ranitidine Hydrochloride
（消化性潰瘍治療薬）
及び C* 位幾何異性体

1) ジフェンヒドラミン塩酸塩の合成

ジフェニルメタンをラジカル臭素化し，N,N-ジメチルエタノールとの置換反応でジフェンヒ

ドラミンとし，塩酸塩に変換する．また，ジフェニルメタノールと塩化ジメチルアミノエチルとの置換反応でも合成される．この他のH_1受容体拮抗薬，ホモクロルシクリジン塩酸塩（**p.42**）およびクロルフェニラミンマレイン酸塩の合成は前述した．

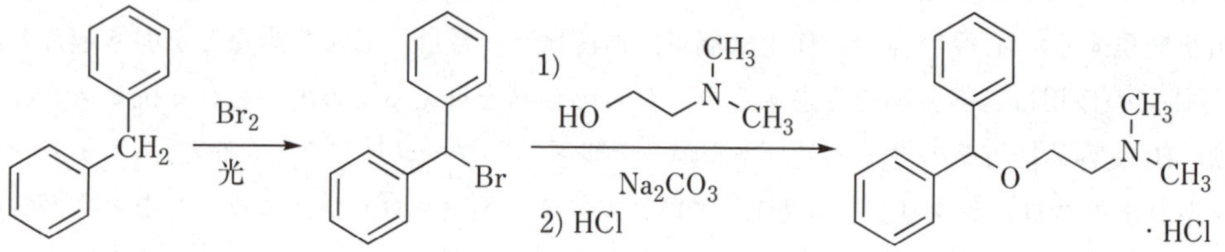

ジフェンヒドラミン塩酸塩【局】
Diphenhydramine Hydrochloride
（抗アレルギー薬）

別法

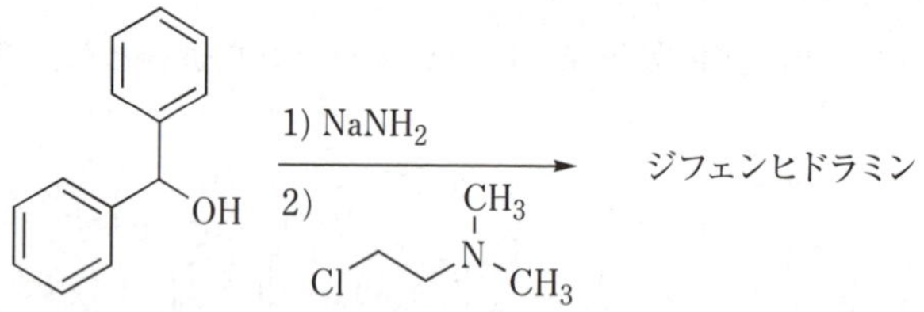

2) シプロヘプタジン塩酸塩水和物の合成

無水フタル酸とフェニル酢酸との Knoevenagel 型反応（**p.143**），還元，塩素化により酸塩化

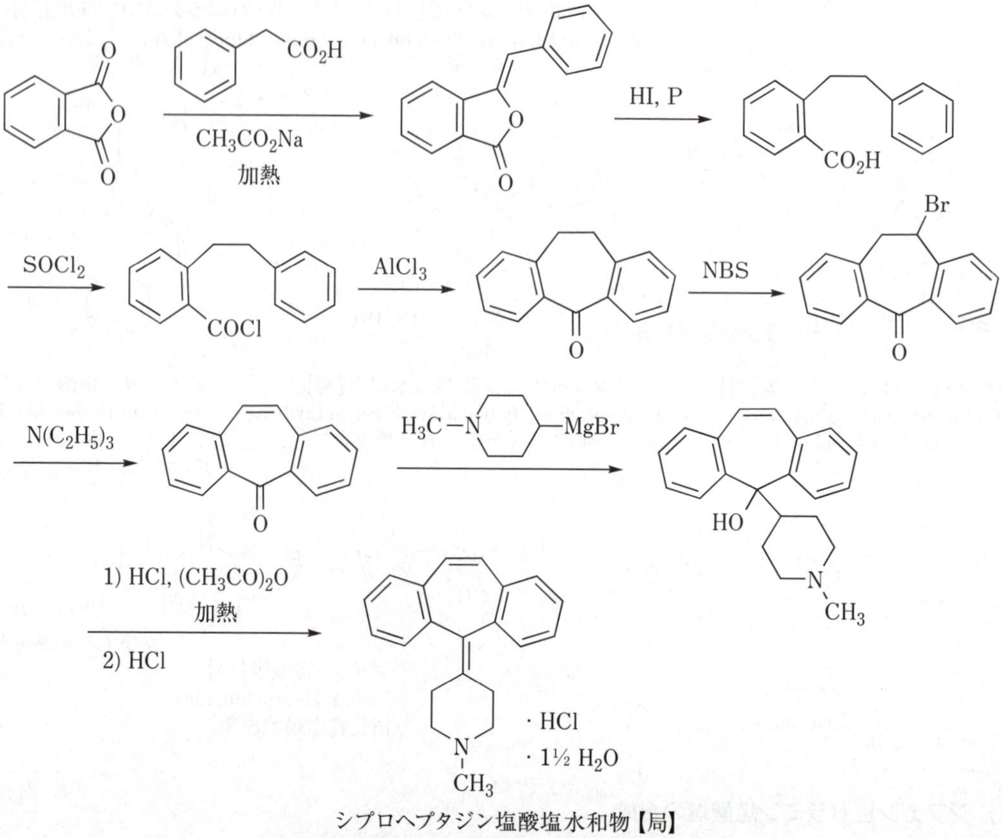

シプロヘプタジン塩酸塩水和物【局】
Cyproheptadine Hydrochloride Sesquihydrate
（抗アレルギー薬，食欲増進薬）

物を得る．これの分子内 Freidel-Crafts アシル化反応でジベンゾシクロヘプタノンに変換する．次に，ベンジル位を *N*-ブロモコハク酸イミド *N*-bromosuccinic imide（NBS）で臭素化し，脱離反応でジベンゾシクロヘプテノンとする．このケトンの **Grignard 反応**で第3級アルコールを得，塩酸塩として無水酢酸と加熱すると脱水反応を起こし，シプロヘプタジン塩酸塩が生成する．

3）ラニチジン塩酸塩の合成

フルフリルアルコールの Mannich 型反応でフラン環にジメチルアミノメチル基を導入し，ヒドロキシ基をシステアミンで置換後，β-メチルチオニトロエチレン誘導体との反応で合成する．

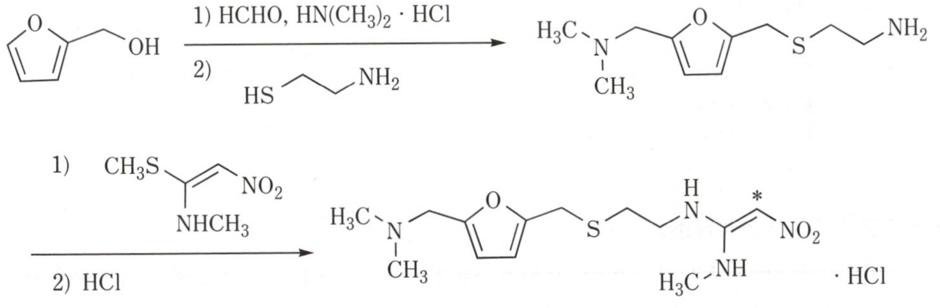

ラニチジン塩酸塩【局】
Ranitidine Hydrochloride
（消化性潰瘍治療薬）

及び C* 位幾何異性体

8.2.2 酵素に作用する薬物

A アセチルコリンエステラーゼに作用する薬物

アセチルコリンエステラーゼ acetylcholine esterase（AChE）は，神経シナプス間隙で ACh を加水分解し，その生理活性を失活する酵素である．ACh 阻害剤は，ACh の欠乏が起因する疾患（重症筋無力症，排尿困難，緑内障，認知症など）に用いられる．代表的な薬物として末梢神経系ではネオスチグミンメチル硫酸塩などが，中枢神経系ではドネペジルが挙げられる．

1) ネオスチグミンメチル硫酸塩の合成

ジメチルアニリンのニトロ化（**p.87**），還元（**p.47**），ジアゾ化，加水分解により得られる *m*-ジメチルアミノフェノールを**カルバモイル化**し，生成するネオスチグミンの *N*-メチル化によりメチル硫酸塩を合成する．

2) ドネペジルの合成

4-ピペラジノン誘導体を Wittig 反応（**p.155**）により増炭し，加水分解によりアルデヒドを得る．インダノン誘導体との**アルドール縮合**により α,β-不飽和ケトンを合成し，これの接触還元してドネペジル塩酸塩を得る．

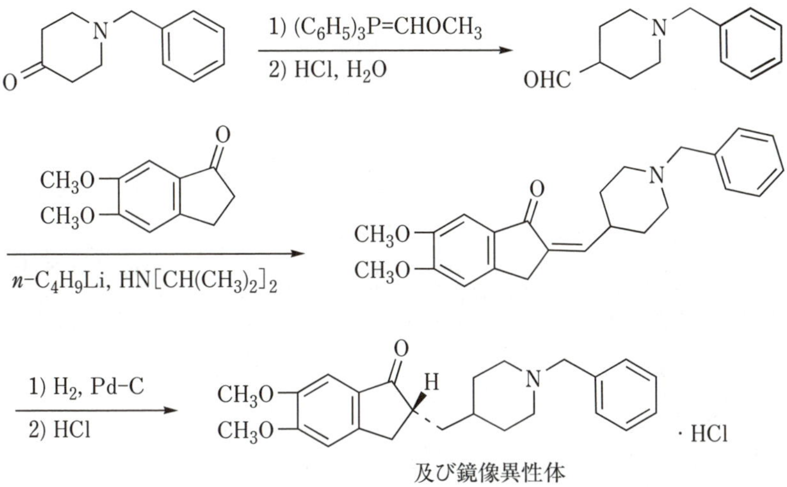

第8章　医薬品の合成　　275

[反応式: 1-ベンジル-4-ピペリドン → (1) (C₆H₅)₃P=CHOCH₃, (2) HCl, H₂O → 4-ホルミル-1-ベンジルピペリジン]

[反応式: 5,6-ジメトキシ-1-インダノン + n-C₄H₉Li, HN[CH(CH₃)₂]₂ → 縮合体]

[反応式: 1) H₂, Pd-C; 2) HCl → ドネペジル塩酸塩・HCl]

及び鏡像異性体

ドネペジル塩酸塩【局】
Donepezil Hydrochloride
（認知症治療薬）

B シクロオキシゲナーゼに作用する薬物

シクロオキシゲナーゼ cyclooxygenase（COX）は，ホスホリパーゼ A_2 により細胞膜から遊離したアラキドン酸をプロスタグランジン prostagrandin（PG）G_2 に変換する酸化酵素である．COX-1 は，胃，腎，血小板に恒常的に存在し生体機能の維持に関わっているが，炎症で新たに発現する COX-2 は，起炎物質 PGE_2，PGI_2 を産生する．**非ステロイド系抗炎症薬 non-**

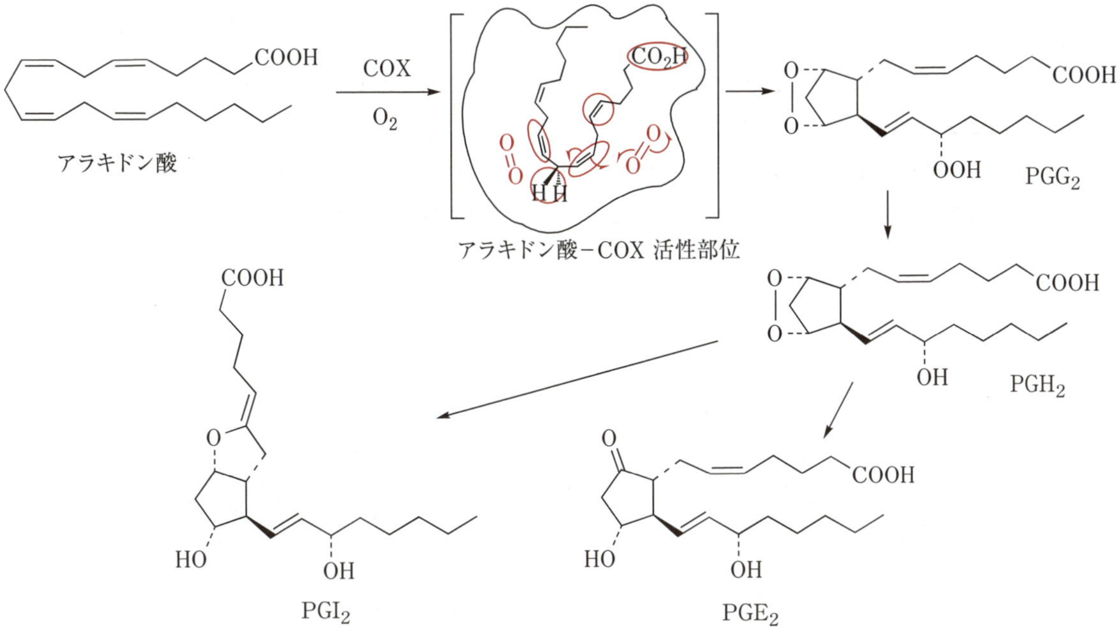

[反応スキーム: アラキドン酸 → (COX, O₂) → アラキドン酸-COX 活性部位 → PGG₂ → PGH₂ → PGI₂ および PGE₂]

インドメタシン【局】
Indometacin
(解熱鎮痛薬, 非ステロイド性抗炎症薬, 局所性消炎鎮痛薬)

イブプロフェン【局】
Ibuprofen
及び鏡像異性体
(解熱鎮痛薬, 非ステロイド性抗炎症薬)

ロキソプロフェンナトリウム水和物【局】
Loxoprofen Sodium Hydrate
(非麻薬性鎮痛薬, 非ステロイド性抗炎症薬, 鎮痛性消炎薬)

ピロキシカム【局】
Piroxicam
(非麻薬性鎮痛薬, 非ステロイド性抗炎症薬)

セレコキシブ
Celecoxib

steroidal anti-inflammatory drug（NSAID）は COX-2 の阻害剤である．この医薬品の構造的特徴は，芳香環に疎水性官能基とカルボキシアルキル基が結合したもので，フェニル酢酸系のインドメタシン，フェニルプロピオン酸系のイブプロフェンとロキソプロフェン，COX-2 選択性の高いオキシカム系のピロキシカム，コキシブ系のセレコキシブなどが代表的である．

インドメタシンの合成は Fischer のインドール合成法を鍵工程とし（**p.221**），イブプロフェンは Darzens 反応を含む方法で合成される（**p.146**）．

1) ロキソプロフェンナトリウムの合成

乳酸エチルをトルエンスルホン酸エステルとし，ベンゼンとの Friedel-Crafts アルキル化反応，**クロロメチル化**で p-クロロメチルフェニルプロピオン酸エチルを合成する．アジピン酸ジエチルの Dieckmann 縮合（**p.150**）で生成するシクロペンタノン誘導体のアルキル化，酸加水分解・脱炭酸によりロキソプロフェンを得た後，ナトリウム塩に変換する．

ロキソプロフェンナトリウム水和物【局】
Loxoprofen Sodium Hydrate
(非麻薬性鎮痛薬, 非ステロイド性抗炎症薬, 鎮痛性消炎薬)

C HMG-CoA 還元酵素に作用する薬物

β-ヒドロキシ-*β*-メチルグルタリル補酵素 A *β*-hydroxy-*β*-methylglutaryl coenzyme A (HMG-CoA) は，アセチル CoA からコレステロールが生合成される多段階反応のうちで，律速段階を担う酵素である．HMG-CoA からメバロン酸に還元するこの酵素を阻害すれば，コレステロールの産生が効率的に抑制される．代表的な HMG-CoA 還元酵素の阻害薬は，日本で開発され，発酵法と化学合成を組合せて製造されているプラバスタチンと完全に化学合成によるアトルバスタチンが代表的であり，高脂血症の治療に用いられる．いずれの医薬品にも還元中間体の類似構造が組み込まれている．

アセチルCoA   HMG-CoA   還元中間体   メバロン酸   コレステロール

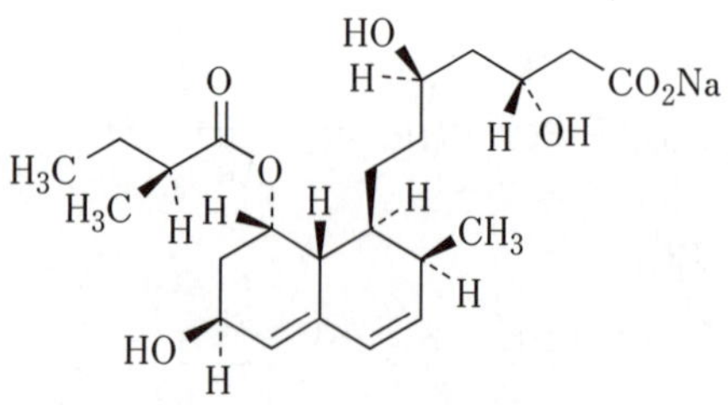

プラバスタチンナトリウム【局】
Pravastatin Sodium
（高脂血症治療薬）

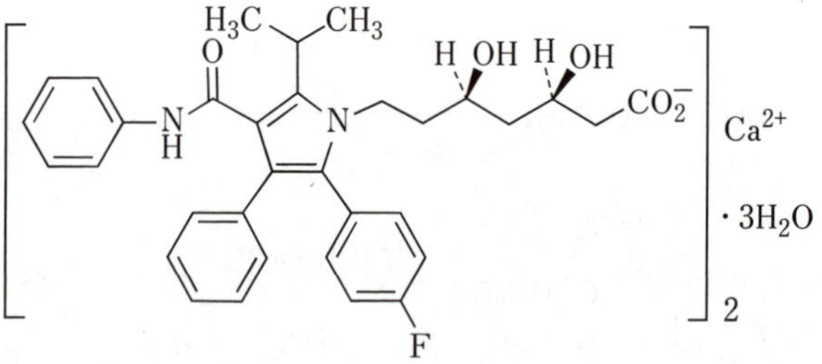

アトルバスタチンカルシウム水和物【局】
Atorvastatin Calcium Hydrate
（高脂血症治療薬）

1) アトルバスタチンカルシウム水和物の合成

　光学活性な酢酸エステル誘導体とアルデヒドとの立体選択的アルドール反応，エステル交換後，酢酸ベンジルとのClaisen縮合（**p.148**）でβ-ケトエステルを得る．このβ-ヒドロキシケトンのジアステレオ選択的還元で得られるδ-ヒドロキシエステルを加熱するとラクトンが生成し，さらに塩化カルシウムを反応させることでアトルバスタチンカルシウム水和物を合成する．

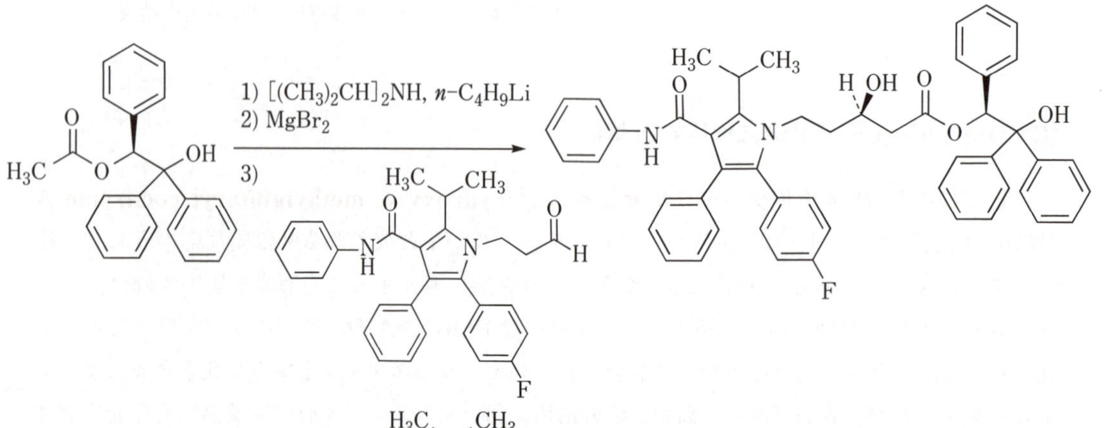

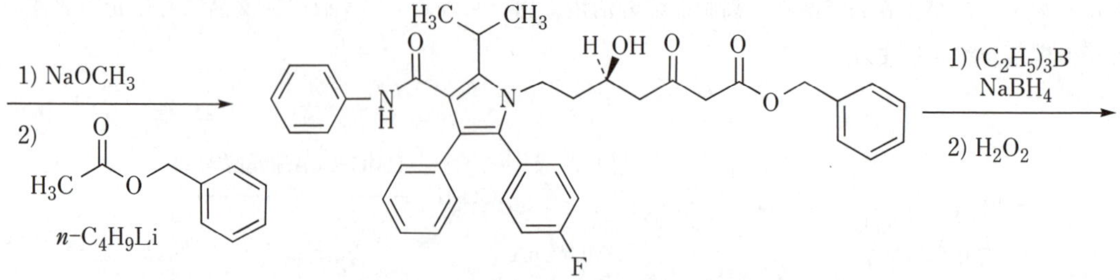

β-ケト-δ-ヒドロキシエステル

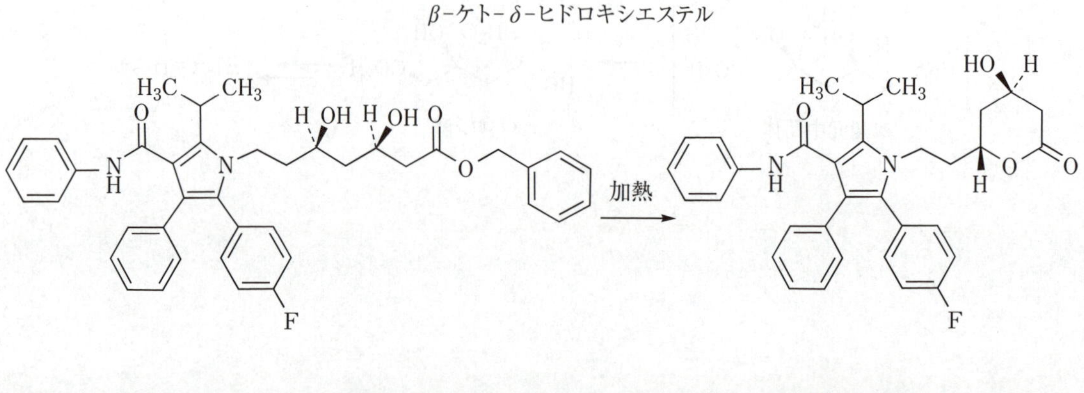

アトルバスタチンカルシウム水和物【局】
Atorvastatin Calcium Hydrate
（高脂質血症治療薬）

8.2.3 イオンチャネルに作用する薬物

A GABA 受容体-Cl⁻チャネル複合体に作用する薬物

γ-アミノ酪酸 γ-aminobutyric acid（GABA） は，中枢神経シナプス間隙で機能する化学伝達物質である．受容体には $GABA_A$，$GABA_B$ のサブタイプが存在する．塩化物イオン（Cl^-）チャネルにある $GABA_A$ 受容体は，GABA との結合でチャネルを開口し，細胞内への Cl^- 流入によりシナプス膜の脱分極を起こす．このため GABA は中枢神経の抑制性伝達物質である．GABA の活動が減少する疾患（不安神経症，不眠症，痙攣など）に対し GABA 作動性刺激を増大させる薬物が用いられる．$GABA_A$ 受容体-Cl^-チャネル複合体に結合し GABA 作動性刺激を

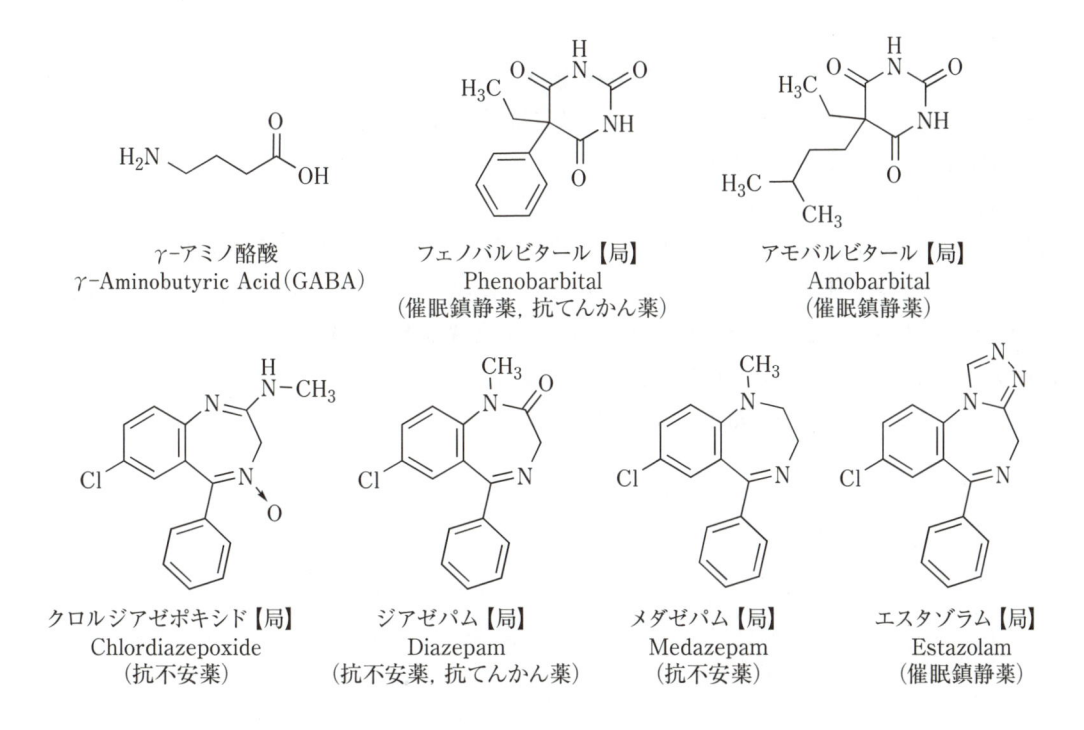

γ-アミノ酪酸
γ-Aminobutyric Acid(GABA)

フェノバルビタール【局】
Phenobarbital
（催眠鎮静薬，抗てんかん薬）

アモバルビタール【局】
Amobarbital
（催眠鎮静薬）

クロルジアゼポキシド【局】
Chlordiazepoxide
（抗不安薬）

ジアゼパム【局】
Diazepam
（抗不安薬，抗てんかん薬）

メダゼパム【局】
Medazepam
（抗不安薬）

エスタゾラム【局】
Estazolam
（催眠鎮静薬）

補う薬物として，チャネル開口時間を延長するバルビツール酸誘導体（フェノバルビタール，アモバルビタールなど）や開口頻度を増加するベンゾジアゼピン誘導体（クロルジアゼポキシド，ジアゼパム，メダゼパム，エスタゾラムなど）が代表的である．

1) フェノバルビタールの合成

ベンジルシアニドを硫酸とエタノールで**加溶媒分解**し，フェニル酢酸エチルを合成する．次にシュウ酸エチルとの交叉 Claisen 縮合後，加熱によりフェニルマロン酸ジエチルを得る．これをナトリウムエトキシドと臭化エチルを用いてエチル化し，尿素との縮合・環化によりフェノバルビタールを合成する．アモバルビタールも同様にマロン酸ジエチルのアルキル化を含む方法で合成されている．

フェノバルビタール【局】
Phenobarbital
（催眠鎮静薬，抗てんかん薬）

2) クロルジアゼポキシドおよびジアゼパムの合成

p-クロロアニリンの Friedel-Crafts アシル化反応で生成するジベンゾイル体の N-ベンゾイル基を加水分解で除去し，得られた o-アミノベンゾフェノンとヒドロキシルアミンとの縮合でオキシムに変換する．これを塩化クロロアセチルでアミドとし，酢酸中 HCl と反応させると**キナゾリン**誘導体が生成する．これにメチルアミンを反応させると，転位による環拡大反応が起こり，クロルジアゼポキシドを与える．ジアゼパムは，クロルジアゼポキシドの加水分解，Raney Ni を触媒とする接触還元あるいは三塩化リンでの**脱 N-オキシド化反応**により得られるベンゾジアゼピノンを N-メチル化することで合成される．なお，ベンゾジアゼピノンは o-アミノベンゾフェノンとグリシンとの縮合・環化反応でも得られる．

3) メダゼパムおよびエスタゾラムの合成

メダゼパムの合成法として，ジアゼパムの合成前駆体であるベンゾジアゼピノンを LiAlH$_4$ により還元し，N-メチル化する方法がある．エスタゾラムは，ベンゾジアゼピノンのチオラクタ

ム化，ヒドラジンとの縮合，オルトギ酸エチルとの反応でトリアゾール環を形成し合成される．

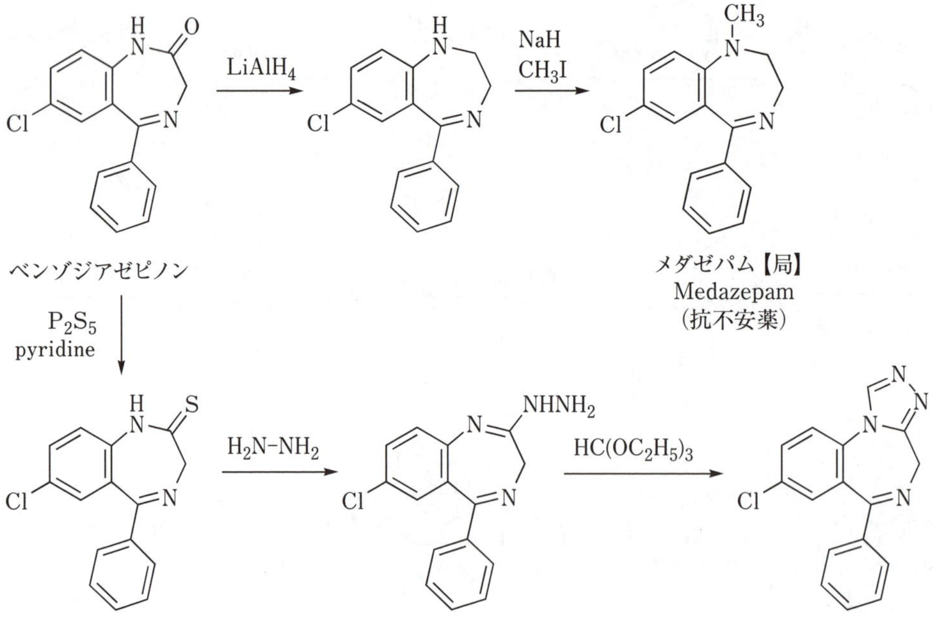

ベンゾジアゼピノン

メダゼパム【局】
Medazepam
（抗不安薬）

エスタゾラム【局】
Estazolam
（催眠鎮静薬）

B Ca²⁺チャネルに作用する薬物

カルシウムイオン（Ca^{2+}）がチャネルを介し細胞内に流入すると，発生する電気刺激により血管平滑筋，心筋，骨格筋などの収縮を起こす．この情報伝達系に異常をきたすと，高血圧，不整脈などを起こす．Ca^{2+}チャネル拮抗薬は，Ca^{2+}の流入を抑制し，血管平滑筋では弛緩作用で血圧を下げ，心筋では整脈作用を示す．ジヒドロピリジン誘導体（ニフェジピンなど），ベンゾチアゼピン誘導体（ジルチアゼムなど），ベラパミルが代表的な医薬品である．

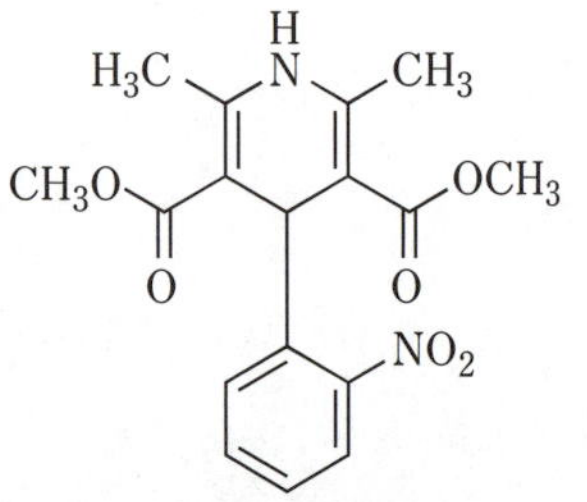

ニフェジピン【局】
Nifedipine
（狭心症・虚血性心疾患治療薬，抗高血圧薬）

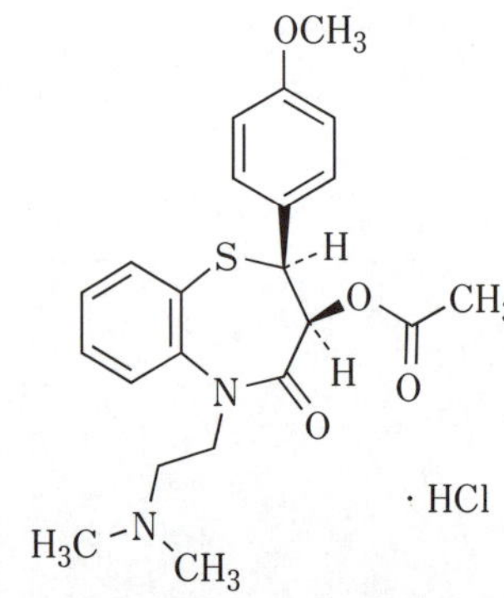

ジルチアゼム塩酸塩【局】
Diltiazem Hydrochloride
（抗不整脈薬，狭心症・虚血性心疾患治療薬，抗高血圧薬）

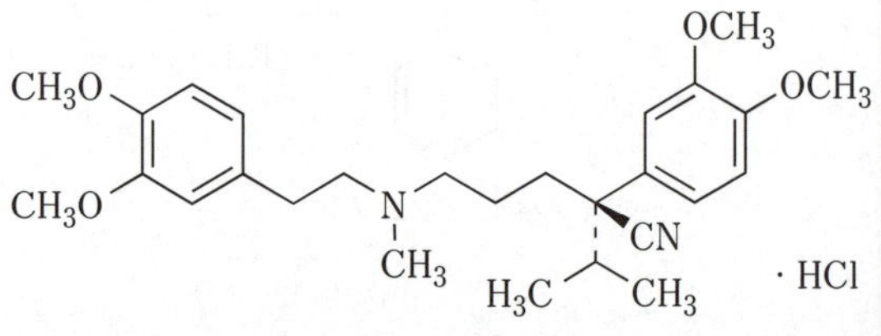

ベラパミル塩酸塩【局】
Verapamil Hydrochloride
（抗不整脈薬，狭心症・虚血性心疾患治療薬，抗高血圧薬）

及び鏡像異性体

第8章 医薬品の合成

1) ニフェジピンの合成

o-ニトロベンズアルデヒドをアセト酢酸メチル，アンモニアと縮合・環化させる Hantzsch のピリジン合成法でニフェジピンが得られる．

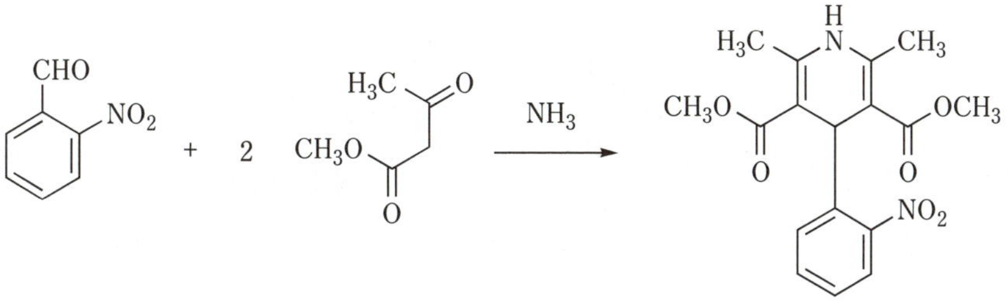

ニフェジピン【局】
Nifedipine
(狭心症・虚血性心疾患治療薬, 抗高血圧薬)

2) ジルチアゼム塩酸塩の合成

o-ニトロベンゼンチオールを *trans*-エポキシドと反応させ，エステルの加水分解，ラセミ体のカルボン酸をシンコニジンで**光学分割 optical resolution** し，光学活性なカルボン酸を得る．ニトロ基の還元，環化反応，アミノエチル化，アセチル化でジルチアゼムとし，塩酸塩に変換する．

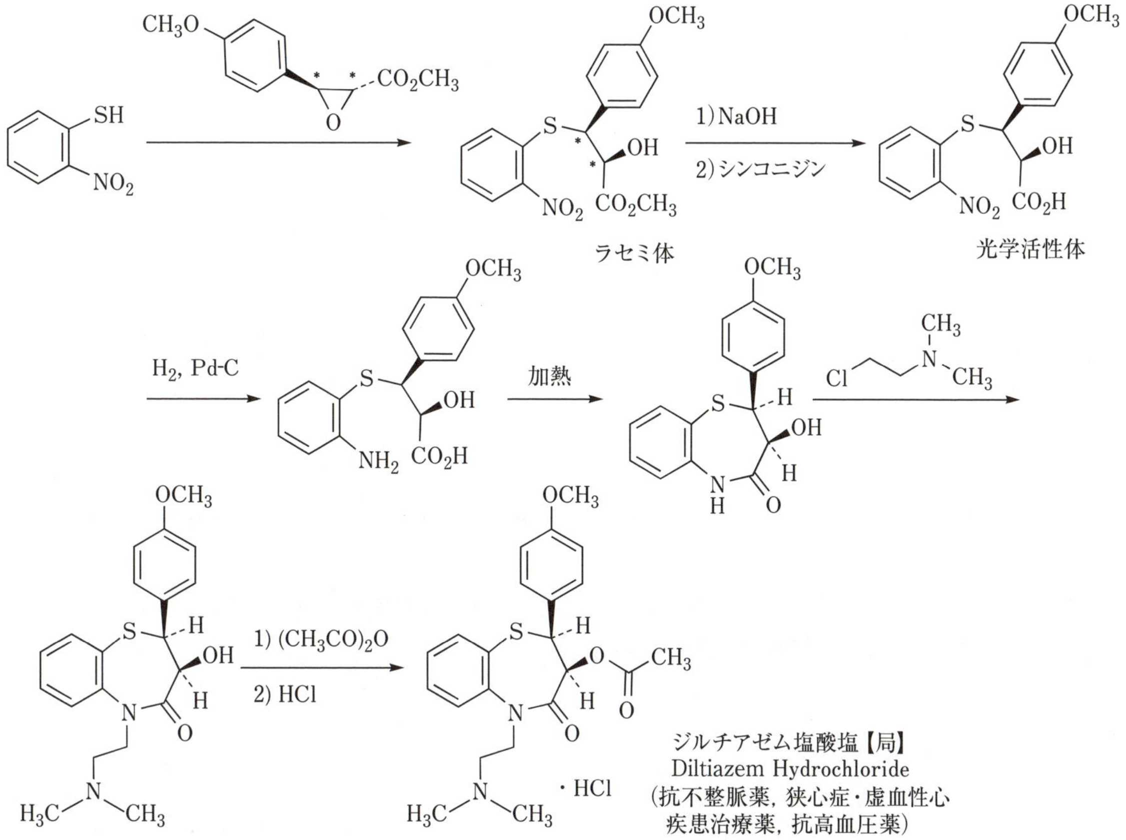

ジルチアゼム塩酸塩【局】
Diltiazem Hydrochloride
(抗不整脈薬, 狭心症・虚血性心疾患治療薬, 抗高血圧薬)

8.3 演習問題

問 1 強心薬ドブタミン塩酸塩の合成に関する下記の問に答えなさい.

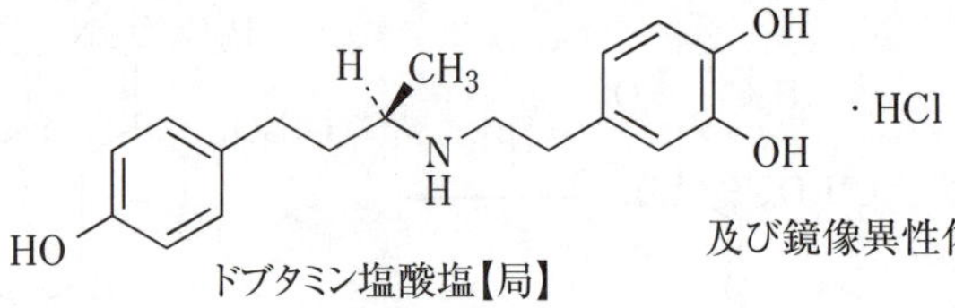

ドブタミン塩酸塩【局】
Dobutamine Hydrochloride
（強心薬）

及び鏡像異性体

a. 逆合成における最初の切断箇所を示し，そのシントンと対応する合成等価体を提案しなさい.
b. 逆合成に基づいた合成計画を示しなさい.

問 2 次の医薬品の合成における変換反応を考案しなさい.

a.

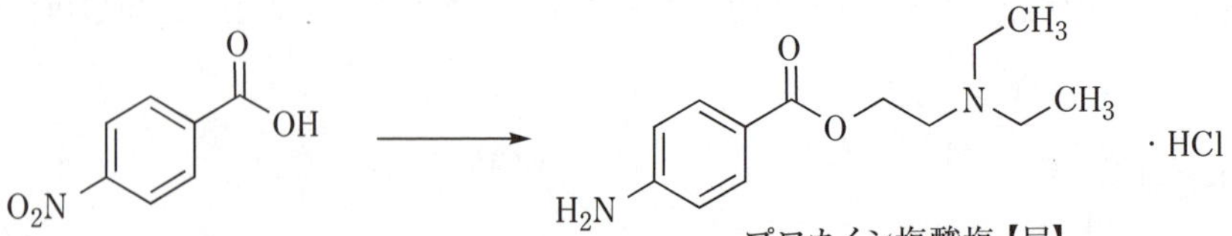

プロカイン塩酸塩【局】
Procaine Hydrochloride
（局所麻酔薬）

b.

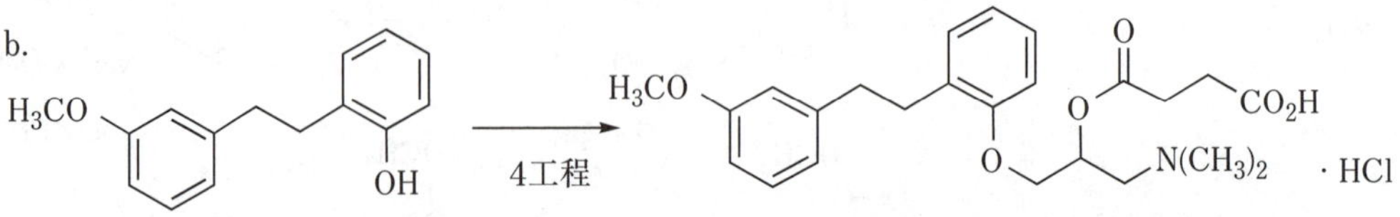

4工程

サルポグレラート塩酸塩【局】
Sarpogrelate Hydrochloride
（末梢循環障害改善薬）

解答と解説

問 1 a. 逆合成の切断は，まず C–N 結合の 2 箇所（a, b）が可能で，いずれのシントンも対応する妥当な合成等価体を提案できる.

第 8 章 医薬品の合成

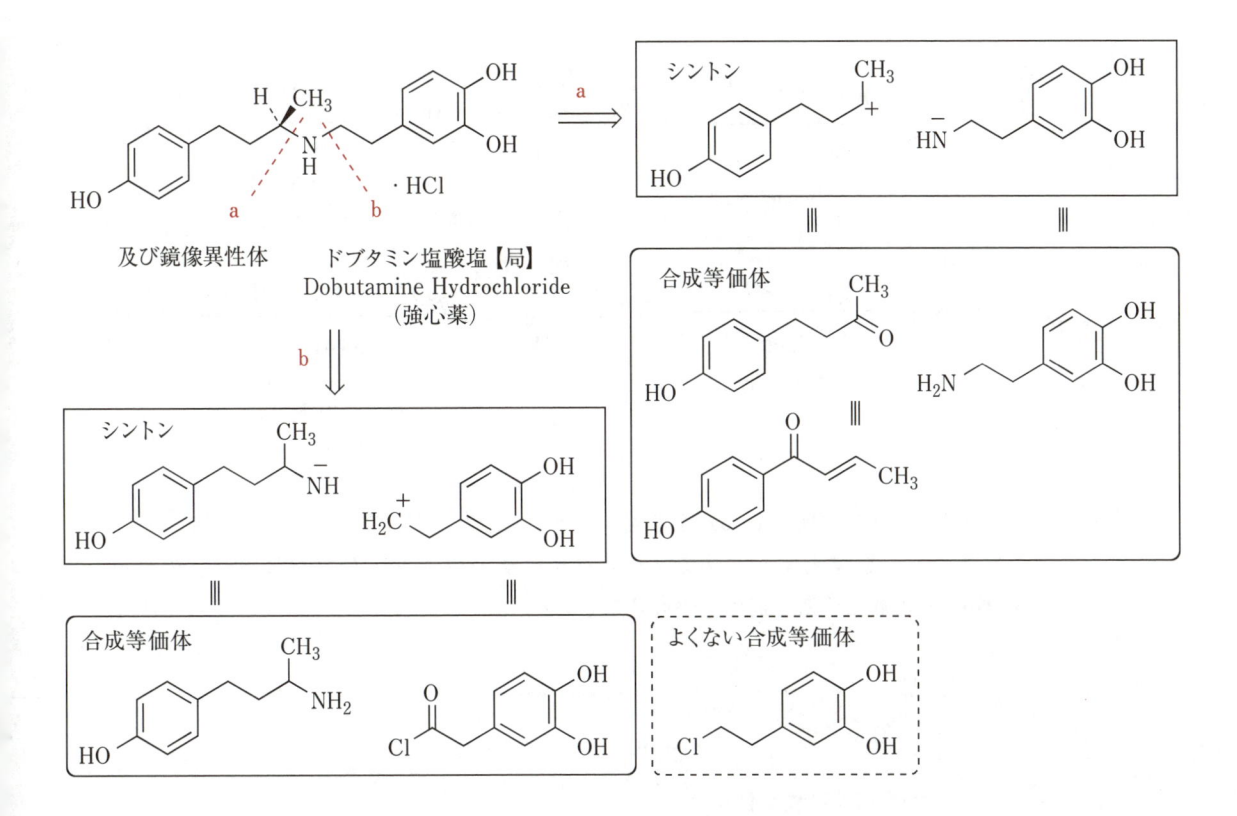

b. 合成計画は下記の通りである．合成等価体のフェノール性水酸基は反応の妨げになるためメチル基で保護したものを用いる．切断 a では 2 つの合成等価体を挙げた．アミンとケトンの縮合でイミンを経由する方法（a-1）とアミンと α,β-不飽和ケトンとの Michael 付加の後，ケトンを還元する方法（a-2）となる．また，切断 b では，アミンの選択的なモノアルキル化での問題点があり塩化アルキルは好ましくないので，アミドに変換して還元する方法をとるとよい．最後に，HBr による O-メチル基の除去（脱保護）でドブタミンを得，塩酸塩に変換する．

a-2 [反応式: Ar¹-CO-CH=CH-CH₃ + H₂N-CH₂-Ar² (HCl) →(Michael付加) Ar¹-CO-CH₂-CH(CH₃)-NH-CH₂-Ar² →(1) H₂, Pd-C; 2) HBr) ドブタミン]
1) ケトンの還元
2) 脱メチル化

b [反応式: Ar¹-CH₂-CH(CH₃)-NH₂ + Cl-CO-CH₂-Ar² / N(CH₂H₅)₃ →(アシル化) Ar¹-CH₂-CH(CH₃)-NH-CO-CH₂-Ar² →(1) LiAlH₄ または BH₃; 2) HBr) ドブタミン]
1) アミドの還元
2) 脱メチル化

問2 a. プロカインの切断箇所（a, b）を考慮すると下記の方法が提案できる．この他，O-C-C-N ユニットを導入する方法でメチルベナクチジウムおよびプロピベリンの合成（**p.270**）を参考にすると別の方法も可能である．

[構造式: プロカイン塩酸塩【局】 H₂N-C₆H₄-CO-O-CH₂-CH₂-N(C₂H₅)₂ · HCl, 切断箇所 a（エステル）と b（C-N）]

[合成経路: O₂N-C₆H₄-COOH →(SOCl₂) O₂N-C₆H₄-COCl →(a: HO-CH₂CH₂-Cl) O₂N-C₆H₄-CO-O-CH₂CH₂-Cl]
（上部経路: HO-CH₂CH₂-Cl, H₂SO₄ を用いて直接エステル化も可能 a）

→(b: HN(C₂H₅)₂) O₂N-C₆H₄-CO-O-CH₂CH₂-N(C₂H₅)₂ →(1) H₂, Pd-C; 2) HCl) プロカイン塩酸塩【局】

b. サルポグレラートの切断箇所（a〜c）は下記のようになる．O-C-C(OH)-C-N ユニットを導入する方法で，アルプレノロールなどの合成（**p.268**）で用いられたエピクロロヒドリンを反応させエーテルとし，アミンによるエポキシ環の開裂，無水コハク酸でのアシル化により合成できる．

医薬品の合成にはいくつもの可能性がある．各自が考案した合成計画を比べながらその長短を学生同士で議論し，さらに実際の合成法と比較することで学習を深めて欲しい．

第9章

有機化学と創薬

　現在，全世界で用いられている医薬品の70％以上は人の手が加えられた合成医薬品であり，そのうちの95％が1940年以降に開発されたものである．当然これらの合成医薬品の開発は，有機化学を中心に，物理化学，生化学，薬理学など新薬開発を目指す総合力で達成された成果であるが，中でも有機化学の果たした役割は大きい．創薬における有機化学の役割は，新たな化合物の供給を行う部分にあり，いかに安全で有効な医薬品を創りだすかを決定する重要な位置を占めている．

9.1　医薬品開発の歴史

　近代科学が発達する以前の病気の治療は，祈祷やまじないに頼るほか，主として薬草を用いることによって行われてきた．したがって，病気の治療を目指す医学の歴史は，有効な薬草の発見の歴史と密接に関わりあってきた．紀元前2100年頃のメソポタミアの粘土板に記録された世界最古の処方には，種々の植物を加工して治療に用いたことが記載されており，同様に紀元前2000年頃のエジプトのパピルスにも記録が残されている．また，西暦100年頃に書かれたといわれる「**ギリシャ本草**」には植物を中心に900種を超える薬物が，さらに中国の薬物書の古典「**神農本草経**」には365種の植物の名前が薬用として記載されている．その後，19世紀に入るまで人々はあまり手を加えることなく薬草を病気の治療に使用してきた．しかし，この間，薬草による治療法は様々な試行錯誤と多大な努力を経て発展体系化し，東洋医学やアラビア医学を生み出すに至った．

　19世紀に入ると創薬研究を飛躍的に発展させる新しい機運が起こった．その要因となったのは近代化学の勃興である．この時期に，化学理論や化学技術の重要な発見が次々となされたが，特に有機化学の進歩は，創薬研究を植物の含有する有効成分の化学的探求へと向けさせる大きな力となった．すなわち，植物から有効成分を単離した後，その化学構造を明らかにし，そのもの自体を薬として，あるいは必要に応じて構造を変換して薬とする研究が発展したのである．1803年ドイツの薬剤師Sertürnerが，アヘンからモルヒネを単離精製することに成功したことに始まり，1816年にはフランスの薬剤師Pelletierらがトコンからエメチンを取り出している．以後，薬用植物のアルカロイド成分の研究が活発に行われ，1830年代までにストリキニーネ，カフェ

イン，キニーネ，コルヒチン，ニコチン，コデイン，アトロピンなど，今日知られている代表的なアルカロイドが次々と単離された．

モルヒネ(1803年)　エメチン(1816年)　キニーネ(1819年)

ストリキニーネ(1819年)　コルヒチン(1820年)　アトロピン(1832年)

また，この時期，有機化学の進歩をもたらす重要な発見があった．すなわち，1828年にWöhlerが偶然に尿素の合成に成功したのである．そしてそれ以降，様々な有機化合物の発見や合成がなされ，19世紀の中頃には化学合成物質であるエーテルやクロロホルムによる麻酔が外科手術に導入された．これは合成有機化合物が医療に使用された最初の例であり，そのために初期の**合成医薬品開発**は，麻酔薬，催眠薬としての有機化合物の発見に努力が注がれた．その結果，抱水クロラール（1869年），パラアルデヒド（1882年），p-アミノ安息香酸エチル（1890年）などが開発された．その後，有機化学の著しい進歩に伴い，多数の医薬品が化学物質として開発・供給されるようになり，やがて医薬品は工業生産の対象物として製薬産業の勃興をもたらすことになった．この頃に工業生産物として市場に供給された医薬品としては，解熱鎮痛薬として有名なアスピリンがある．アスピリンは，19世紀の末，ドイツのバイエル社によって工業的製造による大量生産の道が開かれ，1899年にアスピリンという商品名で初めて市販された．以来100年以上を経過した現在でもアスピリンは世界中で広く利用されており，世界で最も普及した薬とされている．

抱水クロラール　パラアルデヒド　p-アミノ安息香酸エチル　アスピリン

20世紀になると，Ehrlich（1854～1915）によって微生物染色法の研究から導かれた受容体理

論に基づく**化学療法**の概念が導入された．その結果，梅毒に有効な最初の化学療法剤であるサルバルサンが開発された．Ehrlich の受容体理論と活性化合物の構造修飾に関する研究は分子レベルまで研究する道を開いたものであり，近代の創薬研究の概念はこのときから始まったといってもよい．化学療法剤の研究はその後著しく進展し，高い抗菌活性を示す合成薬としてスルホンアミド系の化合物が登場し，細菌による感染症の化学療法に重大な段階を迎えることとなる．さらに，この時代にはバルビツール酸系催眠薬などの近代薬も見出された．また，構造決定のための微量分析化学の急速な進歩により生命現象の化学的解明が進み，神経伝達物質，ビタミン，ステロイド，ペプチドホルモンのような内因性物質の単離と化学構造の同定が盛んに行われた．

サルバルサン　　　　　スルファニルアミド　　　　　バルビタール

1940 年代に入ると，細菌などの微生物による感染症の治療や予防に対して革命的な効果をもたらす**抗生物質**が登場した．この時代に，ペニシリン，テトラサイクリン，ストレプトマイシンといった大発見があった．一方，有機合成の応用として，合成された多数の化合物の中から有用な医薬品を見出す開発研究が続けられ，1950 年代には向精神薬が見出された．さらに 1960 年代の後半になると，狭心症治療薬の画期的な新薬として，β 遮断薬のプロプラノロールが登場した．これは Black らによる功績で，その後プロプラノロールには血圧降下作用もあることがわかり，これをモデルとした一連の β 遮断薬の開発から，現在でも有用な血圧降下薬の発見に至っている．この Black らによるプロプラノロールの開発は，内因性のリガンドであるアドレナリンに着目し，その化学構造を修飾することにより受容体拮抗作用を持たせることに成功した典型的な例である．その後，同様の考え方から Black は胃酸分泌メカニズムの考察により，胃潰瘍の薬物治療を可能にした H_2 ブロッカーであるシメチジンの開発にも成功している．このように，薬理作用のメカニズムを考慮し，新しい医薬品を理論的，系統的に導き出す手法は**ドラッグデザイン**と呼ばれ，今日では新薬の開発を効率的に行うための最も基本的な方法論の 1 つとして確立している．

ペニシリン　　　　　　　　テトラサイクリン

プロプラノロール　　　　　　　　　　シメチジン

　1970年代になると，DNAの組み換え技術を利用する**遺伝子工学**がおこり，これまで化学合成することが困難であったインスリンやヒト成長ホルモンを生産することが可能となった．また最近では，疾病の原因となっている欠陥遺伝子の代わりに正常遺伝子を導入する遺伝子治療が試みられている．この遺伝子治療は倫理面や技術面などに慎重に考慮すべき問題が残されているが，がん，エイズ，血液系の先天性疾患などに対する最新の治療法として期待がかけられている．

　1990年代に入ると，創薬の領域に3つの大きな変革がもたらされた．その1つは，ヒトの全遺伝子情報を利用して，疾患や体質の原因となる遺伝子を突き止め，その遺伝子が作るタンパク質などを創薬の標的生体分子とする**ゲノム創薬**，2つ目は，これまで合成化学者の手でひとつずつ作られていた医薬品の候補化合物をロボットを用いて迅速かつ効率的に合成する**コンビナトリアルケミストリー**，3つ目は，多数の化合物を高速にてスクリーニングすることを可能にした**ハイスループットスクリーニング**である．一般的な新薬の開発研究では，まず生物活性の基本となる化学構造を見出すことから始まる．この基本となる化合物はリード化合物と呼ばれ，リード化合物がそのまま医薬品となることはまれである．よって合成化学者はリード化合物の構造変換を行い，より優れた化合物を創り出していくことが要求される．この段階はリード化合物の最適化と呼ばれ，多くの費用と時間が費やされる段階の1つである．この点において，近代の創薬研究では，膨大な数の化合物を一挙に作り出すことのできるコンビナトリアルケミストリーと，1ヶ月に数十万個の化合物をスクリーニングすることができるハイスループットスクリーニングの技術を組合せることによって，リード化合物の創出や最適化に費やす時間と手間を飛躍的に短縮することができるようになった．さらに，最近ではコンピュータ科学の著しい発展とX線結晶構造解析やNMRなどの測定機器の進歩から，受容体や酵素などの生体タンパク質の高次構造をコンピュータ内で可視化できるようになった．この技術の利用は，新たな化合物を合成する以前に標的部位との相互作用を評価できることから，最も有望な化合物のみを選択して合成することで，より効果的で経済的な創薬研究ができるようになった．

9.2　近代の創薬研究

　医薬品の開発研究の第一歩は，どのような**標的生体分子**（酵素，受容体，イオンチャネル，ト

表 9.1 標的生体分子別の医薬品の割合

標的生体分子	割合（%）
酵素	48
受容体	38
イオンチャネル	7
トランスポーター	4
その他	3

Ref. *Nature Review Drug Discovery*, **1**, 727（2002）

ランスポーターなど）を選択するかであり，新薬の研究開発が成功するか否かは，どの生体分子を標的に選ぶかによって決まるといっても過言ではない．これまでに市販されている低分子の医薬品について，作用する標的生体分子別に分類すると表 9.1 のようになっており，そのほとんどが酵素か受容体を標的としていることがわかる．

標的生体分子が決まると，その後の手順は，標的分子の機能や活性を調節して薬理作用を発現する化合物，いわゆる**リード化合物**を見出す段階となる．このリード化合物の発見は，これまでは偶然の発見や，膨大な数の化合物のスクリーニングに頼っていた（ランダムスクリーニング）．しかし，これらの方法による新薬の開発は費用と時間がかかる．したがって，偶然に頼らない，より合理的なリード化合物の探索方法が求められている．前述したコンビナトリアルケミストリーとハイスループットスクリーニングを組合せた技術は，この問題を解決する有力な方法であるが，実際には利点と欠点を有しており，完全な方法論とはいえない．こうした要求を満たすべく，近年酵素や受容体の構造に関する知識や疾患の生化学的な知識が増大したことで，より合理的な方法でリード化合物探索ができるようになってきた．すなわち，これらの知識に基づき標的生体分子の機能や活性に影響を与えるリード化合物の構造を合理的に設計（ドラッグデザイン）し，スクリーニングにかける方法である．現在の医薬品開発研究の中のリード化合物の発見段階は，デザインした化合物やコンビナトリアルケミストリーなどで得られたライブラリー化合物を同時に並行してスクリーニングすることが多く，この他に天然生物素材の抽出液から生物活性を指標としてランダムスクリーニングにかけることでリード化合物を探索する方法などが行われている．

一方，リード化合物がそのまま医薬品となることはまれであり，ほとんどの場合リード化合物の化学修飾により，効力，安全性などの面から最適の構造を備えた新薬の候補化合物に導くことが必要となる．この段階は**リード化合物の最適化**（リードオプティマイゼーション）と呼ばれる．リード化合物を最適化するためには，その構造を部分的に修飾した多種類の化合物を合成し，その誘導体の薬理評価を行うことで一連の化合物群の構造と活性の関係を調べる，いわゆる構造活性相関を確立することが必要である．こうした**構造活性相関**の解析と考察がドラッグデザインに活かされ，実際に多くの医薬品の開発につながっているのである．このリード化合物の創製の段階とリード化合物の最適化の段階は，有機合成化学の果たすべき役割が極めて大きい段階である．

9.2.1 リード化合物の創製：コンビナトリアルケミストリー

　医薬品を開発する過程において，有機合成化学が最初に関わる段階は，リード化合物の創製段階である．この段階では標的生体分子に作用して薬理作用を発現する化合物を見つけるために，多数の化合物のスクリーニングを効率よく行うことが求められる．スクリーニングのための化合物は様々な方法で供給されるが，伝統的な有機合成化学とともに，最近では多数の化合物を迅速に合成できるコンビナトリアルケミストリーの技術が用いられている．コンビナトリアルケミストリーとは，**化合物ライブラリー**（アッセイに供するための化合物群）の合成技術と方法論に関するものであり，構造的に関連のある化合物を，短時間で多種類，しかも系統的に作り出すことができる技術のことである．

　コンビナトリアルケミストリーで得られる化合物ライブラリーには，ペプチドや核酸などのような結合順序の異なるオリゴマー性分子の**線形ライブラリー**と，ベンゾジアゼピン誘導体のように基本骨格は同じで置換様式の異なった**テンプレートライブラリー**がある．さらに，これらを合成するための技術には，固相担体上で合成反応を行う固相合成と，基本的には従来から行われてきた液相中で合成反応を行う液相合成がある．

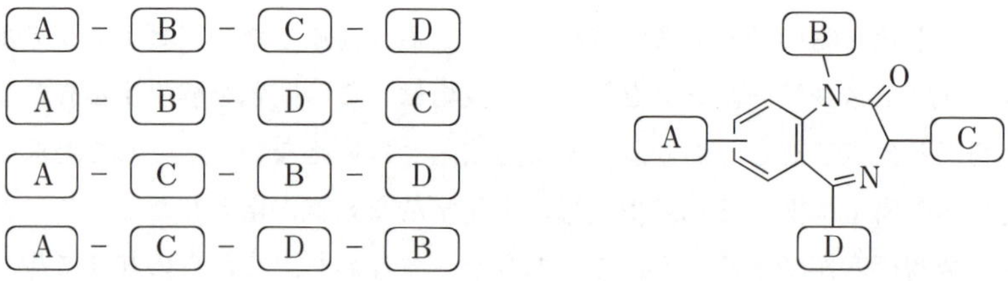

線形ライブラリー　　　　　　　　　　テンプレートライブラリー

図 9.1

A　固相合成

　この合成法は，1963 年 R. B. Merrifield によって報告された固相担体上でのペプチド合成に端を発し，以来，オリゴマー性分子の効率的な合成手法として核酸合成にも用いられてきた．固相合成の最大の利点は，過剰の試薬や副生成物の除去操作が固相担体の洗浄という単純な操作で行えるところにあり，これによって自動化への対応が容易なことである．現在ではロボットを用いた自動合成装置が普及しており一般的な合成手法として確立している．固相担体としてはポリスチレン樹脂が最も多く用いられており，Merrifield はポリスチレン-ジビニルベンゼン樹脂の所々にモノクロロメチル基を有した担体を用いた．ペプチド合成における C 末端の最初のアミノ酸は，このクロロ基との置換によって担持され，次のアミノ酸は一連の反応を行うことで成長するペプチド鎖に付け足される．ここで重要なのは，一粒のビーズには多数の足がかりとなる官能基が導入されているので，同じ構造を有するたくさんのペプチド分子が担持されていることである．最終的には，酸，塩基，光反応などの条件によって化合物をビーズから切り離してアッセ

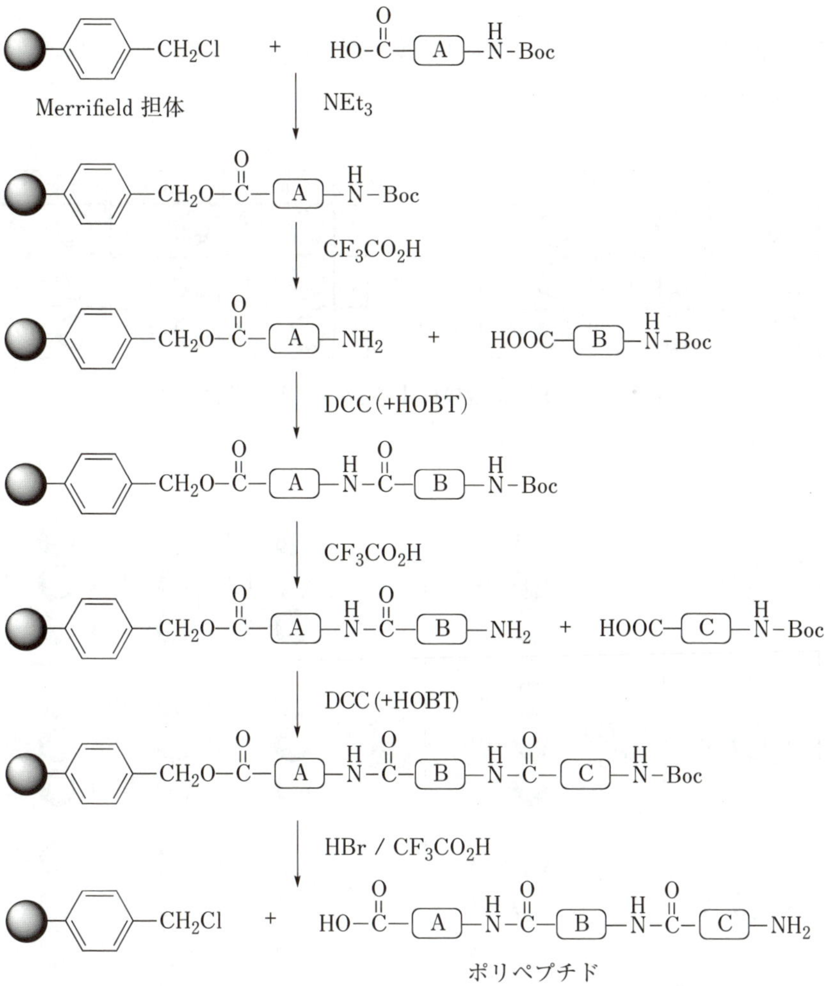

図 9.2　固相合成によるペプチド合成の例

イに供するのである．

　固相担体上でのコンビナトリアルケミストリーの手法は，通常**パラレル合成**もしくは**スプリット合成**が用いられる．前者は多数の反応容器を用いて，同時並行的に複数の合成を行う単純な方法で，固相合成ばかりでなく後述の液相合成にも用いられる．この方法は合成する化合物の数と同じ数の反応容器が必要となるので，合成できる化合物の数には限界がある．しかし，得られる化合物は単一であり，その構造も容易に同定できる利点を有している．

　一方，スプリット合成では，まず固相担体をいくつかの反応容器に分配して，最初のビルディングブロックを結合させ，次いで，これら全てをいったん混合した後，再びいくつかの反応容器に分配し，それぞれに次のビルディングブロックを反応させる．この操作を繰り返すことによって指数関数的に多数の化合物を合成することができる方法である．スプリット合成では一粒の固相担体には1種類の化合物のみが担持されているが，パラレル合成とは異なりその構造を同定するには適当な方法を用いて追跡する必要がある．スプリット合成は大きな合成ライブラリーの構

築に適した方法である．

以下にアミノ酸 A, B, C を用いたパラレル合成（図 9.3）と，スプリット合成（図 9.4）によるペプチドの合成について示す．

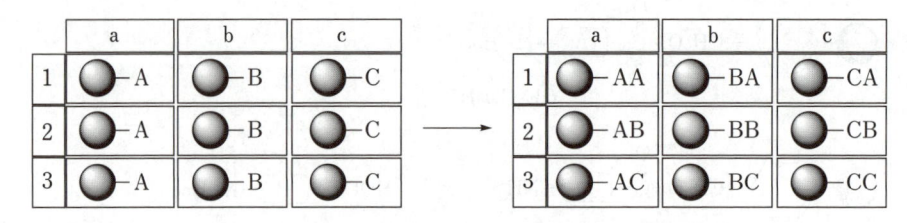

図 9.3　パラレル合成によるジペプチドの合成

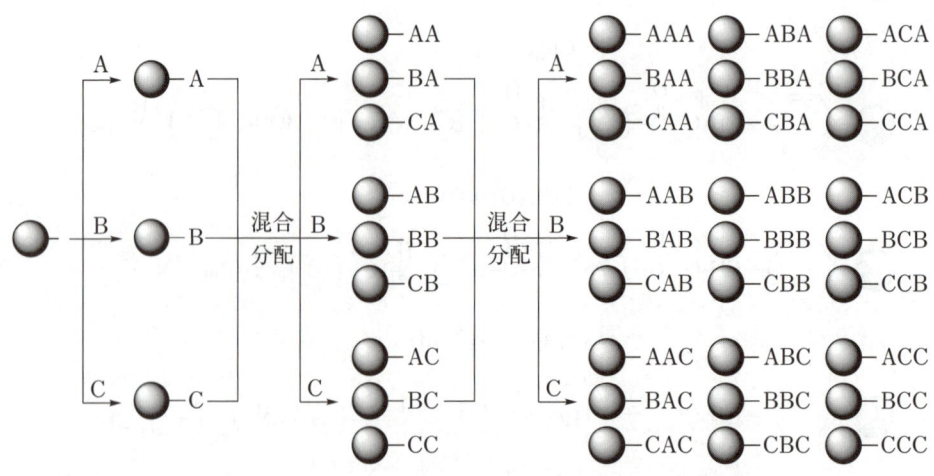

図 9.4　スプリット合成によるトリペプチドの合成

B 液相合成

液相合成は，基本的に従来から行われてきた合成反応と同じであり，理論的にはどのような反応でも使用できる利点を有し，スケールアップも容易である．しかし，合成の各ステップで生じる不純物を除くために，分液操作，再結晶，カラムクロマトグラフィーといった分離・精製操作が必要となるところに欠点を有している．このような観点から，最近では固相合成法の樹脂などを用いて，目的生成物以外の副生成物や過剰の試薬の除去を行うことで精製を容易にする手法が用いられている．すなわち，高分子に担持した試薬を用いたり，過剰の試薬や副生成物を効果的に捕捉できるような反応性の高い官能基を担持した高分子試薬を用いることで，化合物の精製がろ過という簡単な操作で行えるようになってきた．この手法は液相パラレル合成で特に有用となっている．

9.2.2　リード化合物の最適化：生物学的等価体と定量的構造活性相関

　適当な活性を指標としたスクリーニングで得られたリード化合物は，医薬品としての十分な効力や安全性を持っていない場合が多い．よって，医薬品の開発ではリード化合物の持つ問題点を克服してより優れた化合物を創り出していくこと，すなわち，リード化合物の最適化が次なる目標となる．ではリード化合物を最適化するには，どのように構造を変えればよいのだろうか．医薬品の作用は，酵素や受容体との非共有結合的な相互作用よって発現することが多い．したがって，化学的あるいは物理化学的性質が類似している（等価性のある）原子あるいは置換基は，類似した相互作用を示し，類似した活性を発現すると考えられる．このような観点から，リード化合物の構造の一部を等価性のあるもので置き換える手法が医薬品の分子修飾法としてドラッグデザインに広く応用されている．

A　生物学的等価体

　等価性の概念は，1919年にLangmuirによって提唱されたものであり，等価分子同士の物理化学的性質に主眼が置かれたものであった．すなわち，等価性は「最外殻電子配列の類似する原子，原子団，イオン，および分子の物理化学的性質の類似性」を意味し，等価性のあるものを互いに等価体と呼んだ．等価体を導き出す有名な規則として，Grimm（1925年）が提唱した水素化物置換則がある．これは，原子番号順に元素を並べ，それぞれ右下に移動するに従ってHを1個ずつ付け加える．このとき，電子数の等しい縦の各列に並ぶものは等価体となるというものである．

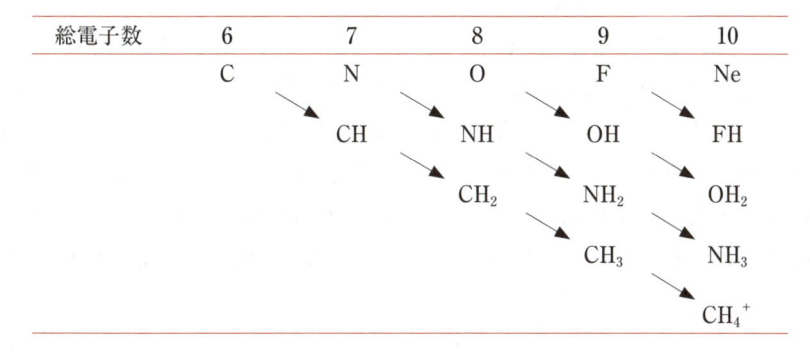

表 9.2　Grimm の水素化物置換則

総電子数	6	7	8	9	10
	C	N	O	F	Ne
		CH	NH	OH	FH
			CH_2	NH_2	OH_2
				CH_3	NH_3
					CH_4^+

　一方，等価性の概念は創薬の分野にも導入され，1951年Friedmanは等価性の概念を拡張して「たとえ物理学的な類似性が明確でなくても化合物に共通の生物学的性質があるとき」**生物学的等価体**と呼ぶことを提案した．彼はさらに，拮抗作用を示す等価体も生物学的等価体とみなすことも提唱している．化学的根拠は必ずしもないが，官能基における生物活性の同等性が経験的に蓄積され，数多くの生物学的等価体の例が知られている．以下にその一部を示す．

表 9.3 生物学的等価体の例

水素	—H	—F			
ハロゲン	—X	—CF$_3$	—CN	—C(CN)$_3$	
ベンゼン	フェニル基	2-ピリジル	4-ピリミジル	2-ピロリル	2-チエニル
ヒドロキシ基	—OH	—N(H)—COR	—N(H)—SO$_2$R	—N(H)—CN	—C(CH$_3$)(CN)$_2$
カルボン酸	—C(=O)—OH	—C(=O)—N(H)—OH, イソキサゾロン	—C(=O)—N(H)—CN, ピラノン	—S(=O)$_2$—OH, テトラゾール	—S(=O)$_2$—NH$_2$, イソチアゾロン
アミド	—C(=O)—N(H)—	—C(=S)—N(H)—	—CH(OH)—CH$_2$—	—CH=CH—	
尿素	—N(H)—C(=O)—NH$_2$	—N(H)—C(=S)—NH$_2$	—N(H)—C(=NCN)—NH$_2$	—N(H)—C(=NNO$_2$)—NH$_2$	

　このような生物学的等価体による元素や置換基の置き換えは，まったくランダムに元素や置換基を選択するよりもリード化合物と同じ活性を持つ誘導体の形成につながる可能性が高い．また，時にはリード化合物とまったく異なる活性を有する化合物となることもあるが，新たな医薬品の開発につながる手法として広く応用されている．しかし，リード化合物の構造変換は，等価体の概念から出発したものばかりではない．リード化合物の骨格の大きさを変化させる方法，新たな置換基を導入する方法，立体化学を変化させる方法など様々な方法がある．さらに，モルヒネに代表される複雑な構造を有する生理活性天然物の構造を単純化することにより新たな医薬品の開発につながった例もある．以下に原型化合物を等価体や生物学的等価体との置換を行うことで開発された医薬品の例，およびモルヒネの構造を単純化することによって開発された医薬品の例を示す．

生物学的等価体との置換の例

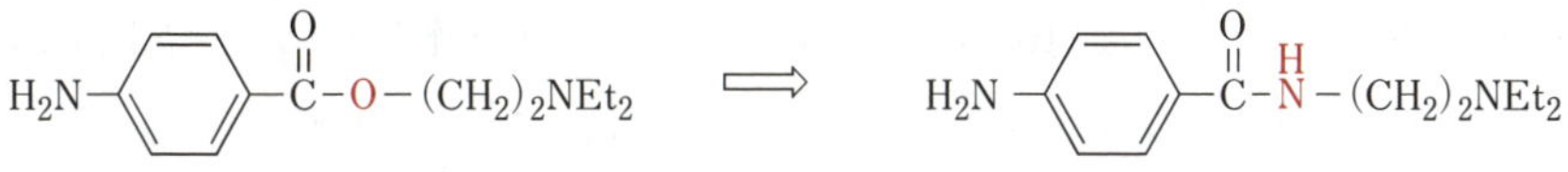

プロカイン ⇒ プロカインアミド

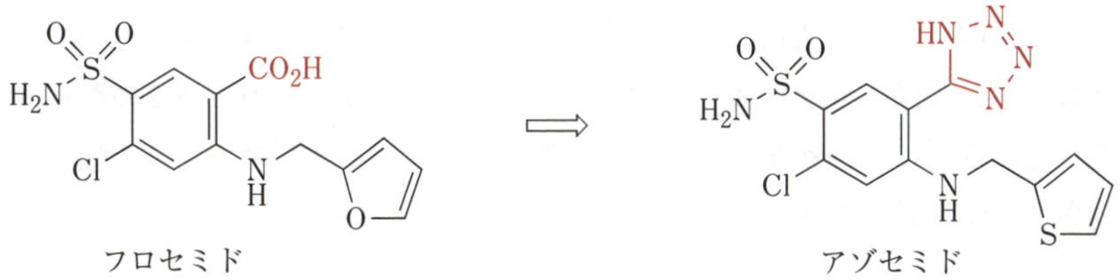

フロセミド ⇒ アゾセミド

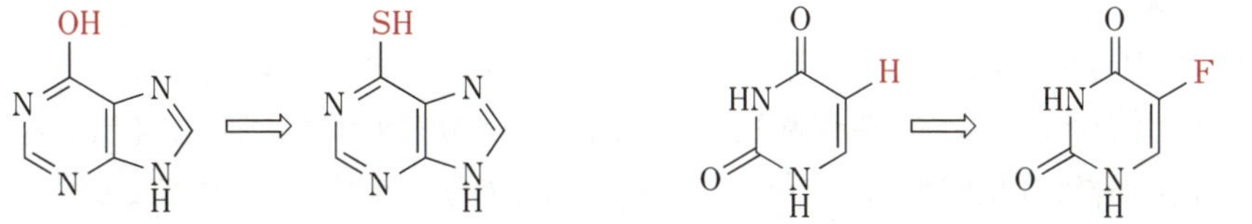

ヒポキサンチン ⇒ 6-メルカプトプリン ウラシル ⇒ 5-フルオロウラシル

分子構造を単純化した例

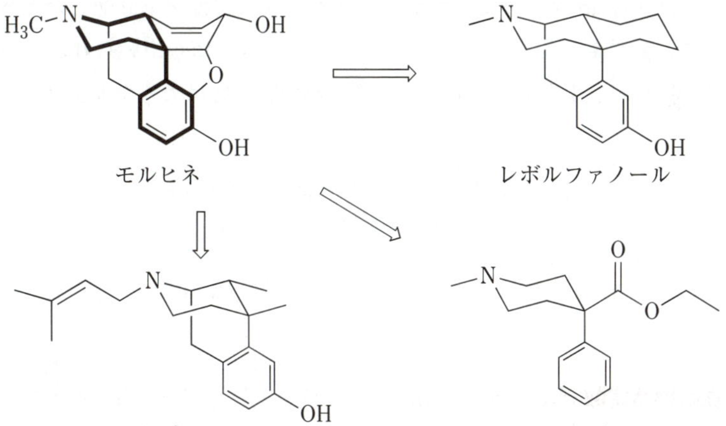

モルヒネ ⇒ レボルファノール

⇓ ⇘

ペンタゾシン　　ペチジン

B 定量的構造活性相関

　生物学的等価体の概念や，モルヒネの構造単純化によって得られた医薬品の例からもわかるように，類似した構造を持つ医薬品は類似した薬理活性を持つことが多い．しかし，類似した薬理活性であっても，その強度には違いがあり，一部では異なった薬理活性を示す場合もある．そこで，構造の違いが活性に対してどのように影響を与えているかを知るために，リード化合物の構造を部分的に改変した誘導体を多数合成して活性評価を行い，構造と活性の関係を見出そうとす

る研究がある．これは，**構造活性相関**と呼ばれ，こうした研究から薬理活性を示す構造部分（**ファーマコフォア**）と，好ましくない副作用を示す構造部分の決定ができる．すなわち，構造活性相関の研究は，リード化合物の最適化のための方法論で，これを確立することによって活性の高い化合物の構造予測が可能となり，合理的な医薬品の設計ができるのである．

一方，化学構造と薬理活性の関係を定量的に表現しようという研究がある．これは**定量的構造活性相関**と呼ばれ，化学構造に由来する測定可能な物理化学的性質，あるいは計算化学手法による理論的な物理化学的性質と数値化した薬理活性との関係を数学的に解析するものである．では，薬理活性に影響を与える測定可能な物理化学的性質にはどのようなものがあるのだろうか．当然，活性に影響を与える性質には様々なものが考えられるが，特に重要な物理化学的性質は「**疎水性効果・電子効果・立体効果**」の3つである．

1) 疎水性効果

一般的に薬理活性の強さは，薬が標的部位に到達する濃度に比例すると考えられる．薬は標的部位に到達するために，多くの生体膜を通過する必要があり，生体膜は脂質二重層からなるので疎水性の高い化合物の方が通過しやすい．しかし，疎水性が高すぎると膜に留まってしまい標的部位に到達できない．そのため，医薬品の疎水性と親水性のバランスは活性発現にとって重要な因子となるのである．定量的構造活性相関の研究では，疎水性の効果を表すパラメーターとして，化合物固有の値としての分配係数 P と，置換基によって分子の疎水性がどのように変化するかを表す疎水性置換基定数 π の2つのパラメーターを用いることが多い．

分配係数 P は，互いに溶け合わない等量の有機層と水に化合物を分配したときの各相に溶けた化合物量の比で，有機層に n-オクタノールを用いたときの値が用いられる．一般的には P の常用対数をとり $\log P$ 値を用いて表され，疎水性の高い化合物は大きな $\log P$ 値を示す．

$$P = \frac{[n\text{-オクタノール層に溶けた化合物量}]}{[\text{水相に溶けた化合物量}]}$$

$$\pi = \log \frac{P_\text{X}}{P_\text{H}} = \log P_\text{X} - \log P_\text{H}$$

一方，**疎水性置換基定数 π** は，後述の Hansch らが考案した値で，置換基を持つ化合物の分配係数 P_X と無置換の化合物の分配係数 P_H の比の対数から，あるいは $\log P$ 値の差から求めた値である．疎水性の高い置換基は絶対値の大きな正の値を示し，親水性の高い置換基は絶対値の大きな負の値を示す．表9.4 にベンゼン誘導体における代表的な置換基の疎水性置換基定数 π 値を示す．

表 9.4 主な置換基の疎水性置換基定数 π 値

置換基	π	置換基	π
n-Bu	2.13	CO_2CH_3	-0.01
t-Bu	1.98	OCH_3	-0.02
Ph	1.96	NO_2	-0.28
n-Pr	1.55	CO_2H	-0.32
I	1.12	$NHCH_3$	-0.47
C_2H_5	1.02	$COCH_3$	-0.55
CF_3	0.88	CN	-0.57
Br	0.86	CHO	-0.65
Cl	0.71	OH	-0.67
CH_3	0.56	NH_2	-1.23
F	0.14	$CONH_2$	-1.49

　医薬品の活性の強さは，医薬品が活性を示す濃度 c の逆数の対数 $\log(1/c)$ で表すのが一般的であるが，$\log(1/c)$ と疎水性効果を表す $\log P$ 値との相関を求めると，図 9.5 のように最大値 $\log P^0$ を有する放物線の関係となることが多い．この最大値 $\log P^0$ の存在は，医薬品が最大の活性を示すためには水に対する溶解性と脂質に対する溶解性の間に適度なバランスが存在することを示している．

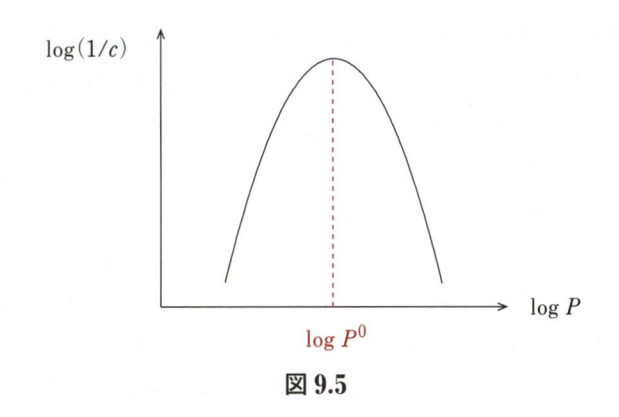

図 9.5

2) 電子効果

　医薬品の有する置換基の電子効果は，極性やイオン的性質に影響して医薬品の体内分布に大きな影響を与える．これは，極性の低い医薬品やイオン化していない医薬品の方が，極性の高い医薬品やイオン化した医薬品よりも速やかに生体膜を通過できるからである．また，医薬品が標的部位に到達すると，生体分子と相互作用をして活性を発揮するが，この相互作用を支配するものの 1 つが置換基の電子効果である．すなわち，置換基の電子効果は，薬理活性にも影響を与えるのである．置換基の電子効果を表すパラメーターには様々な種類が考案されているが，中でも **Hammett の置換基定数 σ** は，定量的構造活性相関の研究によく用いられている．この置換基定数は，もともと Hammett が反応速度論の研究で用いたもので，安息香酸誘導体の解離平衡の位

置に対する置換基効果から求めたものである．すなわち，安息香酸は水中である程度解離しており，非解離型（カルボン酸）と解離型（カルボキシレートイオン）との平衡にある．その割合は平衡定数 K_H で表されるが，安息香酸に NO_2 基のような電子求引性の官能基が置換すると，カルボキシレートイオンを安定化するので平衡は右にシフトする．これは，電子求引性基の置換した誘導体は，安息香酸よりも強い酸であることを意味し，平衡定数 K_X は K_H より大きくなる．一方，メチル基のような電子供与性の官能基が置換した誘導体では，カルボキシレートイオンの安定性が減少するので平衡は左にシフトして酸性が弱くなり，平衡定数 K_X も K_H よりも小さくなる．

$$K_H = \frac{[PhCOO^-][H^+]}{[PhCOOH]}$$

$$K_X = \frac{[ArCOO^-][H^+]}{[ArCOOH]}$$

$$\sigma = \log \frac{K_X}{K_H} = \log K_X - \log K_H$$

　Hammett の置換基定数 σ は，置換基が電子を求引あるいは供与する度合を表す指標であり，安息香酸の芳香環上に置換基を持つ化合物の平衡定数 K_X と安息香酸の平衡定数 K_H の比の対数から求める．すなわち，σ値が正のとき $K_X > K_H$ なので電子求引性基として，逆に値が負のときは電子供与基として作用することを示している．しかし，当然この値は分子中の置換基の位置によって変化するため，置換基がカルボン酸に対してパラ位のときの σ_p 値とメタ位のときの σ_m 値とがある．代表的な置換基の σ 値を表 9.5 に示すが，例えば OCH_3 基では，パラ置換 OCH_3 基の σ_p 値が -0.27 であるので電子供与性基として，一方，メタ置換 OCH_3 基の σ_m 値は $+0.12$ であるので電子求引性基として働いていることを示している．これは，パラ置換の前者は誘起効果と共鳴効果が反映しているのに対し，メタ置換の後者は誘起効果のみを反映しているので，前者で OCH_3 基の電子供与性の共鳴効果が顕著であることを示している．Hammett の置換基定数はオルト位の置換基については，電子的な効果に加えて立体的な効果が加わるために適用できない．また，これらはベンゼン環に直結した置換基のみにしか適応できないという限界も抱えている．このため，この他にも電子効果を表す様々なパラメーターが考案されている．

表 9.5 主な置換基の Hammett の置換基定数 σ 値

置換基	σ_p	σ_m	置換基	σ_p	σ_m
NO$_2$	0.78	0.71	F	0.06	0.34
CN	0.66	0.56	Ph	−0.01	0.06
CF$_3$	0.54	0.43	n-Pr	−0.13	−0.07
COCH$_3$	0.50	0.38	C$_2$H$_5$	−0.15	−0.07
CO$_2$CH$_3$	0.45	0.37	n-Bu	−0.16	−0.08
CO$_2$H	0.45	0.37	CH$_3$	−0.17	−0.07
CHO	0.42	0.35	t-Bu	−0.20	−0.10
CONH$_2$	0.36	0.28	OCH$_3$	−0.27	0.12
Br	0.23	0.39	OH	−0.37	0.12
Cl	0.23	0.37	NH$_2$	−0.66	−0.16
I	0.18	0.35	NHCH$_3$	−0.84	−0.30

3) 立体効果

医薬品が作用を示すためには，酵素や受容体といった生体分子と効果的に結合する必要があり，この結合形成には，医薬品の立体構造も重要な要素の1つである．定量的構造活性相関の研究で用いられる，立体効果を評価するパラメーターには **Taft の立体因子 Es** がある．Taft は，α-置換酢酸メチルの酸加水分解の反応速度が置換基の立体的な大きさに依存することを見出した．そして以下のように，各化合物の相対的な速度定数 K を用いて立体パラメーターを定義した．すなわち，Taft は酢酸メチルを標準化合物として，各化合物の速度定数 K の比の対数を立体因子 Es とし，置換基がメチル基のときの Es 値を 0 と定義して一連の Es 値を求めた．

$$X\text{-CH}_2\text{CO}_2\text{CH}_3 + H_3O^+ \xrightarrow{K} X\text{-CH}_2\text{CO}_2H + CH_3OH$$

$$Es = \log \frac{K_{(\text{XCH}_2\text{CO}_2\text{CH}_3)}}{K_{(\text{CH}_3\text{CO}_2\text{CH}_3)}} = \log K_{(\text{XCH}_2\text{CO}_2\text{CH}_3)} - \log K_{(\text{CH}_3\text{CO}_2\text{CH}_3)}$$

代表的な置換基の Taft の立体因子 Es を示すが，置換基がかさ高くなるほど絶対値の大きな負の値となることに注意してほしい．また，Taft の立体因子 Es は，反応速度定数 K を求める煩雑な実験を行う必要があるために，文献に記載されてデータ量には限界がある．このため，他にも立体効果を反映するパラメーターが提案されている．

表 9.6　主な置換基の Taft の立体因子 E_s 値

置換基	E_s	置換基	E_s
H	1.24	F	0.78
CH_3	0.00	OCH_3	0.69
CH_2CH_3	−0.07	Cl	0.27
n-Pr	−0.36	CH_2Ph	−0.38
i-Pr	−0.47	CF_3	−1.16
t-Bu	−1.54	CCl_3	−2.06

4) Hansch 分析（定量的構造活性相関）

　1964 年に Hansch と Fujita は，化合物の構造とその薬理活性を数式を用いて表現することを提案した．これは**定量的構造活性相関**と呼ばれ，医薬品の活性は，標的部位への到達のしやすさと結合のしやすさの 2 つの段階が関係しているとの考えから出発している．すなわち，彼らは最初の段階である標的部位への移動過程は，医薬品が多くの生体膜を通過する必要があるので，疎水性の効果を表す分配係数 P，あるいは疎水性置換基定数 π のいずれかを用いて数学的に表現できると考えた．また，標的部位との結合過程においても，医薬品の電子効果や立体効果が関係するとの考えから，これらの効果を表す Hammett の置換基定数 σ と Taft の立体因子 E_s が利用できると考えた．そして Hansch らは，各パラメーターの値を独立変数とし，活性を表す $\log(1/c)$ の値を従属変数とする回帰分析によって Hansch-Fujita 式と呼ばれる数式が得られることを提案したのである．

$$\log(1/c) = k_1\pi^2 + k_2\pi + k_3\sigma + k_4 E_s + k_5$$

　一般に，上記に示した数式が Hansch-Fujita 式と呼ばれ，活性の強さを表す $\log(1/c)$ と，置換基の疎水性効果，電子効果および立体効果を表す各パラメーターを数学的に関係づけたものである．しかし，必ずしもこの 3 つの主要なパラメーターが式に含まれているとは限らず，立体的な因子を欠く場合も多々ある．また，上記に示す数式は，疎水性の変化が大きいときの式であり，薬理活性の強さを表す $\log(1/c)$ と疎水性のパラメーターの間では二次の放物線の関係が成り立っている．なお，疎水性の変化が小さいときは直線関係となることが見出されている．ここでは，$k_1 \sim k_5$ はいずれも定数である．

　Hansch-Fujita 式を用いて定量的構造活性相関を調べた研究例として，クロラムフェニコール誘導体の研究について紹介する．クロラムフェニコールは，放線菌の一種の *Streptomyces* 由来の抗生物質であるが，現在では化学的に合成されている化合物である．構造的には 2 つのキラル中心を持ち，R,R 配置の化合物のみが活性を有し，タンパク質合成を阻害することで広範囲な抗菌スペクトルを持つ化合物である．

クロラムフェニコール誘導体

表9.7 *Staphylococcus aureus* に対するクロラムフェニコール誘導体の抗菌作用

置換基 R	電子効果 σ_m	疎水性効果 π	計算値 $\log(1/c)$	実測値 $\log(1/c)$
NO_2	0.71	0.06	1.77	2.00
CN	0.68	−0.31	1.47	1.40
SO_2CH_3	0.65	−0.47	1.27	1.04
CO_2CH_3	0.32	−0.04	0.89	1.00
Cl	0.37	0.70	1.08	1.00
N=NPh	0.58	1.72	0.69	0.78
OCH_3	0.12	−0.04	0.46	0.74
NHCOPh	0.22	0.72	0.76	0.40
$NHCOCH_3$	0.10	−0.79	−0.28	−0.30
OH	0.0	−0.62	−0.29	<−0.40
CO_2H	0.36	−0.16	0.90	<−0.40

Hansch, C., *et al., J. Am. Chem. Soc.*, **85**, 2817 (1963)

　HanschとFujitaは，このクロラムフェニコールの芳香環4位のニトロ基を他の置換基に変換した一連の化合物を合成し，これら化合物の黄色ブドウ球菌に対する抗菌活性が Hansch-Fujita 式で説明できるかどうかを調べた．その結果，電子効果を表すパラメーターとして，パラ位の Hammett の置換基定数 σ_p ではなくメタ位の置換基定数 σ_m を用い，また，疎水性置換基定数 π を置換フェノール誘導体から実験的に求めた値を用いることで，活性の強さの実測値が，次に示す Hansch-Fujita 式から計算される値とよく一致することを示した．

$$\log(1/c) = -0.54\,\pi^2 + 0.48\,\pi + 2.12\,\sigma + 0.22 \qquad (r=0.945)$$

　このように，いくつかの誘導体の合成と活性評価を行い，その活性値と様々な物理化学的パラメーターを用いた回帰分析によって精度の高い Hansch-Fujita 式が得られるならば，この式に新しい置換基のパラメーターを代入することで，新しい化合物の活性値が予測ができることになる．すなわち，より高い活性を与えると予想される置換基を選択して新規化合物の設計ができるのである．さらに，この式で重要となるのは相関係数 r 値である．r 値は式の誘導に適切なパラメーターが用いられているかどうかを示しており，もしこの値が 0.9 より著しく低い場合は，式を導くために用いたパラメーターが不適切であるか，用いた誘導体の一部に活性発現機構の異なるものが含まれている可能性があることを示している．

精度の高い Hansch-Fujita 式を得るためには，データの精度やパラメーターの選択が重要となるが，研究に用いる誘導体の数も重要である．当然，誘導体の数が多ければ多いほど正確な式を得る可能性が高くなるが，一般的には，使用するパラメーター数の 5 倍以上の誘導体を用いる必要があるとされている．

C　Topliss の決定樹形図

リード化合物の最適化の段階では，活性面，安全性面などから，いかに効率的に有用な化合物を創り出せるかが大きな命題である．このような観点から，前述の Hansch-Fujita 式を用いた定量的構造活性相関に関する手法が開発されたが，Hansch-Fujita 式では，物理化学的パラメーターの知識に加え統計学的知識を必要とし，データのコンピュータ処理が必須である．また，精度の高い Hansch-Fujita 式を得るためには，非常に多くの誘導体を合成して活性を評価する必

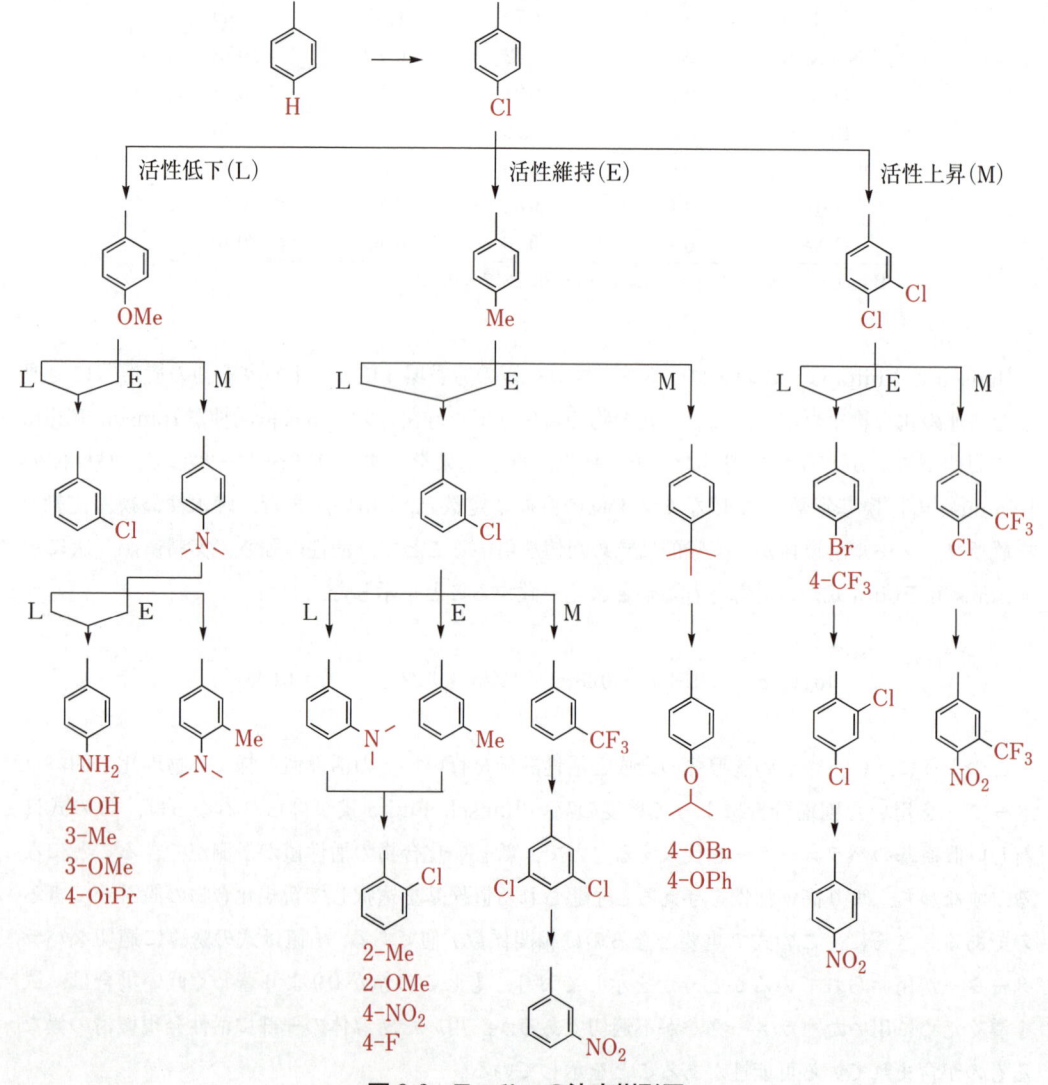

図 9.6　Topliss の決定樹形図

要がある．そこで，もう少し定性的に構造活性相関を解析できるような，多数の誘導体合成を必要としないような方法論が望まれた．

1972年，Topliss（トプリス）はHanschの方法を数式を用いることなく，簡単に実施できる方法を開発した．この方法は，**Toplissの決定樹形図** Topliss decision treeと呼ばれ，図9.6に示す系統図に従って順次合成と活性評価を行いながら，より活性の高い誘導体を発見していくものである．本法は，高活性な化合物を見出すために合成すべき誘導体数を減らすことができることから，ベンゼン環に直結する置換基の最適化方法として繁用されている．

Toplissの決定樹形図は，図9.6に示すように4-クロル誘導体の合成と活性評価を行い，無置換体の活性の強さと比較して，活性が上昇したらMの，活性が変わらなければEの，活性が低下したらLの経路に進む．仮に活性が上昇した場合Mの経路に進み，3,4-ジクロル誘導体の合成と活性評価を行い，先の4-クロル誘導体の活性と比較することで次へ進む経路が決定される．以下同様に順次決定樹形図に従って誘導体の合成と評価を繰り返し，最終的に活性が最強の誘導体が見出されるのである．

Toplissのツリーは原則的には1個のベンゼン環における置換基効果を考えるもので，疎水性置換基定数πとHammettの置換基定数σに重点がおかれており，立体効果に関する考慮は少ない．また，本手法は，リード化合物とその誘導体の薬理活性が速やかに決定できることが必須である．

9.2.3　薬物動態を考慮したドラッグデザイン

1990年頃，創薬研究における臨床試験での失敗要因の約40%が薬物動態の問題であった．これは，医薬品の作用発現には，十分な濃度が，十分な時間，その作用部位に維持できるかが決定的な要因であり，薬物投与後の，吸収 absorption，分布 distribution，代謝 metabolism，排泄 excretionが関与している結果である．このような背景から，最近の医薬品開発では薬物動態を考慮したドラッグデザインが重要視され，リード化合物の選定段階や最適化段階の初期段階から化合物の物性を考慮するようになった．その一例として，1997年にLipinskiが提唱した**Rule of 5**の概念を紹介する．これは，薬物動態の観点から，経口医薬品になりにくい化合物の特性としてまとめたものであり，化合物の溶解性と消化管からの吸収性を予測し，どの程度リード化合物としてふさわしいかを判定する基準として創薬に取り入れられている．下記の4つの条件に1つでも該当する化合物は経口医薬品にならない場合が多いとされている．

表9.8　LipinskiのRule of 5

1. 分子量が500を超える．
2. 疎水性$\log P$が5を超える．
3. 水素結合の供与体となるOH基とNH_2基の総和が5を超える．
4. 水素結合の受容体となるO原子とN原子の総和が10（5×2）を超える．

この概念がリード化合物の創製や最適化の早期に，溶解性，分配係数，人工膜の透過性などを評価する方法で取り入れられた結果，1991年には，開発中止の医薬品候補化合物の約40％が吸収性に問題があったものが，2000年には約10％に低下したといわれている．また，体内に入った医薬品は代謝を受け，尿中などへ速やかに排泄されるように変化を受ける．したがって，代謝されやすい化合物は活性が弱いのが一般的である．そこで最近では，代謝の影響を評価するために薬物代謝酵素であるシトクロム P450（CYP）の阻害活性をスクリーニングに組み込むことが一般的となっている．このように，最近では医薬品候補化合物の薬理活性のみならず，薬物動態（吸収，分布，代謝，排泄）も医薬品開発の初期段階から検討されるようになってきた．

　一方，前述のように，医薬品は代謝により化学構造変化を受け体外に排出されやすい水溶性の高い化合物に変化する．一般的に，薬物代謝は解毒につながる過程であるが，本来医薬品として不活性な化合物が代謝を受けて薬理活性を示す場合がある．このように，それ自身は薬理活性が低いか示さない化合物であるが，代謝を受けることによって活性型に変化する医薬品は**プロドラッグ**と呼ばれ，担体性プロドラッグとバイオプレカーサーの2種類のタイプが知られている．

A　担体性プロドラッグ

　担体性プロドラッグは，医薬品分子に疎水性の担体官能基（キャリアー基）を結合させ，消化管吸収性，組織移行性，化学的安定性などを向上させたものであり，生体内では担体官能基が開裂して親化合物を再生し作用を発揮する．一般的にアルコールやフェノールそしてカルボキシル基を有する親化合物から誘導したエステル類が多い．以下に一部の例を示すが，オセルタミビルリン酸塩（タミフル®）は，A 型および B 型インフルエンザウイルスに対する経口インフルエンザ薬で，エチルエステル化してプロドラッグ化することで経口投与が可能となった．また，アセメタシンは，体内でインドメタシンに代謝されてから効力を発揮するプロドラッグで，胃腸障害

などの副作用が軽減されている．さらに，クロラムフェニコールの第一級アルコールをコハク酸エステルナトリウム塩としたプロドラッグは，難溶性の親化合物を注射剤として用いるために開発された医薬品である．このほかにも多数の担体性プロドラッグが開発されている．

B バイオプレカーサー

バイオプレカーサーは，担体性プロドラッグと異なり担体官能基を含有しておらず，薬物代謝を受けることで，新たな官能基が生成して活性を表すタイプのプロドラッグである．前述の担体性プロドラッグの生体内活性化の過程は，ほとんどが加水分解であるのに対して，バイオプレカーサーでは，酸化還元酵素系による代謝が関与する場合が多い．ただし，このタイプのプロドラッグでは，はじめから意図して開発したものではなく，開発後にプロドラッグであることが判明したケースも少なくない．以下に一部の例を示す．

レボドパはパーキンソン病治療に用いられる医薬品であり，神経伝達物質のドパミンのプロドラッグである．ドパミン自身は極性が高く血液脳関門を通過することができないが，アミノ酸であるレボドパは，アミノ酸のための輸送系が存在するので脳内に入ることができる．いったん脳内に入ったレボドパは，脱炭酸酵素によってドパミンに変換されて作用を発揮するのである．また，ロキソプロフェンもプロドラッグであり，生体内でケトンが立体選択的に還元されて *trans-* アルコールに変換されてから消炎鎮痛作用を示すと考えられている．一般的にロキソプロフェンのような非ステロイド性抗炎症薬（NSAID）は，副作用として胃障害が問題となることが多い．しかし，ロキソプロフェンは，比較的胃粘膜刺激作用の弱いケトン体のまま吸収されるので胃障害が少なく，還元後に作用を発現するので作用時間が長いという特徴を有している．

9.3　演習問題

問1　コンビナトリアルケミストリーを行うための技術にパラレル合成とスプリット合成があるが，それぞれの特徴を説明せよ．

問2　コンビナトリアルケミストリーで使われる一般的な技術に固相合成と液相合成があるが，それぞれの特徴を説明せよ．

問3　定量的構造活性相関の研究において，薬理活性に大きな影響を及ぼす医薬品の物理化学的性質を3種類を列挙し，なぜ影響を及ぼすと考えられるかを説明せよ．

問4　ある医薬品の定量的構造活性相関の研究から，以下のHansch-Fujita式が得られた．この式は何を意味しているかを説明せよ．

$$\log 1/c = 1.78\pi - 0.12\sigma + 1.647 \quad (r = 0.909)$$

解答と解説

問1
- パラレル合成　：合成する化合物の数と同じ数の反応容器が必要となるので，合成できる化合物の数には限界がある．しかし，得られる化合物は単一であり，その構造も容易に同定できる利点を有している．
- スプリット合成：大きな合成ライブラリーの構築に適した方法である．この合成法は1粒の固相担体には1種類の化合物のみが担持されているが，パラレル合成とは異なりその構造を同定するには適当な方法を用いて追跡する必要がある．

問2
- 固相合成：一般にこの合成法は精製が容易で自動化しやすい．しかし，合成に用いることのできる反応の種類は少なく，大量合成には難がある．
- 液相合成：この合成法に用いることのできる反応の種類は多く，大量合成に適している．しかし，一般に精製が困難で自動化が難しい．

問3
1. 疎水性効果：薬が標的部位に到達するためには，脂質二重層からなる多くの生体膜を通過する必要がある．薬の疎水性の度合いは，生体膜通過過程に影響する．
2. 電子効果　：医薬品の有する置換基の電子効果は，極性やイオン的性質に影響して薬の体内分布に大きな影響を与える．また，標的部位との結合過程においても，薬

との相互作用に大きく影響する．
3. 立体効果 ：分子の形状は，鍵と鍵穴のように薬と受容体などの標的部位との結合に大きく影響する．

問 4

　σ の係数に比べて π の係数の方が大きいので，疎水性効果がこの医薬品の作用には重要な因子であることを示している．また，より親水性の基は負の値を持つので，この医薬品の活性を低下させる．(r) の値から，この式を誘導するために用いたパラメーターが適切であったことを示している．

第 10 章

薬 物 代 謝

　薬物 drug は疾患の治療に用いられる重要なものではあるが，生体にとっては異物であり，体内に蓄積するのは好ましくない．この異物を速やかに体外に排出するために，生体は様々な機構を備えている．極性の高い薬物はそのままの形で尿中などへ排泄されるが，脂溶性 lipophilic（hydrophobic）の高い薬物では体内に滞留，また腎臓の尿細管で再吸収される．多くの薬物は脂溶性であり，水溶性 hydrophilic が低いためにそのままの形では尿，胆汁中に排泄されず，酵素触媒反応による薬物の化学構造の変化，すなわち**薬物代謝 drug metabolism** によって水溶性が高まる化学構造へと変化し体外に排泄される．その意味で，薬物代謝反応は極性化反応と呼ばれることもある．

　薬物が体内で受ける代謝反応は，**第 1 相反応（酸化・還元・加水分解反応）** と**第 2 相反応（抱合反応）** とに分類され，いずれも元の薬物より極性が高くなり，水に溶けやすくなる．さらに腸管に存在する細菌による代謝反応がある．これらの過程で薬物の**解毒**，**代謝的活性化**，あるいは**不活性化**へと進む．また，**腸内細菌**による薬物代謝は，腸管，特に腸管下部は嫌気的環境にあるため，酸化反応は起こらず，もっぱら**還元反応，加水分解反応**が起こる．

　薬物動態，**代謝物の薬効・毒性**，それらの**個人差**など，医療分野とともに医薬品の開発に薬物代謝に関する情報は必須の項目として挙げられており，**医薬品の設計と合成**に薬物代謝は重要で深いつながりがあるといえる．本章では，薬物代謝を有機化学の側面から捉える．代謝メカニズム（化学反応）を理解し，**ドラッグデザイン**（プロドラッグなども含めて）に代謝の概念が応用されていることなどを知る．

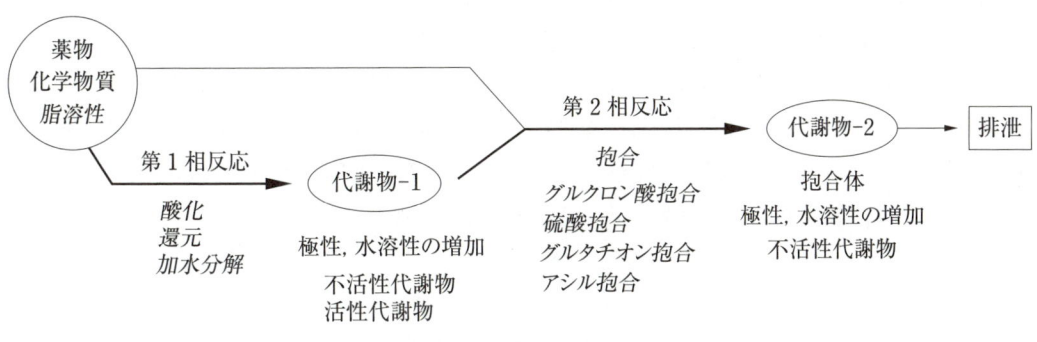

図 10.1　薬物代謝経路

10.1 酵素による代謝

10.1.1 シトクロム P-450　cytochrome P-450

シトクロム P-450（**P-450** と略す）は第1相反応を触媒する酵素として最も重要な役割を担う酵素の1つであり，**一酸化炭素**と結合して **450 mm** に吸収極大を示す**色素 pigment** ということから名付けられた酸化反応（および還元反応）を行う**薬物代謝酵素**である．P-450 は多くの生物（微生物から高等植物，哺乳動物）に存在し，動物，ヒトでは肝臓に大量に発現しており，赤血球，精子以外のほとんどすべての臓器（腎臓，小腸，脳，副腎，肺，皮膚，胎盤など）に分布している．細胞内での分布をみると，肝細胞では**滑面小胞体**と**粗面小胞体**（前者に多い）に存在し，核膜，リボソーム，ゴルジ体，ミトコンドリアなどにも存在する．ステロイドなどの生体内物質の代謝に関与する P-450 は主にミトコンドリアに存在し，高い基質特異性を示す（**生体成分合成型 P-450**）．一方，肝臓をホモジナイザーで破壊して，細胞質，細胞内小器官（オルガネラ）から成る肝ホモジネートを 9,000 × g で遠心分離した上清（沈殿には核やミトコンドリアが含まれる）を，さらに 105,000 × g で遠心分離したときに得られる沈殿を**ミクロソーム画分**と呼ぶ．この画分には小胞体の断片が含まれ，薬物代謝に関与する P-450（**薬物代謝型 P-450**）が存在し，この P-450 は，高い基質特異性を示す一般的な酵素と違って基質特異性が低く，種々の薬の代謝に関与する．P-450 は臨床的に使用されている薬の代謝の約8割以上に関与しているともいわれる．

A 構造と性質

P-450 は約 450 残基のアミノ酸で構成される分子量約 50,000 で，補欠分子族としてプロトヘム（プロトヘムと鉄の錯体）を有する**ヘムタンパク質**である．活性中心を構成しているヘム鉄の第1配位子〜第4配位子はヘムのテトラピロール環の窒素原子である．図 10.2 中の X は第5配位子で，タンパク質のシステイン残基のチオレートイオン S$^-$ が配位している．ヘモグロビンなど P-450 以外のヘムタンパク質のヘム鉄の第5配位子はヒスチジン残基のイミダゾールの窒素が配位している．この違いが O_2 の活性化に働くと考えられている．Y は第6配位子で，高スピン状態の P-450 は空であるが，低スピン状態では分子状酸素が配位し，一原子酸素添加反応に関与している．鉄(Ⅱ) は O_2 や CO に強い親和性を示して6配座をとるが，鉄(Ⅲ) はこの親和性をもたない．P-450 の活性発現に重要な役割を担うプロトヘムの近くに脂溶性の薬物が結合する基質結合部位が存在し，基質—酸素—ヘムが並んで基質（薬物）の酸化反応が進行する．P-450 にはこのような空間（ヘムポケット）が存在する．

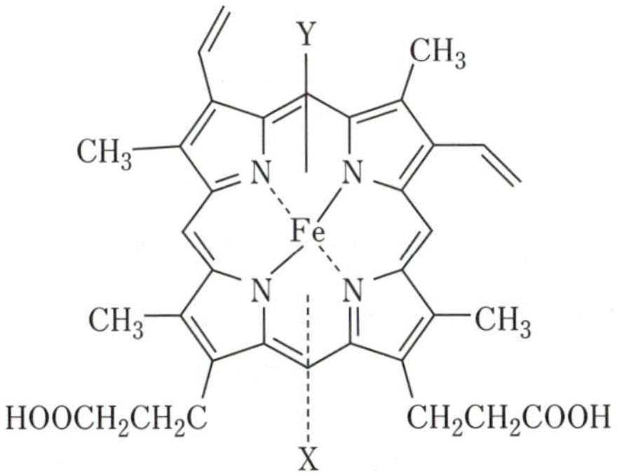

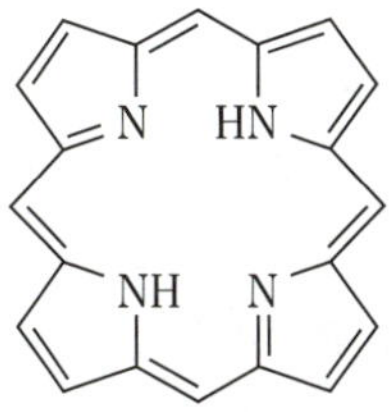

図 10.2　P-450 のヘムと軸配位子
X は第 5 配位子でシステイン残基の-S⁻ が配位，
Y は第 6 配位子で O_2 や CO が配位する．

ポルフィリン環

B　基質特異性

　P-450 はアミノ酸配列の相同性に基いて，群（ファミリー），亜群（サブファミリー）などに分類され，**CYP**（cytochrome P-450 の略）のあとにそれぞれアラビア数字，アルファベットをつけた系統的名称が用いられている．薬の代謝に関わる CYP は，第 1 群（CYP1）～第 3 群（CYP3）および第 4 群（CYP4）の一部である．ヒト CYP の基質特異性を表 10.1 に示す．

表 10.1　P-450 の基質特異性

P-450 分子種	基質となる医薬品
CYP1A2	リドカイン，アセトアミノフェン，フェナセチン，アンチピリン，イミプラミン，テオフィリン，カフェイン，プロプラノロール，メキシレチン，タモキシフェン，オランザピン
CYP2C9	ジクロフェナク，ナプロキセン，アセトアミノフェン，イブプロフェン，メフェナム酸，トルブタミド，フェニトイン，ワルファリン，バルプロ酸，スルファフェナゾール，ピロキシカム，トラセミド，ロサルタン
CYP2C19	アミトリプチリン，イミプラミン，ジアゼパム，オメプラゾール，ワルファリン，メフェニトイン，メホバルビタール，ヘキソバルビタール，プログアニル
CYP2D6	アミトリプチリン，イミプラミン，デシプラミン，メトプロロール，プロプラノロール，ハロペリドール，フルフェナジン，スパルテイン，フレカイニド，コデイン，デキストロメトルファン
CYP2E1	エチルアルコール，アセトアミノフェン，イソフルラン，クロルゾキサゾン，カフェイン，テオフィリン
CYP3A4	アミトリプチリン，イミプラミン，リドカイン，アミオダロン，ミダゾラム，トリアゾラム，エリスロマイシン，シクロスポリン，タクロリムス，カルバマゼピン，ベラパミル，キニジン，ゲフィチニブ，インジナビル，サキナビル，オメプラゾール，コデイン，ハロペリドール，ロサルタン，エトポシド

C　酵素誘導と酵素阻害

　薬物代謝酵素の活性に影響する因子として，**酵素誘導**および**酵素阻害**がある．酵素誘導は，薬物や化学物質が誘導物質として酵素量を増加して薬物代謝酵素の活性が増加する現象である．そ

の結果，薬物の代謝が亢進することになり，同じ薬物投与量であっても薬効が減弱する．CYPの誘導機構として，DNAからmRNAへの転写活性化，転写されたmRNAの安定化とその量の増加，酵素タンパク質の安定化が考えられる．CYP分子種を誘導する薬物を表10.2に示す．薬物の他に嗜好品，環境物質などでもCYPは誘導される．セイヨウオトギリソウ（セントジョーンズワート）は抗うつ作用をもつ民間生薬で，健康食品扱いであるが，CYP3A4を誘導する．CYP3A4で代謝される薬物は多く（現在使用されている薬物のおよそ50％），両者の併用により薬物の血中濃度が低下することになり，薬効上の問題となる．酵素阻害について，CYP分子種を阻害する薬物を表10.2に示す．

この阻害機構として，(1) **同一分子種により代謝される複数種類の薬物が同時に存在し，薬物結合部位で薬物間の競合阻害が起こる可逆的阻害（競合阻害）**：例，シメチジン（イミダゾール誘導体であり，その窒素原子を介してCYPのヘム鉄の第6配座子に配位し，酵素活性を阻害する．化学構造を修飾したファモチジン，ラニチジンではCYP阻害作用がほぼ消失．図10.3参照），ケトコナゾール，イトラコナゾール，

(2) **不可逆的阻害**：例，アリルイソプロピルアセトアミド，エチニルエストラジオール（代謝物によりヘムのポルフィリン環をアルキル化し，CYPを不活性化する），クロラムフェニコール（代謝物がCYPの活性中心にあるリジン残基をアシル化し，ヘムへの電子伝達が阻害され不活性化する）．

(3) **半不可逆的阻害**（可逆的阻害と不可逆的阻害の中間で条件によって結合が解離し，阻害が解消される場合）：例，エリスロマイシン（N-脱メチル化，N-水酸化を経て生成するニトロソアルカン代謝物がCYP3A4のヘム鉄と共有結合し不活性化する），イソニアジド（CYPのヘム鉄に強く結合するニトレン中間体を生成し，ニトレン複合体を形成する）．

表10.2 P-450分子種の誘導薬，阻害薬

	誘導薬	阻害薬
CYP1A2	オメプラゾール，タバコの煙，焼き肉などの焦げ	ニューキノロン（エノキサシン，ノルフロキサシン，シプロフロキサシン），フルボキサミン，フルフィラリン，α-ナフトフラボン
CYP2B6	フェノバルビタール	
CYP2C9	フェノバルビタール，リファンピシン，フェニトイン	サルファ薬（スルファメトキサゾール，スルファフェナゾール），イソニアジド
CYP2C19	フェノバルビタール，リファンピシン，フェニトイン	オメプラゾール，アミオダロン，フルボキサミン
CYP2D6		キニジン，プロパフェノン，ハロペリドール，クロルプロマジン，シメチジン，アミオダロン，ジルチアゼム
CYP2E1	アルコール，イソニアジド	
CYP3A4	リファンピシン，フェノバルビタール，フェニトイン，カルバマゼピン，デキサメタゾン，スルフィンピラゾン	アゾール系抗真菌薬（ケトコナゾール，イトラコナゾール，フルコナゾール），マクロライド系抗生物質（エリスロマイシン，クラリスロマイシン，トリアセチルオレアンドマイシン），シメチジン，エチニルエストラジオール，ノルエチステロン，ダナゾール，ブロモクリプチン
CYP4	クロフィブラート	

図 10.3

D 薬物の酸化機構

P-450 の触媒サイクルを下図に示した．P-450 がヘモグロビンと異なる点は，分子中に疎水性化学物質と疎水結合をすることができる認識部分が存在することである．

◆ P-450 による酸化機構 ◆

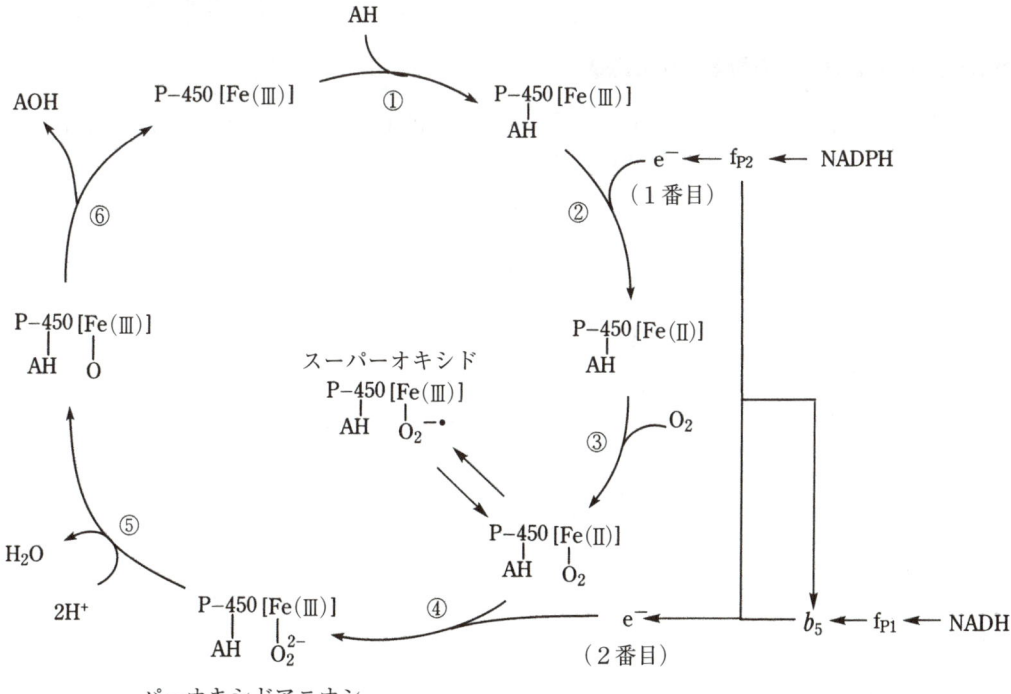

AH：薬物，AOH：酸化生成物，f_{p1}：NADH-シトクロム b_5 還元酵素，f_{p2}：NADPH-P-450 の還元酵素，b_5：シトクロム b_5

酸化反応は次の過程を経る．

① 酸化型 P-450[Fe(Ⅲ)] に基質 AH が疎水結合する．この結合はスペクトル（基質結合差スペクトル）の変化によって観察される．

② 電子伝達系から1番目の電子が導入されてヘム鉄が還元される．
③ 酸素分子が Fe(Ⅱ) に配位する．
④ 電子伝達系から2番目の電子が導入されて，パーオキシドアニオンを形成する．
⑤ O^{2-} を放出して2個のプロトンとの間に水分子を形成し，自身は活性酸素原子をかかえた P-450(AH)[Fe(Ⅲ)→O] となる．
⑥ 基質 AH に酸素原子を1個導入して AOH を生じ，酸化型 P-450[Fe(Ⅲ)] に戻る．

E 電子伝達系

触媒サイクルでは系内に2つの電子が取り込まれている．この電子伝達系として**NADPH-P-450 還元酵素**（f_{p2} と略記）が関与している（**NADPH**：nicotinamide adenine dinucleotide phosphate reduced form：構造を次図に示す）．この酵素は**フラビンタンパク質**である．NADPH から電子を受け取り，その電子を P-450 に供給する役割を担っている（ただし，一部 NADH が電子供与体として働く経路も知られている）．

薬物（AH：広義には化学物質）の P-450 の触媒作用による酸化反応は多段階サイクルであり，生成物 AOH に取り込まれる酸素原子は酸素分子の2つの酸素原子にうちの1つに由来する．さらに，補酵素 NADPH（還元型）から $NADP^+$（酸化型）への過程で放出される2個の電子（$2e^-$）と2個のプロトンは，水の生成と P-450 の触媒サイクルに取り込まれる．

◆ P-450 による薬物への酸素添加反応 ◆

$$AH + O_2 + 2e^- + 2H^+ \longrightarrow AOH + H_2O + NADP^+, NAD^+$$
　　　　　　　　　(NADPH, NADH)
基質　　酸素分子　　電子伝達系　　　　　　生成物

◆補酵素 NADPH, NADH（還元型）から NADP⁺, NAD⁺（酸化型）への変化（電子伝達系）◆

$$\text{NADPH, NADH（還元型）} + H^- \longrightarrow \text{NADP}^+, \text{NAD}^+（酸化型） + 2e^- + 2H^+$$

X = H　　　ニコチンアデニンジヌクレオチド（NAD⁺）
X = PO₃H₂　ニコチンアデニンジヌクレオチドリン酸（NADP⁺）

10.1.2　第1相反応（酸化・還元・加水分解）

A　酸　化

P-450 は基質特異性が比較的小さいために，肝臓において多くの化合物の酸化に関与する．反応は電子密度の高い二重結合化合物，芳香族化合物，窒素や硫黄の孤立電子対に起こる．また，これらに隣接するアルキル基の α 位（ベンジル位，アリル位，N，O，S の α 位）にも起こりやすい．この傾向は第2章酸化で述べた酸化剤の反応のしやすさに一致している．その他，有機化学的には不活性とみられるアルキル基の末端（ω 位）や末端の手前の炭素（ω-1 位）も酸化（ヒドロキシル化）される．

(1) エポキシ化とフェノール化

炭素-炭素二重結合（アルケン）は P-450 によって，エポキシドを形成する．エポキシドは化学的に反応性に富むためこの形で代謝されることは少なく，**エポキシド加水分解酵素**によりジオールを経るか，または，後述するようにグルタチオン抱合体に変えられる．

ベンゼン誘導体もエポキシド（アレーンオキシド）を経て，酵素的に加水分解されて trans-ジオールまたはグルタチオン抱合体に変えられる．アレーンオキシドは非酵素的に転位してフェ

ノールも生じる．このフェノールはアレーンオキシドを経由しない直接の反応での生成も知られているが，その経路は比較的少ない．ベンゼン環の電子密度の高い部分（o-, p-配向性基があればp-位）で酸化（水酸基の導入）が行われる．

アレーンオキシドは生体のタンパク質やDNAなどと反応して不可逆的な結合（共有結合）を形成し，突然変異・発がん誘起活性物質となって臓器腫瘍の原因になることも知られている．

◆ P-450によるエポキシ化とフェノール化 ◆

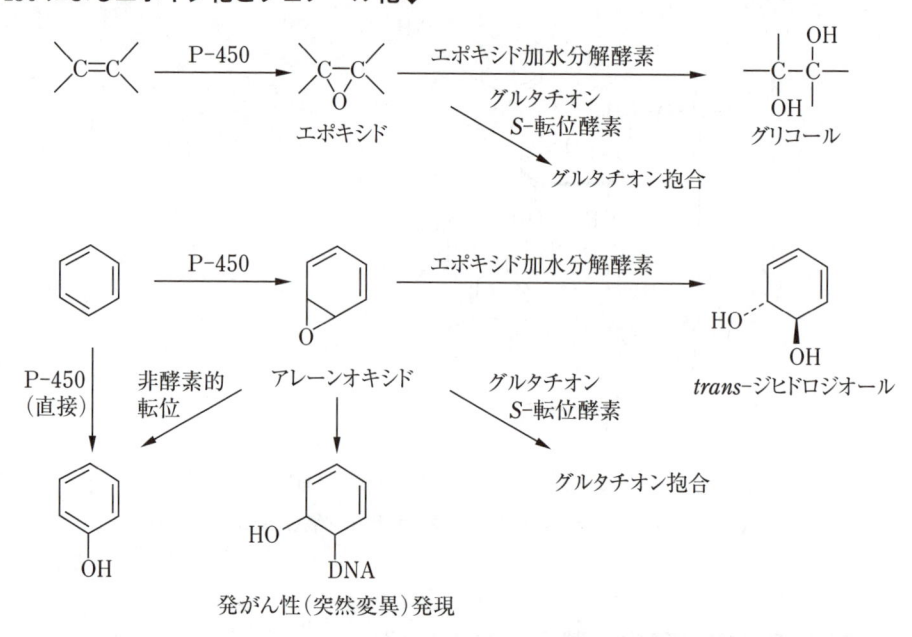

フェノールの生成は，パラ位を重水素化した化合物の代謝により，重水素がメタ位に転位した化合物（1,2-シフト）を得たことから，次図の機構が提出されている．この反応は重水素だけでなく，ハロゲンやメチル基の転位も知られている．この現象を発見した米国の研究機関 National Institute of Health の名前に因んで **NIHシフト** といわれている．なお，フェノールやアセトアニリドのようにR基に脱離できる水素をもつ化合物では，相対的に重水素化された代謝物は少ないことが認められているが，次の機構の経路bに示した中間体 **3** の生成が含まれることから理解される．

◆置換ベンゼン化合物の代謝と NIH シフト◆

(NIHシフト：パラ位の重水素がメタ位に転位した化合物1が得られる)

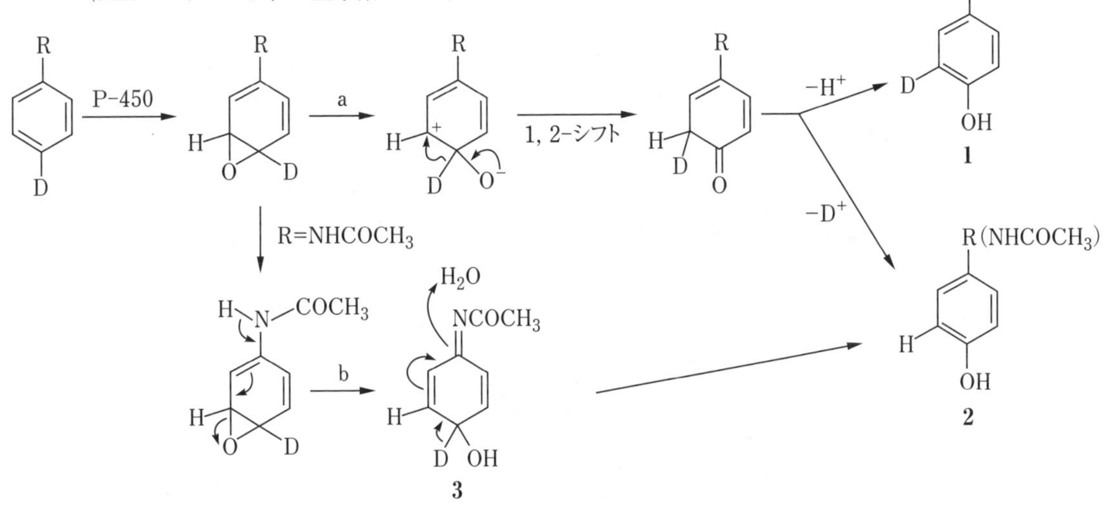

フィトナジオン（ビタミン K_1）は肝臓中にエポキシドの存在が確認されている．

また，ピーナッツのかび毒（マイコトキシン）であるアフラトキシン B_1 は強い肝毒性を示し，肺がんの原因として知られるが，エポキシドがその活性本体とされている．

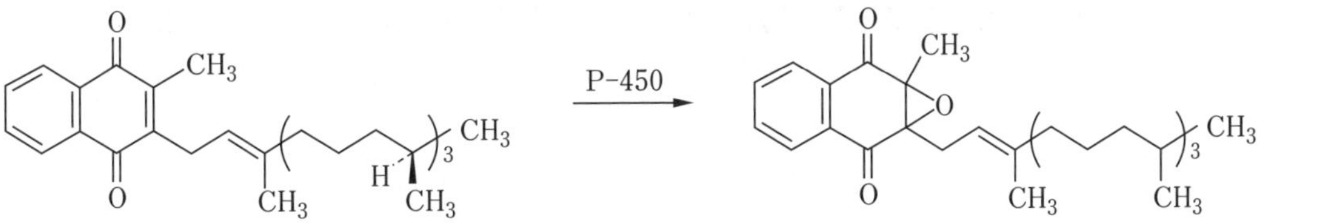

フィトナジオン【局】
Phytonadione
（ビタミンK）

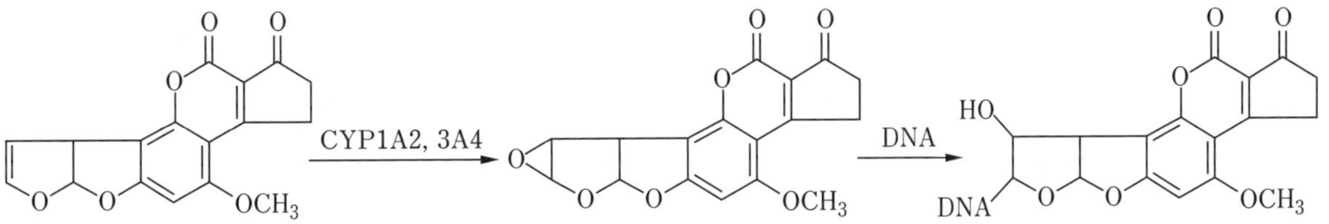

aflatoxin B_1
（かび毒）

芳香族化合物がフェノールに変化する代謝は数多く知られている．フェニルブタゾンとワルファリンカリウムの代謝を例示した．代謝物オキシフェンブタゾンにも抗炎症活性があり，以前は日本薬局方（日局10まで）に収載されていた．

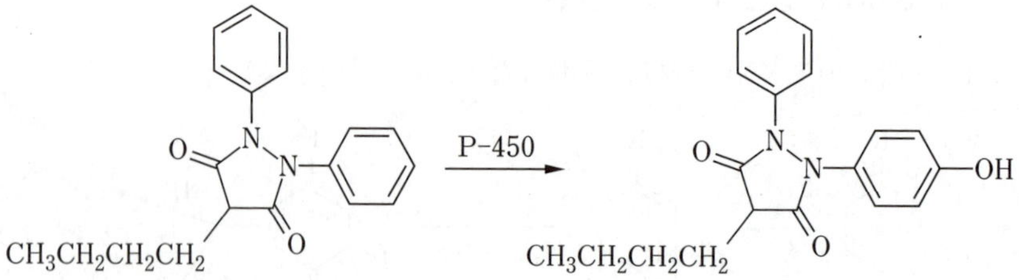

フェニルブタゾン【局】
Phenylbutazone
（抗炎症薬，鎮痛薬）

P-450 により オキシフェンブタゾン になる。

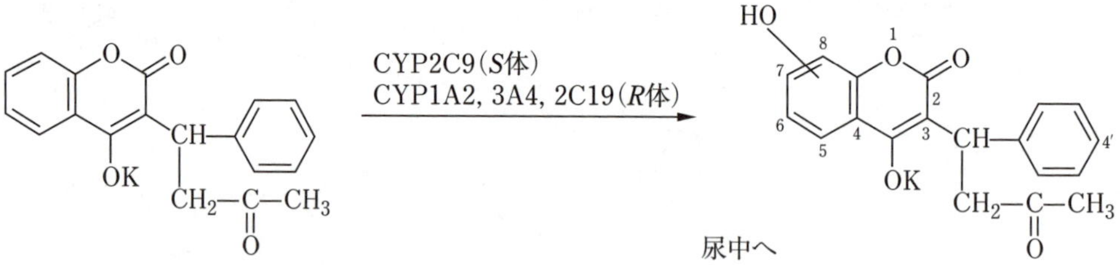

ワルファリンカリウム【局】
Warfarin Potassium
（抗凝血薬）

CYP2C9（S体）
CYP1A2, 3A4, 2C19（R体）

尿中へ
7-OH warfarin　32.5%
8-OH warfarin　3.9%
4'-OH warfarin ⎫
6-OH warfarin ⎭ 41.6%

P-450 ではないが，**キサンチン酸化酵素**はプリンの酸化物であるヒポキサンチンやキサンチンの酸化に関与して尿酸を生じる．この酸化反応は複素環化合物の水酸化とみることができる．痛風治療薬アロプリノールもキサンチン酸化酵素によってアロキサンチン（オキシプリノール）になり，これはさらにキサンチン酸化酵素と反応することから尿酸の生成を阻害する．この競合的反応が痛風薬として作用する．

◆キサンチン酸化酵素◆

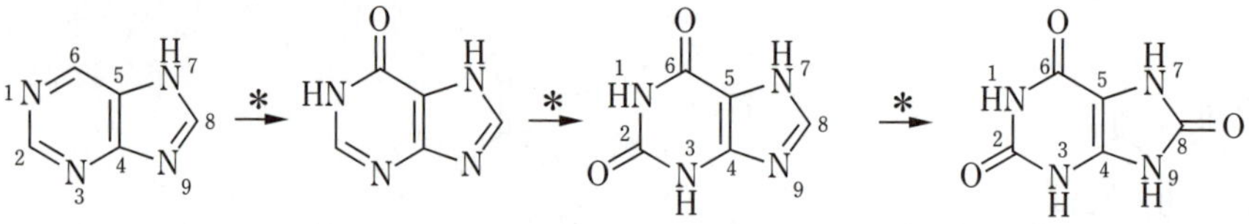

プリン → ヒポキサンチン → キサンチン → 尿酸

＊ キサンチン酸化酵素

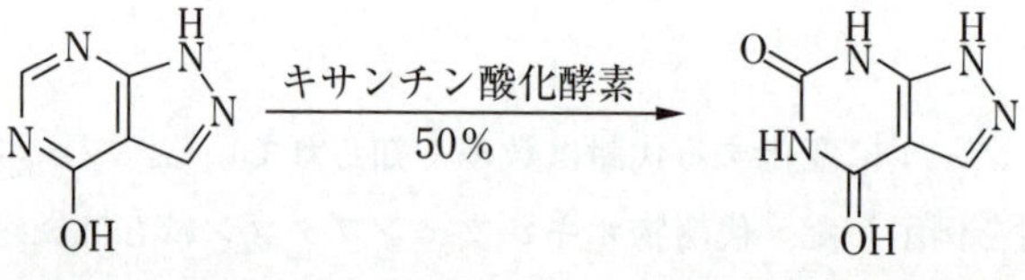

アロプリノール【局】
Allopurinol
（痛風治療薬）

キサンチン酸化酵素
50%
→ アロキサンチン
（オキシプリノール）

(2) ヘテロ原子（N，S原子）の酸化

　N，S原子は分子状の酸素の存在で，主として肝臓ミクロソームで酸化される．これに関与する酵素には，P-450と**FMO**（**フラビン含有モノオキシゲナーゼ**，flavin-containing monooxygenase）がある．基質特異性は両酵素により異なり，一般に芳香族窒素複素環や塩基性の弱い第一級アミンの酸化はP-450で，塩基性の強い第二級，第三級アミンやS原子の酸化はFMOによることが多い．生成したヒドロキシルアミンはヘモグロビンのFe(II)をFe(III)に酸化してメトヘモグロビンを形成させて，溶血性メトヘモグロビン血症の原因となる．また，ヒドロキシアミンはアレルギーや発がんを誘発することも知られている．

◆N，S原子の酸化◆

$R-NH_2 \longrightarrow R-NHOH$ ヒドロキシアミン

ピリジン → ピリジンN-オキシド

$\begin{array}{c}R^1\\R^2\end{array}\!\!NH \longrightarrow \begin{array}{c}R^1\\R^2\end{array}\!\!NHOH$ ヒドロキシアミン

$R^1-S-R^2 \longrightarrow R^1-S(=O)-R^2 \longrightarrow R^1-S(=O)_2-R^2$
スルフィド　スルホキシド　スルホン

第三級アミン → N-オキシド

チオアミド $R-C(=S)-NH_2 \longrightarrow R-C(=O)-NH_2$ アミド

◆アニリンの代謝◆

アニリン $\xrightarrow{P-450}$ p-アミノフェノール（メトヘモグロビン血症）

アニリン $\xrightarrow{P-450}$ フェニルヒドロキシルアミン（メトヘモグロビン血症）→ NHOX 抱合体（不活性）

アニリン → NHX 抱合体（不活性）

　スルフィドはスルホキシドやスルホンを与える．クロルプロマジンの尿中における代謝産物は60種以上のものが知られており，次図にS-オキシド，N-オキシド，フェノールや脱メチル体（後述）を示した．

チオカルボニル基は脱硫されてカルボニル基に変換される．例えば，エチオナミドは血中にエチオナミド*S*-オキシドが認められ，尿中にはイソニコチン酸アミドやイソニコチン酸誘導体として代謝される．農薬パラチオンはパラオキソンになり，後者は前者の約100倍の抗コリンエステラーゼ活性（毒性）をもつようになる．

チオケトンやチオアミドは実験的に酸化剤によってケトンやカルボン酸アミドに変換されるが，生体でも同様な反応が起きていると考えられる．

◆スルフィド，チオケトンの酸化◆

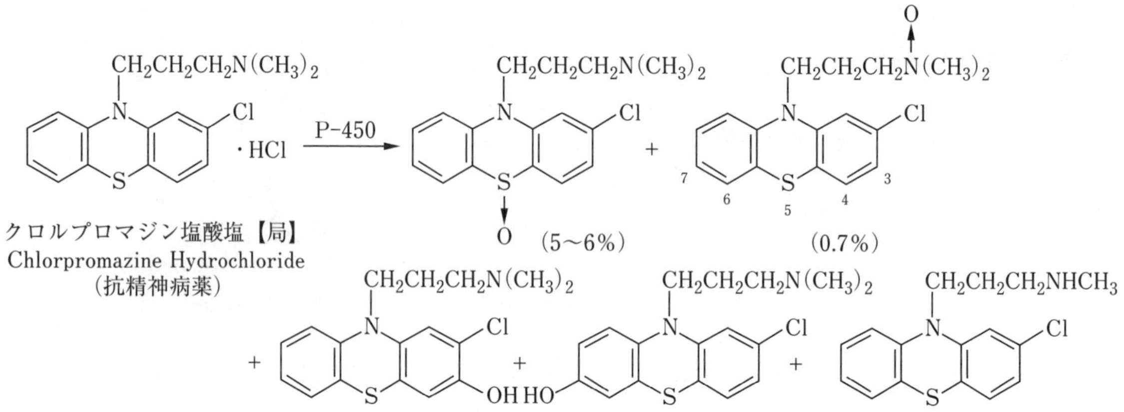
P-450
·HCl
(5〜6%)
(0.7%)
クロルプロマジン塩酸塩【局】
Chlorpromazine Hydrochloride
（抗精神病薬）

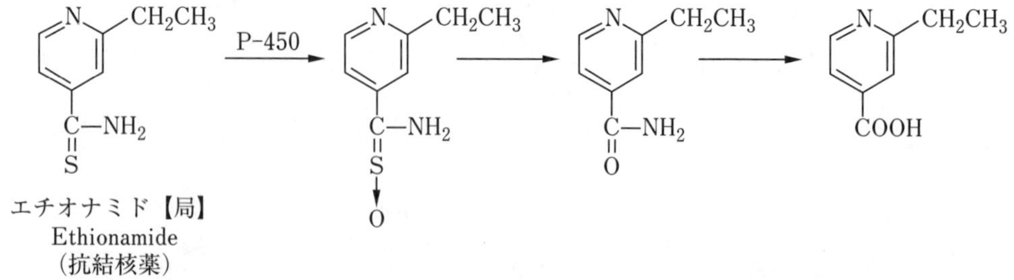
P-450
エチオナミド【局】
Ethionamide
（抗結核薬）

酵素
または 酸化剤
非酵素的

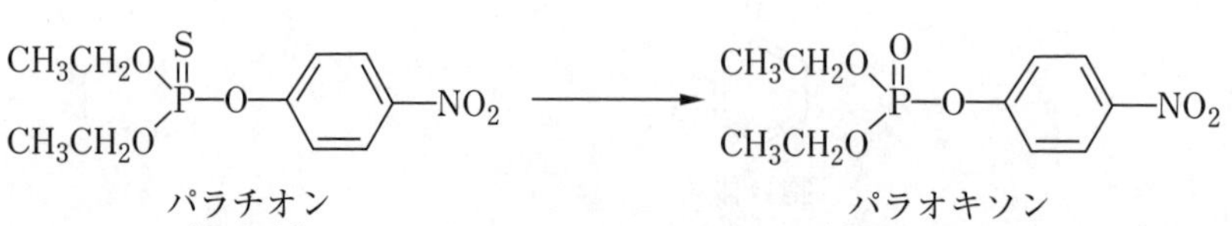

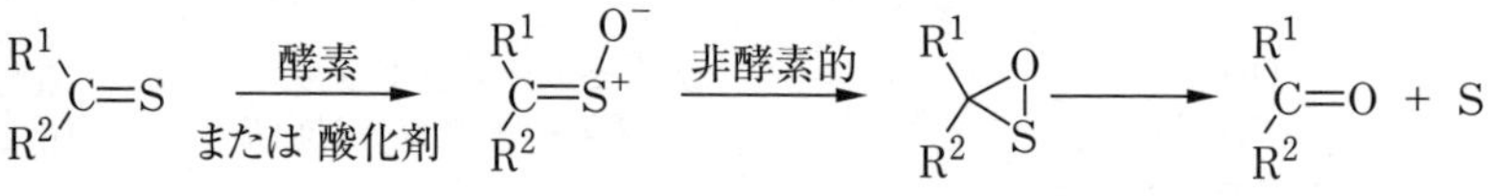

パラチオン
（殺虫剤）

パラオキソン
（毒性が強くなる）

(3) ヘテロ原子（N，O，S原子）のα位の炭素の酸化

N，O，S原子のα位の炭素（C-H結合）は酸化されて，水酸化（C-OH結合）が起こる．この反応で生成するアセタール型の化合物は不安定なために非酵素反応によってアルデヒドを遊離

する．すなわち**脱アルキル化反応**が起こる．

◆ヘテロ原子のα位の酸化◆

$$R^1-X-\underset{H}{\overset{H}{C}}-R^2 \xrightarrow{P-450} R^1-X-\underset{H}{\overset{OH}{C}}-R^2 \xrightarrow{非酵素的} R^1-XH + R^2-\overset{O}{\underset{}{C}}-H$$

X＝NH, NR, O, S

　エフェドリン，メタンフェタミンの例を下に示したが，脱モノメチル化，脱ジメチル化（N, N-ジメチル体のとき）は通常見られる代謝物である．エフェドリンはヒトでは75％が未変化体で，10％がノルエフェドリンである．インドメタシンは脱メチル化されてOH体となり，グルクロン酸抱合体（後述）として尿中に排出（50％）される．

◆酸化による脱アルキル化◆

エフェドリン塩酸塩【局】
Ephedrine Hydrochloride
（気管支拡張薬）
→ P-450（犬）→ ノルエフェドリン（58％） ＋ （1.5％） ＋ （1.5％）

メタンフェタミン塩酸塩【局】
Methamphetamine Hydrochloride
（覚醒剤）
→ P-450 → アンフェタミン（6〜10％） ＋ パラヒドロキシアンフェタミン

インドメタシン【局】
Indometacin
（抗炎症，解熱鎮痛剤）
→ P-450 → → glucuronide（尿中50％）

　コデインの代謝物としてノルコデインやモルヒネも知られている．フェナセチンはアセトアル

デヒドを生成して脱エチル体となる．この化合物はアセトアミノフェンで，解熱鎮痛作用の本体と考えられる．少量の加水分解化合物である p-フェネチジンはさらに p-アミノフェノール（既述）やヒドロキシルアミンになってメトヘモグロビン血症（出血性腎炎）の原因として知られる．

◆酸化による脱アルキル化と加水分解◆

コデインリン酸塩水和物【局】
Codeine Phosphate Hydrate
(鎮咳薬, 麻薬)
・H₃PO₄・1/2H₂O

→ CYP2D6 →

ノルコデイン (7〜9 %)

＋

モルヒネ (4〜13 %)

フェナセチン【局】
Phenacetin
（解熱鎮痛薬）

→ CYP1A2 →

アセトアミノフェン【局】
Acetaminophen
（解熱鎮痛薬）

＋

p-フェネチジン
↓ P-450
（メトヘモグロビン血症）

(4) ベンジル位やカルボニル基の隣のメチレンの酸化

　ベンジル位やカルボニル基の隣のメチレンは酸化されやすい．パーキンソン病はドパミンが減少している病気であるが，ドパミンは血液脳関門を通過できないためにドパミンを投与しても脳内に移行しない．レボドパは消化管より血液脳関門を通過して脳内に入り，脱炭酸してドパミンに変わる．ドパミンはベンジル位が酸化されてノルエピネフリンに，また，アミノ基の α 位が酸化された後，開裂してアルデヒドになり，さらに酸化されてフェニル酢酸誘導体になる．また，カテコールアミンの一般的な反応としてカテコール O-メチル転移酵素 catechol O-methyltransferase（COMT）によるモノメチル化がある．この反応は作用の不活性化と代謝の遅延につながり，代謝の一般的概念（水溶性を増して代謝されやすくする）に反した反応である．

◆レボドパ，ドパミンの代謝◆

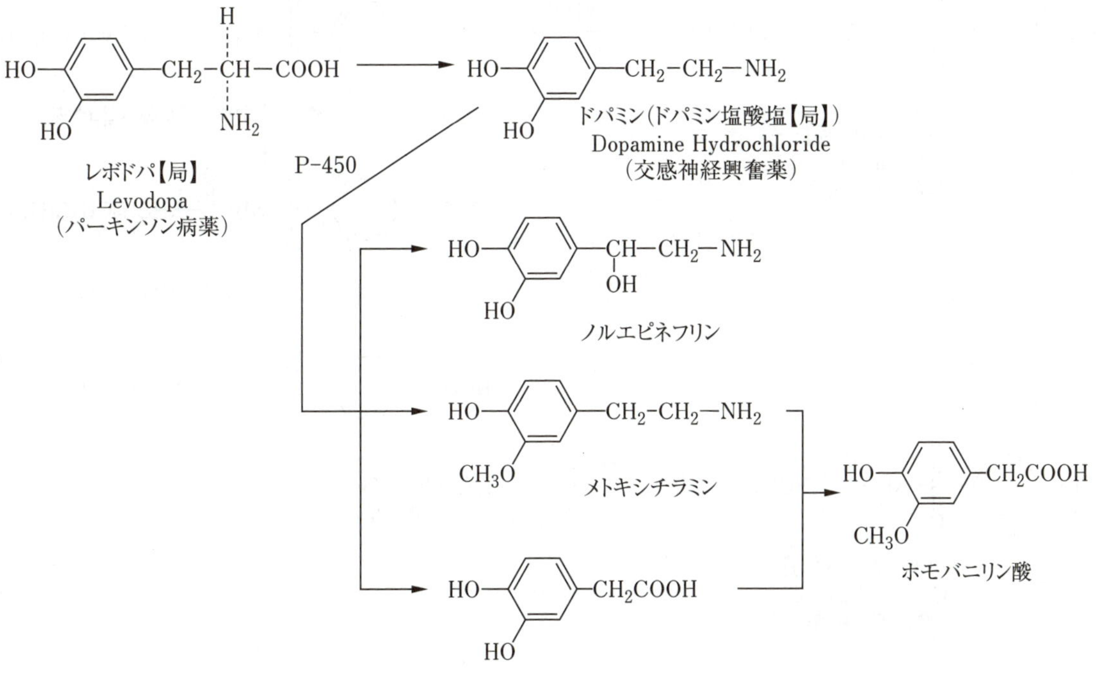

ベンゾジアゼピン誘導体の代謝の特徴は，脱 N-メチル化と3位のカルボニル隣接位の水酸化である．下記のようにジアゼパムの代謝物であるノルダゼパムやオキサゼパムも抗不安作用を有するので，生体内でこれらに変換できるプロドラッグが考案されている（プラゼパム，メダゼパムなど）．

◆ベンゾジアゼピン類の代謝◆

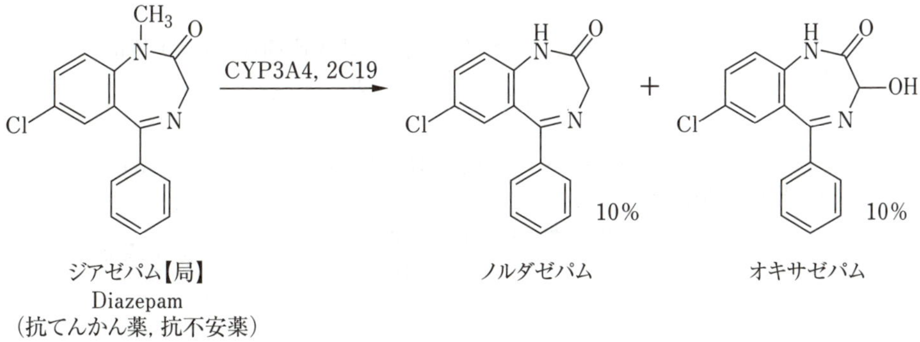

トルブタミドはCYP2C9によってα酸化を受けてアルコールになる．アルコールは**アルコール脱水素酵素**によってアルデヒドになり，これはさらに**アルデヒド脱水素酵素**によりカルボン酸になってから抱合体として排泄される．クロルプロパミドはヒトでは未変化体の代謝が多く，したがってトルブタミドより作用が持続性である．

◆トルブタミド，クロルプロパミドの代謝の差◆

[トルブタミド【局】 Tolbutamide（経口糖尿病薬）が CYP2C9 により水酸化体となり，アルコール脱水素酵素でアルデヒド体，アルデヒド脱水素酵素でカルボン酸体へ代謝される図]

[クロルプロパミド【局】 Chlorpropamide（経口糖尿病薬）は P-450 で代謝されるが，未変化体が多い（ヒト）（代謝が遅い）]

(5) アルキル基の水酸化

アルキル基は，芳香環または二重結合に結合していれば，そのα位（ベンジル位またはアリル位）で酸化（α酸化）が起こることは述べた．この反応はエポキシ化（およびフェノール化）と競合する．長鎖のアルキル基は末端（ω位）または末端から2個目の炭素（ω-1位）が酸化される．

◆α, ω, ω-1 酸化◆

Ph-CH₂CH₂CH₃ ⟶ Ph-CH(OH)CH₂CH₃　α 酸化

R-CH₂CH₂CH₃ ⟶ R-CH₂CH₂CH₂OH　ω 酸化
　　　　　　 ⟶ R-CH₂CH(OH)CH₃　ω-1 酸化

アンチピリンは 4-OH 体が主代謝物（このものにも解熱作用が知られている）であるが，解熱作用のないカルボン酸へも代謝される．これらは抱合体（後述）として確認されている．

◆アンチピリンの代謝◆

アンチピリン【局】
Antipyrine
（解熱鎮痛薬）

→ （30〜40%） ＋ α 酸化 ＋

(6) その他の酸化

i) アルコールの酸化

アルコールは，アルコール脱水素酵素によりアルデヒドに酸化されることは既に述べた．エタノールは，ヒトでは肝臓で主としてこの酵素により代謝される．また，P-450のアイソザイム（CYP2E1）が時にはエタノールを酸化することも，$^{18}O_2$ を使った実験で確かめられている．

◆エタノールの代謝◆

$$CH_3CH_2OH \xrightarrow[\text{または CYP2E1}]{\text{アルコール脱水素酵素}} CH_3CHO \xrightarrow{\text{アルデヒド脱水素酵素}} CH_3COOH$$

ii) 脱ハロゲン化

脂肪族および芳香族ハロゲン化合物は化学的にかなり安定で，脂溶性が大きいために体内に蓄積される．しかし，長期にわたるが酸化反応を受けて脱ハロゲン化されることも知られている．この反応は高等動物のみでなく，環境中の微生物においても認められる．吸入麻酔薬のハロタンは60％が呼気中にそのまま排出されるが，トリフルオロ酢酸が代謝物として認められている．ハロタンに基づく塩化物イオンは投与後2週間以上を経てから尿中に検出され始める．

◆ハロタンの代謝◆

ハロタン【局】
Halothane
（全身麻酔薬）

$$\xrightarrow{\text{CYP2E1}} [CF_3\text{-}\underset{Br}{\overset{Cl}{C}}\text{-}O\text{-}H] \longrightarrow [CF_3\text{-}\underset{}{\overset{O}{C}}\text{-}Cl] \xrightarrow{H_2O} CF_3COOH + HCl$$

B 還元

酸化反応に比べて還元反応は一般的ではないが，肝ミクロソームには還元を行う酵素が含まれている．アゾ基，ニトロ基，ケトン，エポキシドの還元が知られている．NADPHを水素供与体

としている．また，還元と次項の加水分解は腸内細菌による代謝の主たる反応でもある．

　アゾ基は，**アゾ還元酵素**によってヒドラゾベンゼンを経てアニリンにまで還元される．ニトロ基は，**ニトロ還元酵素**によってニトロソ，ヒドロキシアミンを経てアニリンに還元される．これらアミンは後述する抱合またはアシル化を受けて代謝される．

　ケトンはアルコール脱水素酵素によってアルコールに還元される．P-450は嫌気的条件下アレーンオキシドを還元することが知られている．

　合成アゾ色素のプロントジルは in vitro では不活性であるが，in vivo または微生物によって還元を受けて抗菌活性を示すスルファニルアミドを生じる．この発見はサルファ剤の発見につながったものとして有名である．なお，もう1つの代謝物であるトリアミノベンゼンは溶血性メトヘモグロビン血症の原因となるので，プロントジルは医薬品にはならない．

◆酵素による還元◆

アゾ → アゾ還元酵素/NADPH → ヒドラゾ → アゾ還元酵素/NADPH → アニリン

ニトロベンゼン → ニトロ還元酵素/NADPH → ニトロソ → ニトロ還元酵素/NADPH → ヒドロキシアミン → ニトロ還元酵素/NADPH → アニリン

ケトン ⇌ アルコール脱水素酵素 → アルコール

ベンゾ[a]ピレン4,5-オキシド → P-450(嫌気的条件)/NADPH → ベンゾ[a]ピレン

プロントジル(赤色) 不活性 → (溶血性メトヘモグロビン血症) + スルファニルアミド

　ニトロベンゼンは還元を受けやすく，アニリンは酸化されやすい．また，p-ニトロアニソール（p-ニトロメトキシベンゼン）は脱O-メチル化（酸化）を受ける．これらの代謝の傾向は，一般に電子密度の大きな化合物が酸化されやすく，電子密度の小さな化合物が還元されやすいとい

う一般的な化学的性質に一致する．

◆ベンゼン環の電子密度の相違による代謝形態◆

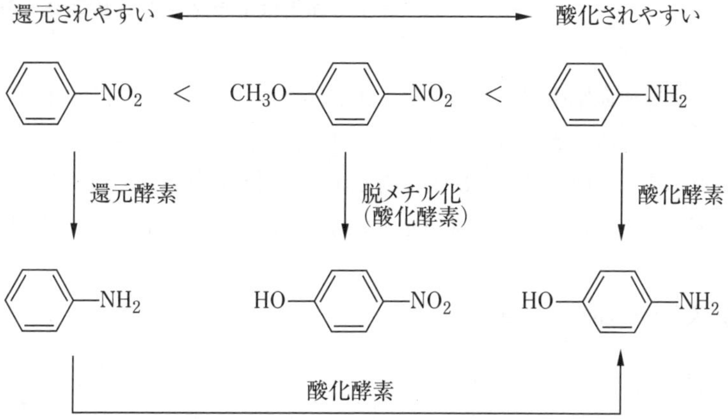

還元されやすい ←———————————→ 酸化されやすい

C₆H₅–NO₂ < CH₃O–C₆H₄–NO₂ < C₆H₅–NH₂

　↓還元酵素　　　　↓脱メチル化（酸化酵素）　　　↓酸化酵素

C₆H₅–NH₂　　　HO–C₆H₄–NO₂　　　HO–C₆H₄–NH₂

　　　　　　　　　　酸化酵素

経口糖尿病治療薬アセトヘキサミド（半減期 1.5 時間）はケトンが還元されてアルコールとなり，活性が増強されるだけでなく，代謝速度（半減期 5 時間）が遅くなる．したがって，腎機能低下者は尿中の排泄が遅延するので少量から投与を開始する必要がある．

消炎鎮痛薬であるロキソプロフェンナトリウム（ラセミ体）は還元されて活性代謝物である *trans*-OH 体（2S, 1′R, 2′S）となる．このものの鎮痛作用はインドメタシンやケトプロフェンより強い．すなわちロキソプロフェンナトリウムはプロドラッグである．

◆酵素による医薬品の還元◆

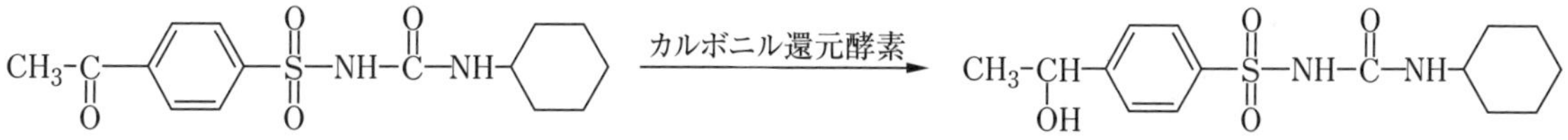

アセトヘキサミド【局】
Acetohexamide
（経口糖尿病治療薬）
　→ カルボニル還元酵素 →

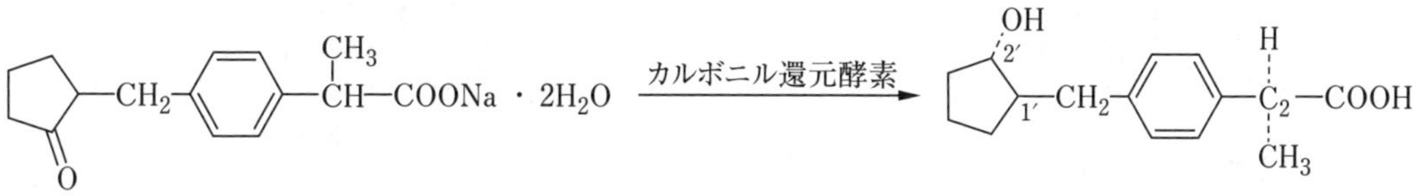

ロキソプロフェンナトリウム水和物【局】
Loxoprofen Sodium Hydrate
（消炎鎮痛薬）
　→ カルボニル還元酵素 →　活性体

C 加水分解

エステルやアミドは，それぞれ生体中に存在する各種のエステラーゼ，アミラーゼにより加水

分解されてカルボン酸とアルコールまたはカルボン酸とアミンになる．エステルはカルボン酸と比べて脂溶性が高く吸収されやすい性質がある．

セトラキサートは尿中では未変化体はほとんど認められず，トラネキサム酸に加水分解されている．しかし，セトラキサートのプラスミンに対する作用はトラネキサム酸よりも強いことが知られている．

ニセリトロールは肝や血漿中でニコチン酸に加水分解され，ニコチン酸が体内に蓄積し徐々に利用される．したがってニコチン酸のプロドラッグと見ることができる．

テストステロンエナント酸エステルは生体内で徐々に加水分解されてテストステロンになる．したがって，持続性（7～10日ごとに100 mgを筋注）の男性ホルモンとして使用される．

◆酵素によるエステルの加水分解◆

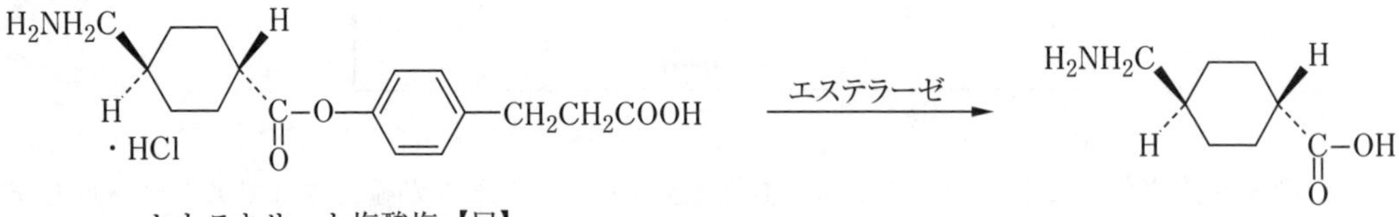

セトラキサート塩酸塩【局】
Cetraxate Hydrochloride
（胃炎，潰瘍治療薬）

トラネキサム酸【局】
Tranexamic Acid

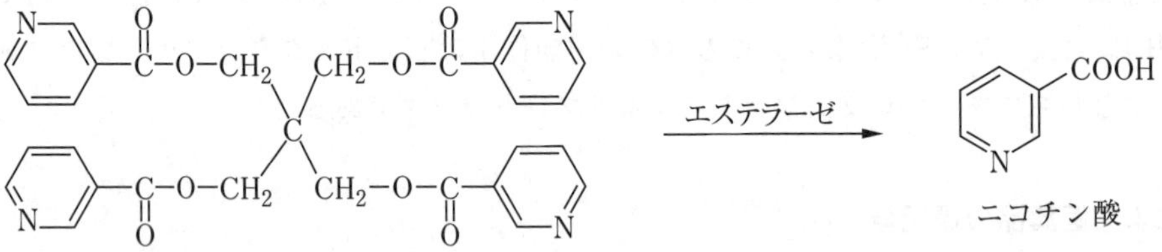

ニセリトロール【局】
Niceritrol
（抗高脂血症薬）

ニコチン酸

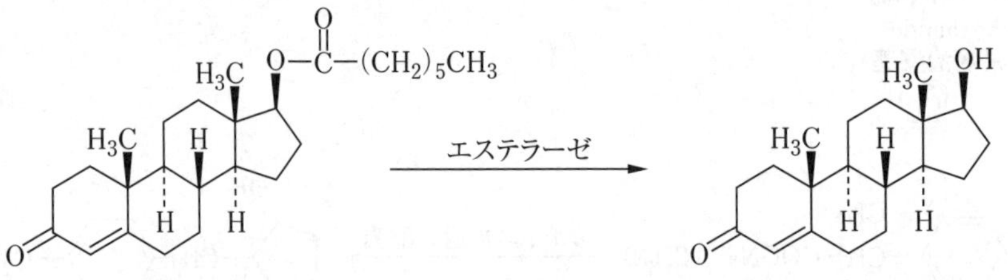

テストステロンエナント酸エステル【局】
Testosterone Enanthate
（男性ホルモン）

テストステロン

アミドは一般にエステルに比べて加水分解されるのに時間がかかる．アミノ安息香酸エチル，プロカインなどのエステル（局所麻酔薬）よりもプロカインアミド（抗不整脈薬）は代謝時間が長い．

◆酵素によるアミドの加水分解◆

プロカインアミド
（プロカインアミド塩酸塩【局】）
Procainamide Hydrochloride
（抗不整脈薬）
　→（アミダーゼ）→　パラアミノ安息香酸

10.1.3　第2相反応（抱合 conjugation）

　第2相反応（抱合反応）は，分子中に存在する-COOH, -OH（アルコール，フェノール，エノール），-SH, -NH$_2$ などの極性基（元の医薬品に備わっている場合と第1相反応の酸化，還元，加水分解によって導入される場合がある）に生体成分のグルクロン酸，硫酸，アミノ酸などが結合してより水溶性の増した**抱合体 conjugate** を形成して尿中または胆汁中に排出される．この反応は細胞質またはミクロソームに局在する酵素により触媒され，各酵素に特異な補酵素を必要とする．各反応の官能基，基質を表 10.3 に示す．

表 10.3　第2相反応

反応様式	官能基	基質となる薬物・化合物の例
グルクロン酸抱合	-OH, -COOH, -NH$_2$, -SH	モルヒネ，コデイン，アセトアミノフェン，ビリルビン，インドメタシン，メプロバメート，ジスルフィラム，フェニルブタゾンなど
硫酸抱合	-OH, -NH$_2$	メチルドパ，ステロイド，アセトアミノフェン，ミノキシジル，p-ニトロフェノールなど
グルタチオン抱合	ハロゲン，ニトロ基，エポキシド不飽和カルボニル化合物など	アスピリン，エテンザミド，スルホブロモフタレイン（BSP），メルファランなど
アミノ酸抱合	-COOH	安息香酸，サリチル酸，コール酸，フェニル酢酸など
アセチル抱合	-NH$_2$	イソニアジド，スルホンアミド類，クロナゼパムなど
メチル抱合	-OH, -NH$_2$, -SH	セロトニン，イソプロテレノール，アンフェタミン，ノルモルヒネ，アニリン，6-メルカプトプリン，アザチオプリンなど

A　グルクロン酸抱合　glucuronyl conjugation

　-COOH, -OH（アルコール，フェノール，エノール），-SH, -NH$_2$, -SO$_2$NHR, -CONHR などの極性基をもつ化合物は，UDPGA（uridine diphosphate α-D-glucuronic acid）転移酵素（**UGT**：UDP-glucuronosyl transferase）により**補酵素 UDPGA** からグルクロン酸残基をとっ

てβ-glucuronide を与える．これは次図に示すように，UDPGA では UDP がグルクロン酸と脱離反応活性が比較的大きなリン酸エステルの構造で α-グリコシド結合を形成しているため S_N2 反応により **β-グルクロニド** β-glucuronide を生成する．アルコール ROH からエーテル型，カルボン酸 RCOOH からエステル型のβ-glucuronide を生じる．**グルクロン酸抱合体**は量的に最も多い重要な抱合代謝物である．

UGT には複数の分子種が存在し，UGT1 はフェノール性水酸基やビリルビン，UGT2 はステロイド化合物の抱合に関与している．肝内で生成されたグルクロン酸抱合体は，毛細胆管膜に存在する排出トランスポーター MRP2(multidrug resistant associated protelm 2) を介して胆汁中に能動的に排出される．

さらに胆汁中から腸内に排泄され，腸内細菌叢により産出される **β-グルクロニダーゼ**によって，グルクロン酸がはずれて，消化管から再び吸収されることがあり，これを腸管循環という．

◆グルクロン酸抱合◆

アセトアミノフェンは未変化体は 3% 以下で，グルクロン酸抱合体と硫酸抱合体（後述）が主な代謝物である．

◆アセトアミノフェンの抱合体◆

アセトアミノフェン【局】
Acetaminophen
（解熱鎮痛薬）

β-D-glucuronide

sulfate
（後述）

胎児，新生児（3 か月まで）は UDPGA 転移酵素活性をもたないために排泄遅延を起こし，ビ

ルビリンによる新生児黄疸やクロラムフェニコールによる gray ベイビーが知られている．

B 硫酸抱合　sulfate conjugation

アルコール，フェノール，チオール，アミンなどは細胞質に局在する**硫酸転移酵素**により**補酵素 PAPS**（3′-phosphoadenosine-5′-phosphosulfate，**活性硫酸**）より硫酸残基をとって**硫酸抱合体 sulfate** を形成する．補酵素 PAPS は硫酸とリン酸の混合酸無水物であり，硫酸エステル化反応で高い反応性をもつため，活性硫酸と呼ばれる．PAPS は肝，小腸，腎などに存在する．生体内の硫酸塩は量的に制限があるため，反応が飽和しやすい．薬物の量が多いと PAPS は飽和現象を起こし，β-glucuronide 形成が優勢となる．メチオニン，システインなど含硫アミノ酸は PAPS の形成を促進する．硫酸抱合体は極性が増加すると同時に，硫酸の解離プロトンを 1 つ残しているので強酸性であるため尿細管再吸収が低下し排泄が促進される．

◆硫酸抱合◆

HX : ROH, ArOH, RNH$_2$, RSH など

フェノールは硫酸抱合を受けやすく，アルコールはグルクロン酸抱合体を形成しやすい．アスピリンは加水分解されてサリチル酸となり，これの β-glucuronide，グリシン抱合（後述），フェノール化およびそれらの硫酸抱合体などが知られている．

◆グルクロン酸抱合と硫酸抱合◆

[フェノール] →(硫酸転移酵素 PAPS)→ C₆H₅-OSO₃H　フェニル硫酸

[アニリン] →(硫酸転移酵素 PAPS)→ C₆H₅-NHSO₃H　フェニルスルファミン酸

アスピリン【局】
Aspirin
（解熱鎮痛, 消炎薬）

→ サリチル酸 →
- グリシン抱合体（50%）: 2-OH-C₆H₄-CONHCH₂COOH
- グルクロン酸抱合体（25%）: 2-OC₆H₉O₆-C₆H₄-COOH ＋ 2-OH-C₆H₄-COOC₆H₉O₆
- 2,3-ジヒドロキシ安息香酸 ＋ 2,3,5-トリヒドロキシ安息香酸 ＋ 2,5-ジヒドロキシ安息香酸

エテンザミド【局】
Ethenzamide
（解熱鎮痛薬）

2-OCH₂CH₃-C₆H₄-CONH₂ →(脱エチル化 P-450)→ 2-OH-C₆H₄-CONH₂ → 2-OR-C₆H₄-CONH₂

R = SO₃H　（34%）
R = C₆H₉O₆　（15%）

C　グルタチオン抱合　glutathione conjugation
およびメルカプツール酸抱合　mercapturic acid conjugation

トリペプチドである**グルタチオン**（γ-glutamyl cysteinyl glycine）は肝やその他の臓器中に存在し，**グルタチオン-S-転移酵素**（GST）によって求電子性の芳香族化合物，ハロゲン化合物，エポキシド，不飽和カルボニル化合物と反応して**グルタチオン抱合体**を与える．この抱合体はさらにタンパク質分解酵素により，グルタミン酸，グリシンが順次除かれてシステイン抱合体となり，**アセチル転移酵素**によって**補酵素アセチル CoA** よりアミノ基がアセチル化されて**メルカプツール酸抱合体**（N-アセチルシステイン抱合体）となって排泄される．

◆グルタチオン抱合とメルカプツール酸抱合◆

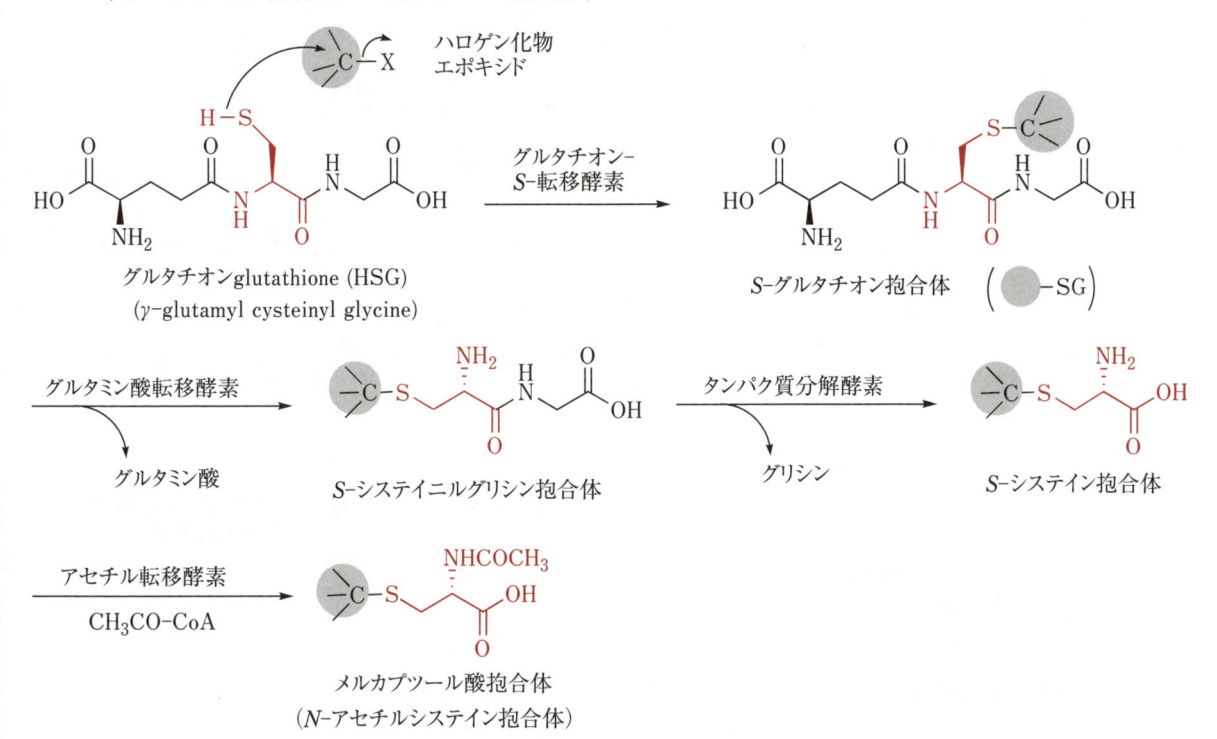

グルタチオン抱合の例としてブロモベンゼンとp-ニトロクロロベンゼンについて示した．ブロモベンゼンの場合は臭素原子が脱離してグルタチオンのチオール基で置換する代謝は起こらず，最初にベンゼン環がP-450で酸化されてアレーンオキシド（活性なエポキシド）が生成する．次に，このエポキシドがグルタチオンのチオール基の求核的な開環によりグルタチオン抱合体に代謝され，その後順次メルカプツール酸抱合体へと代謝されていく．肝でベンゾ[a]ピレンによるがんが見られないのは，発がん物質のエポキシドがグルタチオン-S-転移酵素によって代謝されるためと考えられている．

一方，p-ニトロクロロベンゼンの場合は塩素原子が脱離基として作用する芳香族求核置換型の反応が進行して対応するグルタチオン抱合体が生成する．パラ位にニトロ基のような電子求引性基が結合したクロロベンゼンが容易に求核置換反応を起こす一般的な化学反応と酵素反応であるグルタチオン抱合の類似性が見られる．局方医薬品スルホブロモフタレインナトリウム（BSP）は電子求引性基であるエステル基が置換したブロモベンゼン構造をもっているが，このものが肝機能検査薬に用いられるのは，グルタチオン抱合を経て胆汁中に排泄される機能を検査している．

◆エポキシドおよびハロゲン化物のグルタチオン抱合とメルカプツール酸抱合◆

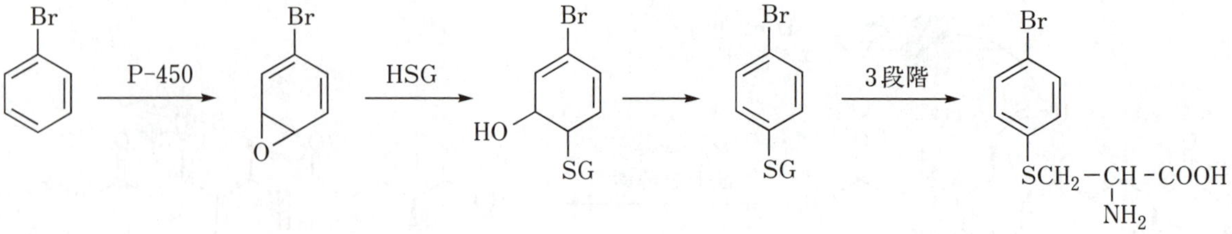

p-ブロモフェニルメルカプツール酸

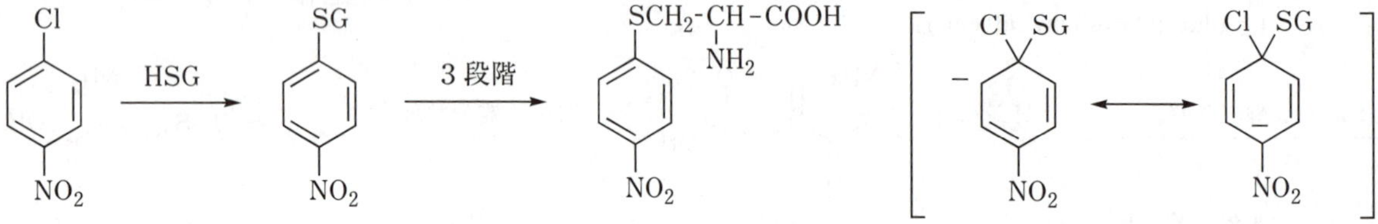

p-ニトロフェニルメルカプツール酸　　パラ位のニトロ基で安定化された求核付加中間体

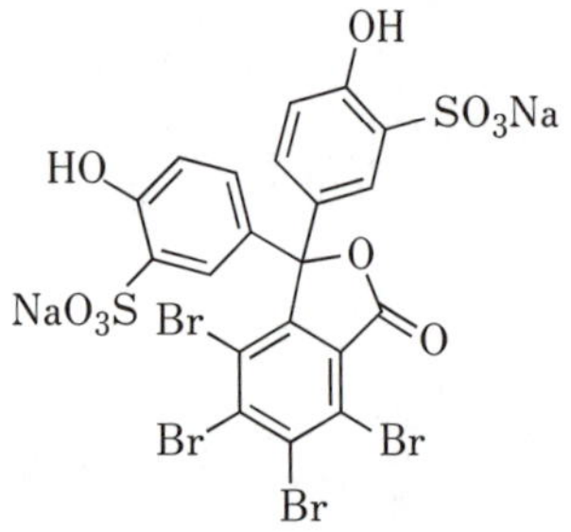

BSP：スルホブロモフタレインナトリウム

D アシル抱合　acyl conjugation

　カルボキシル基を持つ薬物または生体内で酸化や加水分解によって生成したカルボン酸はATPからリン酸基を1つ受けとって，リン酸との混合酸無水物であるアシルAMP（RCO-AMP）を生成する．次にアシルAMPは活性なアシル供与体としてコエンザイムA（CoA-SH）と反応してチオールエステル構造のS-アシル-CoA-エステル（RCO-CoA）に変換される．このS-アシルCoAエステルはアシル抱合のアシル供与体であり，アシル転移酵素によりアミノ酸と縮合して代謝される．また，各種のアミンはN-アセチル体として代謝される．

◆アシル抱合◆

RCOOH + ATP　→（アシルCoAシンテターゼ（またはアシルチオキナーゼ））→　RCO-AMP + ピロリン酸

RCO-AMP + CoA-SH　→（アシルチオキナーゼ）→　RCO-CoA + AMP
　　　　　　　　　　　　　　　　　　　　　　S-アシル-CoA エステル

RCO-CoA + NH$_2$-R'　→（アシル転移酵素）→　RCONHR' + HS-CoA

(1) アミノ酸抱合　amino acid conjugation

本反応はミトコンドリアに局在するアシル CoA 合成酵素とアシル転移酵素によって触媒され，基質のカルボン酸が活性化されてグリシンやグルタミンなどのアミノ酸と抱合する．

安息香酸はグリシンと縮合して馬尿酸として排泄される（グリシン抱合 glycine conjugation）．したがって，トルエンの代謝物も馬尿酸である．フェニル酢酸はグリシンと抱合してフェナセツール酸となるか，グルタミンと抱合してグルタミン抱合体 glutamine conjugate を与える．グルタミン抱合体は有機酸に共通する抱合体でなく，フェニル酢酸など数種のものに限られている．

◆アミノ酸抱合◆

(2) アセチル抱合　acetyl conjugation

芳香族アミン，脂肪族アミン，α-アミノ酸，ヒドラジノ基，スルホンアミドなどはアセチル化されて代謝される．この時，アセチル CoA を補酵素として N-アセチル転移酵素（NAT）により触媒される．基質特異性の異なる 2 種類の分子種があり，p-アミノ安息香酸は NAT1，イソニアジド，プロカインアミド，ヒドララジンなどは NAT2 で代謝される．NAT2 には遺伝的多型があり，NAT2 活性が高く代謝の速いヒト（rapid acetylator）と活性が低く代謝の遅いヒト（slow acetylator）が存在する．後者の頻度は欧米人（白人）では 50 % 以上と高く，日本人（東洋人）では 10 % 程度であり，人種差がある．

◆アセチル抱合◆

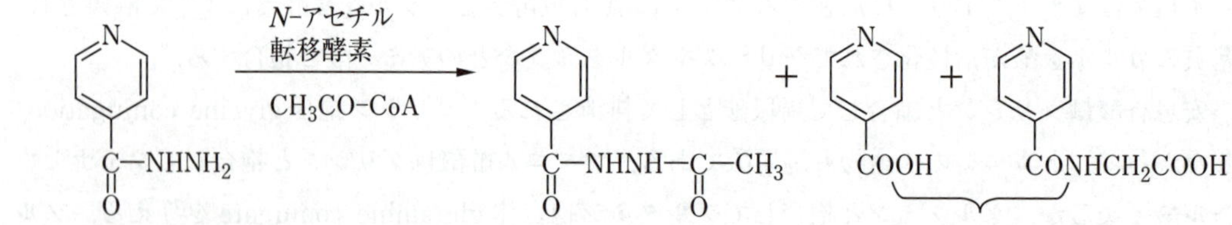

イソニアジド【局】
Isoniazid
（抗結核薬）

→ N-アセチル転移酵素 / CH₃CO-CoA →

(50〜90％) + (20〜40％)

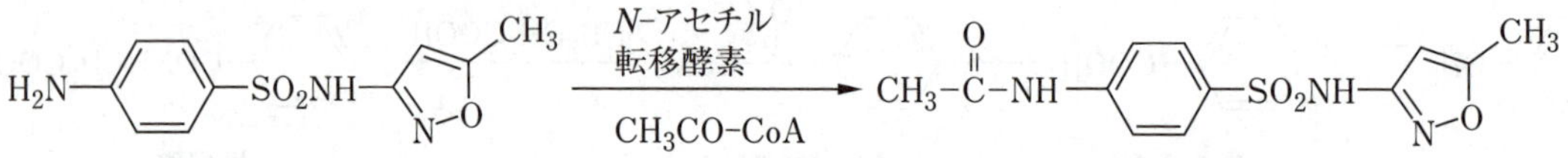

スルファメトキサゾール【局】
Sulfamethoxazole
（抗菌薬）

→ N-アセチル転移酵素 / CH₃CO-CoA →

（尿中 50％）

E メチル抱合

　メチル抱合は，ヒスタミン，カテコールアミンなどの内因性の生理活性物質の代謝に重要であり，また，イソプロテレノール，アンフェタミン，ノルモルヒネ，6-メルカプトプリンなどの薬物でも，水酸基，アミノ基，スルフヒドリル基が **S-アデノシルメチオニン（活性メチオニン）** を補酵素として**メチル転移酵素**によってメチル化され，O-メチル体，N-メチル体，S-メチル体が生成する．**カテコールO-メチル転移酵素（COMT）**，**チオプリンS-メチル転移酵素（TPMT）** には遺伝的多型が知られており，6-メルカプトプリンやアザチオプリンの副作用にはTPMTの多型が関係している．

10.2 腸内細菌による代謝

ヒトの腸内には500種類以上の細菌が生息し，その数は100兆個以上といわれている．その大部分は嫌気性細菌であり，薬物の代謝に関与している．これらの細菌には種々の酵素が存在し，多様な酵素反応が行われていると考えられるが，その代表的なものは還元反応と加水分解反応である．嫌気的条件下にある腸内細菌による薬物代謝では，肝臓などの臓器における代謝と異なり，多くの場合代謝物は脂溶性を獲得する．

10.2.1 還元反応

腸内細菌の還元酵素のうち薬物代謝にはニトロ還元酵素，アゾ還元酵素，二重結合還元酵素，S-オキシド還元酵素，N-オキシド還元酵素やアルデヒドやケトンのアルコールへの還元酵素などが知られている．

◆腸内細菌による代謝例◆

[クロラムフェニコール【局】 Chloramphenicol (抗菌薬) の構造式と、腸内細菌による還元・アセチル化代謝の反応式]

[DAB (バターイエロー) の腸内細菌によるアゾ還元代謝の反応式]

10.2.2 加水分解反応

　腸内細菌による加水分解は，β-glycoside の加水分解（β-グリコシダーゼ），β-glucuronide の加水分解（β-グルクロニダーゼ），硫酸エステルの加水分解（サルファターゼ），カルボン酸エステルの加水分解（エステラーゼ），アミドの加水分解（β-ラクタマーゼなど）が知られている．植物に含まれる β-グリコシドは，加水分解でアグリコンを生成して有毒になることがある（アミグダリンの例）．特に，肝で代謝された β-glucuronide や硫酸エステルは再び脂溶性の化合物に変えられて腸管から再吸収される（**腸肝循環**）が，これは薬物の持続性に関与したり，毒性の発現などで効力に影響することがある．

10.3 演習問題

問 1 β 受容体遮断薬プロプラノロール（A）は降圧薬・抗不整脈薬として汎用されており，CYP2D6 により主に 4-ヒドロキシプロプラノロール（B）（活性代謝物），および CYP1A2，2C19 により N-脱イソプロピルプロプラノロール（C）に代謝される．（B），（C）の構造式を示しなさい．

(B) ←[CYP2D6]— (A) —[CYP1A2, 2C19]→ (C)

問2 インドメタシンファルネシル（A）は，非ステロイド性抗炎症薬（NSAID）・解熱鎮痛薬インドメタシン（B）の経口投与により引き起こされる胃粘膜障害を回避するために，インドメタシンにファルネシル基を導入してこの副作用をマスクし，消化管より吸収された後にカルボキシルエステラーゼ（CES）により代謝的に活性化されて薬理効果を示すプロドラッグである．インドメタシン（B）の構造式を示しなさい．

(A) —[CES]→ (B)

問3 抗がん薬イリノテカン（CPT-11）（A）はトポイソメラーゼI阻害活性を有するカンプトテシンの溶解性を改善したプロドラッグであり，副作用（悪心，下痢，嘔吐および好中球減少症など）が軽減される．イリノテカンは肝臓でCESにより加水分解され，活性代謝物SN-38が生成し薬効を示す．SN-38はイリノテカンよりも1000倍も細胞毒性が強い．さらにSN-38は（　a　）が供与体となって（　b　）によりグルクロン酸抱合されて胆汁中に排泄されるが，腸管内で腸内細菌の（　c　）により加水分解を受けて脱抱合され，SN-38となって再吸収されて循環系に入り腸管循環を繰り返す一方で，SN-38は消化管障害を引き起こす．
(1) 括弧 a, b, c に適切な語句を記しなさい．
(2) SN-38, SN-38グルクロン酸抱合体の構造式を示しなさい．

解答と解説

問1 (B) [構造式: 4-ヒドロキシ-1-ナフチルオキシ基に -OCH₂-CH(OH)-CH₂-NH-CH(CH₃)₂ が結合]　(C) [構造式: 1-ナフチルオキシ基に -OCH₂-CH(OH)-CH₂-NH₂ が結合]

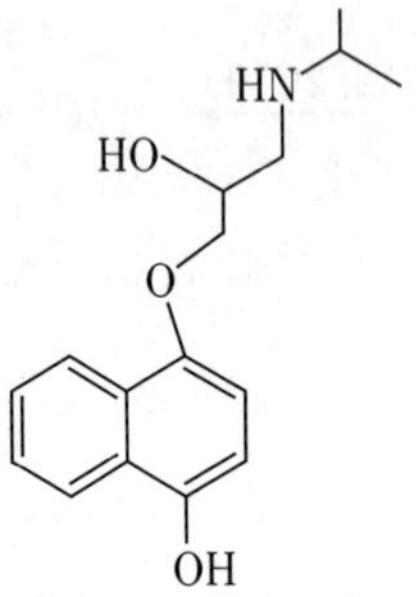

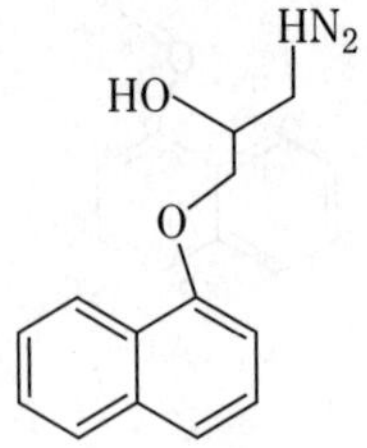

問2 (B) [構造式: 5-メトキシ-2-メチル-1-(4-クロロベンゾイル)インドール-3-酢酸]

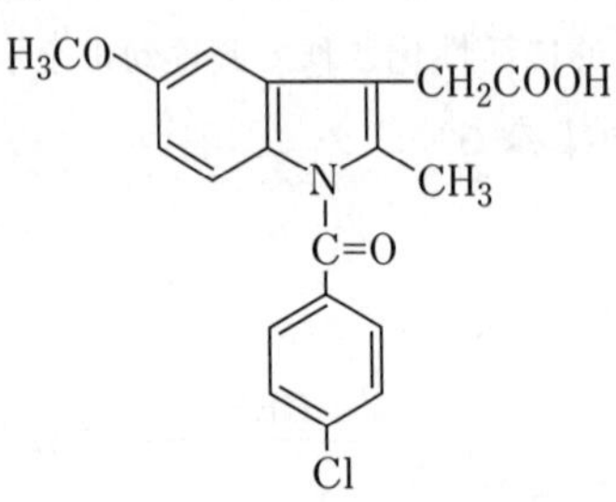

問3

(1) a：UDP-α-D-グルクロン酸，b：グルクロン酸転移酵素，c：β-グルクロニダーゼ

(2)

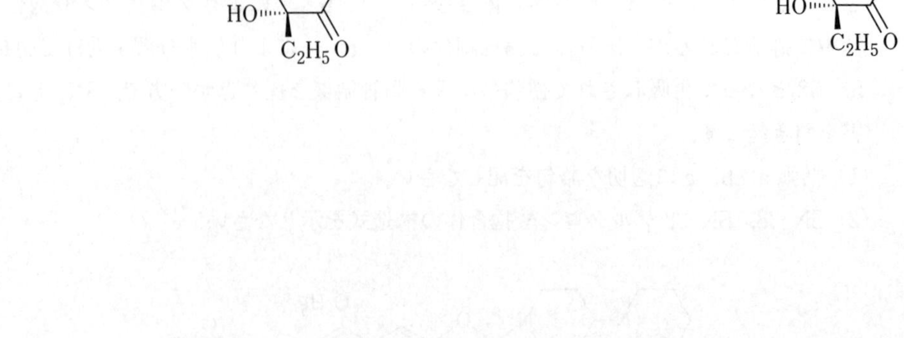

　　　SN-38　　　　　　　　　　　　　SN-38 glucuronide

[SN-38の構造式と、そのフェノール性水酸基にβ-D-グルクロン酸が結合したSN-38 glucuronideの構造式]

日本語索引

ア

アクリジン 250, 257
亜硝酸 105
亜硝酸ナトリウム 105
アシル化 247
　エステル 64
　酸ハロゲン化物 58
　酸無水物 62
アシル化剤 57
アシルカチオン 133
アシル抱合 337, 338
アシロイン 152
アシロイン縮合 147, 152
アスコルビン酸 71
アズトレオナム 234
アスピリン 63, 290, 336
アセチルコリン 269
アセチルコリンエステラーゼ 273
N-アセチルシステイン抱合体 337
N-アセチル転移酵素 340
アセチル抱合 339, 340
アセチレン 129
アセトアミノフェン 63, 326, 334
　抱合体 334
アセト酢酸エチル 148
アセト酢酸メチル 118
アセトヘキサミド 213, 214, 331
アゼピン 233
アセブトロール塩酸塩 267, 268
アセメタシン 308
アゼラスチン塩酸塩 271
アゾ基 329
アゾ基還元酵素 329
アゾセミド 299
アゾール 238
アトルバスタチンカルシウム水和物 278, 279
アドレナリン 267
アトロピン 60, 290

アニオンラジカル 152
アニソール 45
アニリン
　代謝 323
アマンタジン塩酸塩 76
アミド 57
　アルカリ加水分解 76
　加水分解 75
　合成 60, 62, 64, 67
　酸加水分解 75
アミノ安息香酸エチル 67, 91, 290
アミノ酸抱合 339
p-アミノフェノール 323
O-アミノベンゾフェノン 281
アミン 32
アミン系溶媒 44
アモキシシリン水和物 234
アモバルビタール 279
アリールアリルエーテル 225
アリルエーテル 225
アリルヒドロペルオキシド 31
アリルビニルエーテル 226
アルカリ加水分解 74
アルカリ融解法 93
アルカン 13
アルキル基
　水酸化 328
アルキル銅 162
アルキルボラン 26
アルコーリシス 64
アルコール 13, 15, 66
アルコール系溶媒 45
アルコール脱水素酵素 330
アルデヒド 13, 20
アルドール 135
アルドール関連反応 143
アルドール縮合 274
アルドール-脱水反応 154
アルドール反応 135, 266
アルプレノロール塩酸塩 225, 267, 268
アルミニウムアルコキシド 19
アレニウムイオン 86
アレーンオキシド 319
アロキサンチン 322

アロプリノール 322
アンギオテンシンⅡ受容体拮抗薬 111
安息香酸エチル 64
安息香酸メチル 59, 64
アンタラ型付加 174
アンチ体 139
アンチピリン 329
安定イリド 157
アンビデントアニオン 126
アンモニア 44
α-アセトキシ化 21
α-カルボニル化 22
α-テトラロン 134
α-ハロケトン 208
α-ヒドロキシ化 22
Adams 触媒 34
Albright-Goldman 酸化 18
anti 体 139
anti-Markownikoff 型生成物 26
Arbuzov 反応 158
Arndt-Eistett 反応 207
Ireland-Claisen 転位 226

イ

硫黄 31
イオウイリド 158
イオン結合 2
イオン結合性 127
イオンチャネル 266
イオン反応 6
イソキサゾール 238
イソキノリン 250, 251, 253
イソシアナート 211, 212
イソチアゾール 238
イソニアジド 65, 340
イソプレナリン 39
イソプレナリン塩酸塩 267
一重項酸素 30
位置選択性 183
一電子還元 152
イブプロフェン 21, 276
イミダゾリウムイオン 239
イミダゾリジン 233

イミダゾール　238
イミニウム塩　144
イミペネム水和物　234
イミン　39
医薬品
　　活性の強さ　301
イリド　155
イレン　155
1-インダノン　134
インドメタシン　222, 255, 276, 325
インドリルアニオン　257
インドール環　251
インドール類　255
E-エノレート　141
ε-カプロラクタム　210

ウ

ウラシル　299
ウルソデスオキシコール酸　46
Wilkinson 錯体　39
Wittig 転位　217
Wittig 反応　155
Wolff 転位　206
Wolff-Kishner 還元　50
Woodward-Hoffmann 則　187

エ

液相合成　296
エキソ付加体　180, 249
エスタゾラム　279, 282
エステラーゼ　342
エステル　57, 64
　　アルカリ加水分解　74, 73
　　合成　59, 62, 66, 69, 79
　　酸加水分解　73
エステル交換反応　64
エステル縮合　147
エストラジオール安息香酸エステル　308
エタクリン酸　266
エタノール　329
エタンブトール　41
エチオナミド　324
L-エチルシステイン塩酸塩　67
1-エチル-3-(3-ジメチルアミノプロピル)カルボジイミド塩酸塩　68
エチレン　172, 173

エテンザミド　336
エトスクシミド　68, 144
エノラートアニオン　117
エノール　136
エノレートアニオン　135
エピネフリン　134
エフェドリン塩酸塩　325
エポキシ化　319
エポキシド　23, 337
エメチン　290
エリスロマイシン　72
塩化アセチル　59
塩化プロピオニル　60
塩化ベンゾイル　59
塩化ホスホリル　244
塩基性度　3
エンド付加体　180, 182, 249
エン反応　31
Eschweiler-Clarke 反応　49
FMO 理論　171
MPV 還元　48
N-オキシド基　243
NIH シフト　320, 321
s-シス配座　176
s-トランス配座　176

オ

オキサゼパム　327
オキサゾリジン　233
オキサゾール　238
オキサホスフェタン　155, 156
オキシプリノール　322
オキソニウム中間体　89
オセルタミビルリン酸塩　308
オゾニド　28, 29
オゾン　28
オータコイド　271
オフロキサシン　105, 251
オルト過ヨウ素酸　27
オルト体　184
オルト-パラ配向性基　89
O-アルキル化反応　124
Oppenauer 酸化　19

カ

過安息香酸　25
開始反応　168, 169
回転選択性　194
カイニン酸　74

カウンターカチオン　127
化学結合　1
過ギ酸　25
過酢酸　25
過酸　25
加水分解　73, 75, 331
加水分解反応　342
カチオン中間体　86
活性化基　89
活性化 DMSO 酸化　16
活性メチレン化合物　118, 143
活性硫酸　335
カテコール O-メチル転移酵素　340
過マンガン酸カリウム　21, 23
カモスタット　60
過ヨウ素酸ナトリウム　27
加溶媒分解　280
カルバゾール　257
カルバペネム　234
カルバミン酸　211
カルベン　206
カルボカチオン　130
カルボキシレートイオン　302
カルボニル化合物　20
カルボニル還元酵素　331
カルボン酸　13, 66, 77
カルボン酸アンモニウム塩　67
カルボン酸塩　79
カルボン酸誘導体　57
　　共鳴構造　58
　　反応性　58
環化付加反応　170, 171, 249
還元　13, 34, 329
　　金属水素化物　40
　　多重結合　36
　　炭素-ヘテロ原子結合　37
　　窒素化合物　50
還元的アミノ化　42
還元的脱離　36
還元反応　341
官能基変換　264
γ-アミノ酪酸　279
Cannizzaro 反応　48
Gattermann 反応　106
Gattermann-Koch 反応　100

キ

キサンチン酸化酵素　322
基質特異性　315

拮抗薬　267
軌道対称性理論　187
軌道二次相互作用　182
キナゾリン　250
キニーネ　251, 290
キヌクリジン　233
キノリン　250, 251, 253
キノン　32
逆アルドール反応　140
逆合成　263
逆旋的閉環反応　189
逆電子要請型 Diels-Alder 反応　180
逆面型付加　174
求核アシル置換反応　57
求核置換反応
　　ピリジン類　241
求核転位反応　202
求電子置換反応
　　ピリジン類　239
求電子転位反応　216
求電子付加反応　9
共鳴効果　88
共役付加　153
共役付加反応　153
共有結合性　127
極性共有結合　2
極性転換　128, 264
極性反応　6, 168
均一系触媒　39
銀鏡反応　20
金属水素化物　40

ク

グアネチジン塩酸塩　211
グアヤコール　47
クマリン　257
クメン法　30, 132
グリシン抱合　339
グリニャール試薬　160
グリベンクラミド　61
グルクロン酸抱合　333, 334, 336
グルタチオン　336
グルタチオン抱合　336, 337
S-グルタチオン抱合体　337
グルタミン抱合体　339
クロスカップリング　110
クロマン　257
クロム酸　15

クロモン　257
クロラニル　32
クロラムフェニコール　342
クロラムフェニコールコハク酸
　　エステルナトリウム　308
クロラムフェニコール誘導体
　　304, 305
クロルジアゼポキシド　279, 281
クロルタリドン　99
クロルフェニラミンマレイン酸塩　271
クロルプロパミド　328
クロルプロマジン塩酸塩　324
クロロイミニウム塩　247
クロロクロム酸ピリジニウム　239
N-クロロコハク酸イミド　18
クロロトリス(トリフェニルホスフィン)ロジウム(Ⅰ)　39
クロロベンゼン　109
クーロン引力　2
クーロン斥力　1
Claisen 縮合　147, 148, 278
Claisen 転位　225
Claisen-Schmidt 反応　137
Clemmensen 還元　46
Crossed-Cannizzaro 反応　48
Curtius 転位　212
Grignard 試薬　48, 111, 160, 238, 242
Grignard 反応　9, 273
Grimm の水素化物置換則　297
Knoevenagel 反応　143

ケ

ケテン　206
ケト-エノール互変異性　118
ケトン　21, 39
ゲノム創薬　292
ゲラニオール　16
けん化　74

コ

五員環芳香族複素環化合物　238
光学分割　283
合成等価体　263
酵素　266

医薬品の還元　331
　　エステルの加水分解　332
構造活性相関　300
酵素阻害　315
酵素誘導　315
固相合成　294
コデイン　251
コデインリン酸塩水和物　326
コルヒチン　290
コレステノン　20
コレステロール　20, 31, 277
混合酸無水物　72
コンビナトリアルケミストリー　292, 294
Collins 酸化　16
Collins 試薬　16
Cope 転位　223
Cope 反応　33
Corey-Kim 酸化　18
Kolbe-Schmitt 反応　97, 101

サ

最高被占軌道　126, 171
最低空軌道　171
酢酸　62
酢酸エチル　62
酢酸フェニル　65
酢酸メチル　65
作動薬　267
サラゾスルファピリジン　109
サリチル酸　63
サルバルサン　291
サルファターゼ　342
サルポグレラート塩酸塩　284
酸化　13, 15, 319
　　アミン　32
　　アリル位　29
　　アルコール　15
　　アルデヒド　20
　　アルミニウムアルコキシド　19
　　カルボニル化合物　20
　　キノン　32
　　クロム酸　15
　　ケトン　21
　　ジメチルスルホキシド　16
　　スルフィド　33
　　炭化水素　29
　　炭素-炭素二重結合　23
　　超原子価ヨウ素試薬　19

二酸化マンガン 18
　ベンジル位 29
酸解離平衡 3
酸加水分解 73
酸化的付加 36
三酸化クロム 239
三酸化クロム-ピリジン錯体 16
酸触媒反応 66
酸性度 3
酸性度定数 3
酸性溶媒 46
酸ハロゲン化物 57, 58
酸無水物 57, 62
　合成 59
Sandmeyer 反応 105, 106
Zaitsev 則 203

シ

ジアゼパム 279, 281, 327
ジアゾカップリング 108
ジアゾカップリング反応 108
ジアゾニウム塩 105
ジアゾメタン 79
ジアルキル銅リチウム 162
シアン化水素化ホウ素ナトリウム 42
シアンヒドリン 128
椎名法 72, 73
ジエチル亜鉛 161
ジエノフィル 178, 179
　エネルギーレベル 179
　LUMO 184
ジエン
　反応性 177
　HOMO 184
シグマトロピー転位 170, 222
[3,3]シグマトロピー転位 221, 222
[5,5]シグマトロピー転位 220
ジグリム 40
シクロオキシゲナーゼ 275
ジクロフェナクナトリウム 97
シクロブテン 191
シクロヘキセン誘導体 173
ジクロロジシアノベンゾキノン 32
ジサイクロミン塩酸塩 209
四酢酸鉛 28
四酸化オスミウム 24

四酸化ルテニウム 29
ジシアミルボラン 26
ジシクロヘキシルカルボジイミド 17, 68
S-システイン抱合体 337
1,3-ジチアン 128
シトクロム P-450 314
2,3-ジヒドロキシ安息香酸 97
ジヒドロピリジン 233
ジフェニリン 220
ジフェンヒドラミン塩酸塩 263, 271, 272
ジブカイン 62
1,2-シフト 202
シプロヘプタジン塩酸塩水和物 271, 272
脂肪族複素環化合物 232, 233
シメチジン 271, 292, 317
ジメチルスルフィド-NCS 18
ジメチルスルホキシド 16
ジメチルホルムアミド 124
ジメトキシエタン 122
四面体中間体 57
周期表 2
周辺環状反応 167
縮合剤 68
受容体 266
脂溶性 313
ジラゼプ 61
シリルエノールエーテル 124, 138
ジルチアゼム塩酸塩 282, 283
神経伝達物質 267
シン体 139
シントン 263
シンノリン 250
σ 錯体 86
C-アルキル化
　アセチレン 129
　エステル 120
　活性メチレン化合物 117
　ケトン 120
　シアンヒドリン 127
　1,3-ジチアン 127
Johnson-Claisen 転位 226
Jones 酸化 15
Jones 試薬 15
Schmidt 転位 214
Shapiro 反応 51
syn 体 139

ス

水素化アルミニウムリチウム 41
水素化ジイソブチルアルミニウム 43
水素化分解反応 37
水素化ホウ素ナトリウム 40
水溶性 313
鈴木-宮浦カップリング 111
ストリキニーネ 290
スピロノラクトン 71
スプラ型付加 174
スプリット合成 295
スルファニルアミド 291, 330
スルファメトキサゾール 76, 212, 338
スルフィド 32, 33
　酸化 324
スルホキシド 33
スルホニウムイリド 159
スルホニウム塩 158
スルホン 33
スルホン化 92, 246
Skraup キノリン合成 253
Stevens 転位 217
Swern 酸化 17

セ

正常電子要請型 Diels-Alder 反応 180
成長反応 168, 169
生物学的等価体 297, 298
斥力 1
接触還元 34
　均一系触媒 39
接触脱水素反応 31
セトラキサート塩酸塩 332
セフェム 234
セフピロム硫酸塩 234
セフロキシム 70
セレコキシブ 276
セレン 31
遷移金属 159
線形ライブラリー 294
選択的アルドール反応 180
Z-エノレート 141

ソ

双性求核体　126
阻害薬　267
速度論支配　123
疎水性効果　300
疎水性置換基定数　300, 301
D-ソルビトール　28
L-ソルボース　71

タ

第1相反応　319
大環状ラクトン　71
第2相反応　333
タクロリムス　71, 72
多重結合　36
脱水素反応　31
脱ハロゲン化　329
脱ハロゲン化反応　44
脱離基
　　塩基性　58
脱離-付加機構　109
脱 N-オキシド化反応　280
炭素-硫黄結合　38
炭素-酸素結合　38
炭素-炭素結合形成反応　117
炭素-窒素結合　38
炭素-ハロゲン結合　37
担体性プロドラッグ　308
Darzens 反応　146
Taft の立体因子　304

チ

チアゾリジン　233
チアゾール　238
チアラミド　61
チオケトン
　　酸化　324
チオフェン　237, 245, 249
チオプリン S-メチル転移酵素　340
置換ベンゼン化合物　321
腸内細菌　341
Chichibabin 反応　241, 252

テ

定量的構造活性相関　298, 304

デカリン　31
テストステロン　332
テストステロンエナント酸エステル　332
テストステロンプロピオン酸エステル　63
テトラカイン　60
テトラサイクリン　291
テトラヒドロピラン　233
テトラヒドロフラン　121, 233
テトラリン　31
転位　201
電気陰性度　1, 2
典型金属　159
電子環状反応　170, 186
電子効果　301
電子伝達系　318
テンプレートライブラリー　294
Davis 試薬　22
Dess-Martin ペルヨージナン　19
Dieckmann 縮合　147, 150
Diels-Alder 反応　31, 110, 169, 171
DMSO-塩化オキザリル　17
Doebner 反応　144, 145, 265
TMS ジアゾメタン　80

ト

同旋的閉環反応　190, 191
同面型付加　174
ドネペジル塩酸塩　274
ドパミン　327
ドパミン塩酸塩　327
ドブタミン　68
ドブタミン塩酸塩　285
トラネキサム酸　332
L-トリプトファン　255
トリフルオロ過酢酸　25
トリヘキシフェニジル塩酸塩　147, 269
トリメチルシリルジアゾメタン　80
トルブタミド　328
トレピブトン　74
トロパン　233
Tollens 試薬　20
Topliss の決定樹形図　306

ナ

ナイトレン　211
ナイロン-6　210, 215
ナフタレン　31
1,8-ナフチリジン　257
ナプロキセン　120

ニ

ニコチン　269
ニコチン酸　332
ニコチン酸アミド　65
二酸化セレン　29
二酸化マンガン　18
ニセリトロール　332
ニトリル　57
　　アルカリ加水分解　78
　　加水分解　77
　　酸加水分解　77
o-ニトロアニリン　93
ニトロ化　87, 246
ニトロ化反応　240
ニトロ還元酵素　330
ニトロベンゼン　330
ニフェジピン　282, 283

ネ

ネオスチグミンメチル硫酸塩　274
熱的開環反応　192
熱力学支配　124

ノ

ノルコデイン　326
ノルダゼパム　327

ハ

バイオプレカーサー　309
配向性　88
ハイスループットスクリーニング　292
バクロフェン　265
バターイエロー　342
パパベリン　251
パラアミノ安息香酸　333
パラアミノサリチル酸カルシウ

ム塩水和物　107
パラアルデヒド　290
パラオキソン　324
パラジウム　26, 31
パラジウム触媒　36
パラ体　184
パラチオン　324
バルビタール　291
ハロゲン化　93, 245
ハロゲン化アルキル　79
ハロゲン化合物　337
ハロゲン化ピリルマグネシウム　238
ハロタン　329
ハロニウム中間体　91
パンテチン　65
半不可逆的阻害　316
π過剰芳香族複素環化合物　236, 245
π共役系
　分子軌道　173
π不足芳香族複素環化合物　235, 239
Baeyer-Villiger 転位　215
Baeyer-Villiger 反応　23, 216
Birch 還元　44, 129
Hammett の置換基定数　301, 302, 303
Hansch 分析　304
Hansch-Fujita 式　304
Hantzsch のピロール合成法　268
Parikh-Doering 酸化　18
Perkin 反応　36, 145

ヒ

非イオン型転位　222
ヒスタミン　271
非ステロイド系抗炎症薬　275
非対称ケトン　122
ビタミン B_6　250
ビタミン K　321
ヒドラゾベンゼン　220
ヒドリド試薬　253
ヒドロキシカルボン酸　70
1-ヒドロキシベンゾトリアゾール　69
ヒドロホウ素化　25, 42
ピナコール転位　204
ピナコール-ピナコロン転位　205
非プロトン性極性溶媒　127
ピペラジン　233
ピペリジン　233
ヒポキサンチン　299
標的生体分子　292
ピラジン　236
ピラゾリジン　233
ピラゾール　238
ピリジニウム塩　242
ピリジン　33, 235
ピリジン塩酸塩-三酸化クロム錯体　16
ピリジン類
　求核置換反応　241
　求電子置換反応　239
ピリジン N-オキシド　243
ピリダジン　236
ピリドキシン塩酸塩　250
ピリミジン　236
ピリルリチウム　238
ピロキシカム　276
ピロリジン　233
ピロール　237, 245
ビンクリスチン　255
ピンドロール塩酸塩　267, 268, 269
ビンブラスチン　255
Bischler-Napieralski イソキノリン合成　254
P-450
　エポキシ化　320
　基質特異性　315
　酸化機構　317
pK_a 値　3
Vilsmeier 試薬　247
Vilsmeier-Haack 反応　100, 247

フ

ファモチジン　317
不安定イリド　157
フィトナジオン　321
フェナセチン　325
フェニルヒドロキシルアミン　323
フェニルブタゾン　221, 322
フェニレフリン　38
フェノキサジン　257
フェノチアジン　257
フェノバルビタール　264, 279, 280
フェノール　93, 109
フェノール化　319
フェーリング試液　20
1,4-付加　153
不可逆的阻害　316
付加-脱離反応　102
不活性化基　89
不均一結合開裂　3
複素環化合物　231
　分類　231
ブタジエン　172, 173
フタラジン　250
プテリジン　257
フマル酸ジメチル　177
プラバスタチンナトリウム　278
フラビンタンパク質　318
フラン　237, 245
プリン　257
5-フルオロウラシル　299
プロカイン　65, 299
プロカインアミド　299
プロカインアミド塩酸塩　333
プロカイン塩酸塩　91, 284
フロセミド　299
プロトン性溶媒　127
プロピベリン塩酸塩　269, 270
プロプラノロール　292
プロプラノロール塩酸塩　234, 267
N-ブロモコハク酸イミド　273
N-ブロモスクシンイミド　245
ブロモベンゼン　109
フロンティア軌道　171
プロントジル　108, 330
分子間転位　218
分子内 Friedel-Crafts アルキル化反応　96
分配係数　300
Bouveault-Blanc 還元　45
Favorskii 転位　207
Fischer インドール合成　221
Friedel-Crafts アシル化反応　97, 130, 133
Friedel-Crafts アルキル化反応　95, 130
Friedel-Crafts 反応　130, 266
Huang-Minlon 還元　50

ヘ

1,3,5-ヘキサトリエン 173
ペチジン 78, 299
ペチジン塩酸塩 210
ヘテロ環化合物 231
ヘテロ原子
　アシル化 57
　酸化 323
　α位の炭素の酸化 324
ヘテロリシス 3
ペナム 234
ペニシリン 291
ペネム 234
ヘム 315
ヘムタンパク質 314
ベラパミル塩酸塩 282
ペリ環状反応 167
ペルオキシ硫酸カリウム 19
ベルベリン塩化物 251
ペルヨージナン 19
ベンザイン 109
p-ベンジジン 220
ベンジジン転位 220
ベンジル酸転位 205
ベンジル-ベンジル酸転位 205
ベンゼン 86
3H-1,4-ベンゾジアゼピン 257
ベンゾチオフェン 255
ベンゾ[a]ピレン 330
ベンゾフラン 255
ペンタゾシン 299
β-グリコシダーゼ 342
β-グルクロニダーゼ 342
β-ヒドロキシ-β-メチルグルタリル補酵素A 277
β-ラクタマーゼ 342
β-ラクタム系抗生物質 234
Beckmann 転位 210
Benkeser 還元 44
pericyclic 反応 169

ホ

抱合 333
芳香族化合物 85
　転位 218
芳香族求核置換反応 101
芳香族求電子置換反応 86, 245

反応機構 87
芳香族ジアゾニウム塩 106
芳香族置換反応 85
芳香族複素環化合物
　電子構造と性質 235
抱水クロラール 290
ホスホニウムイリド 155
ホスホニウム塩 155
ホスホラン 155
ホモクロルシクリジン 42
ホモクロルシクリジン塩酸塩 271
ホモワニリン酸 327
ボラン 42
ポルフィリン環 315
ホルミル化 247
Hofmann 型脱離生成物 33
Hofmann 転位 211
HOMO-LUMO 相互作用 174, 179
Horner-Emmons 反応 158

マ

曲がり矢印 6
巻き矢印 6
マクロラクトン 71
　合成 72, 73
マレイン酸ジメチル 177
マロン酸 144
マロン酸ジエチル 119
Mannich 塩基 146
Mannich 反応 146, 248, 266
Markovnikov 則 8

ミ

Michael 供与体 153
Michael 受容体 153
Michael 反応 153, 265
Michael 付加体 249

ム

向山アルドール反応 139
無水酢酸 59, 62
ムスカリン 269

メ

メタ位の置換基定数 305

メタ過ヨウ素酸 27
メタクロロ過安息香酸 25
メダゼパム 279, 282
メタ体 184
メタ配向性基 89
メタンフェタミン 39
メタンフェタミン塩酸塩 325
N-メチルアセトアミド 62
メチルエフェドリン 49
N-メチル-N-ニトロソ-4-トルエンスルホン酸アミド 79
N-メチルピリジニウム 242
N-メチルプロピオンアミド 60
メチルベナクチジウム臭化物 269, 270
メチル抱合 340
メバロン酸 277
メピバカイン 37
メフロキン 251
メルカプツール酸抱合 336, 337
メルカプツール酸抱合体 337
6-メルカプトプリン 299
メントール 20
メントン 20
Meerwein-Ponndorf-Verley 還元 20, 48

モ

モノバクタム 234
モリブデンピリジンヘキサメチルホスホアミド 22
モルオゾニド 29
モルヒネ 251, 290, 299, 326
Moffatt 酸化 17

ヤ

薬物代謝 313
薬物代謝経路 313
山口法 72

ユ

有機亜鉛化合物 161
有機亜鉛試薬 161
有機金属試薬 159
誘起効果 88
有機スズ水素化物 44

有機銅試薬　161
有機ホウ素化合物　111
有機マグネシウム化合物　111
有機マグネシウム試薬　160
有機リチウム試薬　160

ヨ

溶解金属還元　44
ヨーダミド　63, 94
2-ヨードキシ安息香酸　19

ラ

ラクタム　210
ラクトン
　合成　70
ラジカル種　169
ラジカル反応　6, 168
ラニチジン塩酸塩　271, 273
ラネーニッケル　34

ランダムスクリーニング　293

リ

リスペリドン　99
立体効果　303
立体特異性　177
リードオプティマイゼーション
　293
リドカイン　61
リード化合物　292, 293
リネゾリド　104, 105
硫酸化法　93
硫酸抱合　335
リンイリド　155
Lindlar 触媒　36, 129
Lipinski の Rule of 5　307

レ

レボドパ　40, 309, 327

レボルファノール　299
Lemieux-Johnson 法　27
Reformatsky 反応　161

ロ

ロキソプロフェン　309
ロキソプロフェンナトリウム水
　和物　276, 277, 331
ロサルタン　111, 112
Leuckart 反応　49
Robinson 環化反応　154
Rosenmund 還元　38

ワ

ワルファリンカリウム　322
Wacker 法　26
Wagner-Meerwein 転位　202

外国語索引

A

acebutolol hydrochloride 267, 268
acetaminophen 326, 335
acetohexamide 331
acetylcholine 269
acetylcholine esterase 273
acetyl conjugation 339
Ach 269
AChE 273
acridine 250, 257
acyl conjugation 337
ADME 85
adrenaline 267
agonist 267
AIBN 44
aldol 135
allopurinol 322
alprenolol hydrochloride 267, 268
amino acid conjugation 339
γ-aminobutyric acid 279
amobarbital 279
amoxicillin hydrate 234
antagonist 267
antarafacial 174
antipyrine 329
ARB 111
arenium ion 86
aspirin 336
atorvastain calcium hydrate 278, 279
autacoid 271
azelastine hydrochloride 271
azepine 233
azobisisobutyronitrile 44
azole 238
aztreonam 234

B

baclofen 265
N-benzenesulfonyloxaziridine 22

3H-1,4-benzodiazepine 257
benzofuran 255
benzothiophene 255
benzyne 109
berberine chloride 251
N-bromosuccinic imide 273

C

carbapenem 234
carbazole 257
catechol O-methyltransferase 326
cefpirome sulfate 234
celecoxib 276
cephem 234
cetraxate hydrochloride 332
chloramphenicol 342
chloranil 32
chlordiazepoxide 279, 281
chlorpheniramine maleate 271
chlorpromazine hydrochloride 324
chlorpropamide 328
chroman 257
chromon 257
cimetidine 271
cinnoline 250
codeine 251
codeine phosphate hydrate 326
σ complex 86
COMT 326, 340
conjugation 333
conrotatory 190
coumarin 257
COX 275
curly arrow 6
curved arrow 6
cycloaddition 170, 171
cyclooxygenase 275
CYP 315, 317
cyproheptadine hydrochloride sesquihydrate 271, 272
cytochrome P-450 314

D

DAB 342
DCC 17, 68, 69
DDQ 32
Diazald 79
diazepam 279, 281, 327
diazomethane 79
DIBAH 43
dicyclohexylcarbodiimide 69
diethylene glycol dimethyl ether 40
1,4-dihydropyridine 233
diltiazem hydrochloride 282, 283
4-(N,N-dimethylamino) pyridine 72
diphenhydramine hydrochloride 263, 271, 272
disrotatory 189
DMAP 72
DME 122, 124
DMP 19
DMSO 16
dobutamine hydrochloride 285
donepezil hydrochloride 274
dopamine hydrochloride 327
drug metabolism 313

E

EDC・HCl 68, 70
Ehrlich 290
electrocyclic reaction 170
electrocyclization 186
electrophilic aromatic substitution reaction 86
elimination-addition mechanism 110
$endo$-adduct 249
enzyme 266
ephedrine hydrochloride 325
epinephrine 135
estazolam 279, 282

etacrynic acid 266
ethenzamide 336
ethionamide 324
1-ethyl-3-(3-dimethylaminopropyl) carbodiimide hydrochloride 70
exo-adduct 249

F

FGI 264
FK 506 71
frontier molecular orbital 171
functional group interconversion 264
furan 237

G

GABA 279
β-glucuronide 334
glucuronyl conjugation 333
glutamine conjugate 339
γ-glutamyl cysteinyl glycine 336, 337
glutathione conjugation 336
glycine conjugation 339

H

highest occupied molecular orbital 126, 171
histamine 271
HMG-CoA 277
HOBt 69, 70
HOMO 126, 171
homochlorcyclizine hydrochloride 271
hydroboration 26, 42
hydrophilic 313
hydrophobic 313
1-hydroxybenzotriazole 70
β-hydroxyl-β-methylglutaryl coenzyme A 277

I

ibuprofen 21, 276
IBX 19
imidazole 238
imidazolidine 233
imidazolium ion 239
imipenem hydrate 234
indole 255
indolyl anion 257
indometacin 255, 276, 325
inductive effect 88
inhibitor 267
inverse electron demand 180
inverting polarity 264
inward rotation 194
2-iodoxybenzoic acid 19
ion channel 266
isoniazid 340
isoprenaline hydrochloride 267
isoquinoline 250
isothiazole 238
isoxazole 238

K

kinetic control 123

L

LDA 121
levodopa 327
Lipinski 307
lipophilic 313
lithium diisopropylamide 121
lowest unoccupied MO 171
loxoprofen sodium 331
loxoprofen sodium hydrate 276, 277
LUMO 126, 171

M

*m*CPBA 25
medazepam 279, 282
mefloquine 251
mercapturic acid conjugation 336
methamphetamine hydrochloride 325
methylbenactyzium bromide 269, 270
2-methyl-6-nitrobenzoic anhydride 72
MNBA 72

monobactam 234
MoOPH 22
morphine 251
multidrug resistant associated proteIm 2 334

N

NADPH 318
1,8-naphthyridine 257
naproxen 120
neostigmine methylsulfate 274
neurotransmitter 267
niceritrol 331
nicotinamide adenine dinucleotide phosphate reduced form 318
nifedipine 282, 283
no-mechanism reaction 170
non-steroidal anti-inflammatory drug 275
normal electron demand 180
NSAID 276

O

ofloxacin 251
optical resolution 283
outward rotation 197
oxazole 238
oxazolidine 233
oxone 19

P

P-450 314
papaverine 251
PAPS 335
PCC 16, 239
PDC 16
penam 234
penem 234
pericyclic reaction 167
phenacetin 326
phenobarbital 264, 279, 280
phenothiazine 257
phenoxazine 257
phenylbutazone 322
3′-phosphoadenosine-5′-phosphosulfate 335

phthalazine 250
phytonadione 321
pindolol hydrochloride 267, 269
piperazine 233
piperidine 233
piroxicam 276
pK_a 4, 5
pravastatin sodium 278
procainamide hydrochloride 333
procaine hydrochloride 284
prontosil 108
propiverine hydrochloride 269, 270, 267
propranolol hydrochloride 234
pteridine 257
purine 257
pyrazine 236
pyrazole 238
pyrazolidine 233
pyridazine 236
pyridine 235
pyridinium chlorochromate 16
pyridinium dichromate 16
pyridoxine hydrochloride 250
pyrimidine 236
pyrrole 237
pyrrolidine 233
pyrrylmagnesium halide 238

Q

quinazoline 250

quinine 251
quinoline 250
quinuclidine 233

R

Raney-Ni 34, 36
ranitidine hydrochloride 271, 273
receptor 266
resonance effect 88
retro-synthesis 263

S

sarpogrelate hydrochloride 284
sigmatropic rearrangement 170
singlet O_2 30
singly occupied MO 175
SOMO 175
sulfamethoxazole 340
sulfate 335
sulfate conjugation 335
suprafacial 174
synthetic equivalent 263
synthon 263

T

Taft 303
testosterone enanthate 332
tetrahydrofuran 233
tetrahydropyran 233
thermodynamic control 124
THF 121

thiazole 238
thiazolidine 233
thiophene 237
tolbutamide 328
Topliss decision tree 307
torquoselectivity 194
TPMT 340
tranexamic acid 332
trihexyphenidyl hydrochloride 269
trimethylsilyldiazomethane 82
tropane 233
L-tryptophan 255

U

UDPGA 333
umpolung 264
uridine diphosphate a-D-glucuronic acid 333

V

verapamil hydrochloride 282
vinbrastine 255
vincristine 255

W

warfarin potassium 322
water soluble carbodiimide 68
Wieland-Miescher ketone 154
Wöhler 290
WSC 68, 70